Aus Corona lernen

Ulrich Hildebrandt

Aus Corona lernen

Was wir besser machen können in
Gesellschaft, Politik, Gesundheitswesen

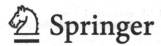 Springer

Ulrich Hildebrandt
Berlin, Deutschland

ISBN 978-3-662-63555-1   ISBN 978-3-662-63556-8   (eBook)
https://doi.org/10.1007/978-3-662-63556-8

Die Deutsche Nationalbibliothek verzeichnet diese Publikation in der Deutschen Nationalbibliografie; detaillierte bibliografische Daten sind im Internet über http://dnb.d-nb.de abrufbar.

Fotonachweis Umschlag: © Romolo Tavani/stock.adobe.com, ID: 381508177
Umschlaggestaltung: deblik, Berlin

Planung/Lektorat: Hinrich Kuester
Springer ist ein Imprint der eingetragenen Gesellschaft Springer-Verlag GmbH, DE und ist ein Teil von Springer Nature.
Die Anschrift der Gesellschaft ist: Heidelberger Platz 3, 14197 Berlin, Germany

Inhaltsverzeichnis

Von der Epidemie zur Pandemie

Im englischen Königreich grassierte bis 1996 der Rinderwahnsinn BSE. Mindestens 177 Menschen starben an der Degeneration des zentralen Nervensystems. In China tritt 2002 eine neuartige atypische Lungenentzündung auf: SARS, severe acute respiratory syndrom. Europa wird davon weitgehend verschont. In den Jahren 2009 und 2010 wird ein Subtyp des Influenza A-Virus aktiv. Die Infektion mit dem Typ A(H1N1) wird offiziell als neue Grippe bezeichnet. Weil sie bei Schweinen häufig vorkommt geht sie als Schweinegrippe durch die Medien. Weltweit sterben mindestens zwanzig Tausend Menschen. In Deutschland sind es 350. Im Januar 2020 trifft uns unerwartet die Nachricht, dass in China erneut ein unbekanntes Virus Atemwegserkrankungen auslöst. Europa reagiert zunächst nicht. Dann werden die Todesfälle von Bergamo in Italien publik. Europa gerät in Panik. Das neue Virus Sars-CoV-2 verbreitet sich unaufhaltsam. Am 11. März 2020 erklärt die WHO die Epidemie aus China zur Pandemie. Deutschland fährt das öffentliche Leben herunter und schränkt die Kontakte der Bevölkerung ein. Projekte zur Stützung der Wirtschaft laufen an.

In China passiert gerade vieles gleichzeitig. Wirtschaftlich geht es senkrecht aufwärts. China entfernt sich von seiner alten Rolle, der einer Schwellennation. System relevante Lieferketten starten in China, bei uns kommen sie nicht an. In Europa kann kein Auto gebaut werden, kein Medikament konfektioniert werden, wenn am Ursprungsort der Kette nicht produziert wird. China will an den ganz Großen vorbeiziehen. Was gesellschaftspolitisch sein muss, bestimmt die Einheitspartei in Person von Staats- und Parteichef Xi Jinping. Die Partei hat jedes Individuum in China fest im Blick und lenkt es mit dem Smartphone. Jetzt nimmt Peking Hongkong in den Würgegriff und wir sehen nur zu.

Ein Refugium für Restfreiheit und Unbekümmertheit sind die Märkte, auf denen die Chinesen die Dinge ihres Alltags finden. Hier trotzt die Tradition dem Durchmarsch in das einundzwanzigste Jahrhundert. So sehen wir Europäer das. Uns ist fremd, in

U. Hildebrandt, *Aus Corona lernen*, https://doi.org/10.1007/978-3-662-63556-8_1

welcher Vielfalt und Enge, lebende Zucht- und Wildtiere angeboten, verkauft und vor Ort geschlachtet werden. Für unser Empfinden ist der Umgang mit Wildtieren, darunter Fledermäuse und Schuppentiere, befremdlich. Diese Märkte könnten der Auslöser für die Corona Pandemie sein. Könnten, sagen die einen, könnte auch anders sein, sagen andere. Chinesische Forscher sagen, dass Fledermäuse ein Erregerreservoir für Corona Viren sind. Ohne daran selbst zu erkranken. Weil das Fledermausvirus nicht an menschlichen Zellen andocken kann, braucht es einen Zwischenwirt. Es wird vermutet, dass es sich dabei um das Schuppentier Pangolin handelt. Pangoline sind eigentlich geschützt, werden aber massenweise illegal gehandelt. Ihr Fleisch gilt als Delikatesse. Den Schuppen werden magische Kräfte zugeschrieben, gegen die Arthrose, für die Potenz. Alles zu haben auf den Lebensmittelmärkten Asiens.

In Europa haben wir die Massentierhaltung. Nicht erst seit gestern. Sie findet im Verborgenen statt, mit nicht weniger Enge und Qual für die Tiere. Fast unsichtbar für den, der es nicht sehen will, jedoch mit noch nicht kalkulierbaren Folgen für uns Verbraucher. In China werden fünfzig lebende Enten, zu einem Bündel gebunden, auf nur einem Motorrad transportiert. In Europa sind es tausend lebende Enten auf einem Tiertransporter. Wo ist da der Unterschied?

Ohne den Einsatz von Antibiotika ist die Massentierhaltung auf engstem Raum nicht möglich. Weniger Antibiotikaeinsatz würde automatisch weniger Massentierhaltung bedeuten. Das will die Fleischindustrie nicht und wir Verbraucher machen mit, weil wir gedankenlos sind. Ihr Geschäftsmodell, die Märkte europaweit und darüber hinaus mit Billigfleisch zu fluten, verteidigt die Fleischindustrie gegen alle ökologischen Widerstände. Die Pharmaindustrie verkauft tonnenweise Antibiotika für Tiere. Darunter sind auch Reserveantibiotika, die für den Menschen vorbehalten sein sollten. Weil die Tierärzte die Lizenz zum Verkauf der Antibiotika haben und daran gut verdienen, können einige von ihnen der Geschäftemacherei nicht widerstehen.

Kein Fleisch essen hilft auch nicht. Mit der Abluft und der Gülle aus den Tierställen gelangen resistente Bakterien auf die Gemüse- und Salatfelder und von dort auf den veganen Teller. Ein Entkommen ist nicht möglich. [1]

1.1   Rinderwahnsinn, BSE

Erinnern wir uns? Im britischen Königreich grassierte bis 1996 der Rinderwahnsinn BSE, die Bovine Spongiforme Encephalopathie. Im Fernsehen schockieren uns torkelnde Rinder, so als seien sie betrunken. Nach längerer Beobachtung des Geschehens verhängt die EU ein Exportverbot sämtlicher Rinder und Rindfleischprodukte aus dem Königreich. Die Krankheit, die das Gehirn und das Rückenmark befällt, soll durch infektiöse Eiweiße, Prionen, aus dem Tierfutter entstanden sein. In den neunziger Jahren wurden Schlachtabfälle zu Tiermehl verarbeitet und den Rindern ins Futter gemischt. Obwohl die Rinder von Natur aus Pflanzenfresser sind. Eindeutig ist der Mensch der Verursacher und der leidtragende des Wahnsinns. In England sterben mindestens 177

Menschen an der Degeneration des zentralen Nervensystems, der Creutzfeld-Jakob-Erkrankung. Vier Millionen Rinder werden geschlachtet, zweihunderttausend weitere verenden. Das ist mehr als zwanzig Jahre her. [2]

1.2   SARS, severe acute respiratory syndrom

Im November 2002 erkrankt in der chinesischen Provinz Guandong ein Bauer an einer atypischen Lungenentzündung. Als weitere Menschen in der Provinz erkranken, wird klar, dass es sich um eine neuartige Infektion handelt: SARS, severe acute respiratory syndrom, schweres akutes Atemwegssyndrom. Die chinesische Regierung hält die Ausbreitung der Krankheit zunächst unter Verschluss. Erst Anfang Februar 2003, meldet China der Weltgesundheitsorganisation, WHO, 305 Infektionen und fünf Todesfälle.

Ende Februar 2003 reist ein Erkrankter aus der Provinz Guandong nach Hongkong, um an einer Hochzeit teilzunehmen. Er checkt in einem Hotel ein und infiziert binnen 24 h zwölf Hotelgäste. Darunter sind Reisende aus Singapur, Kanada und den USA. Die internationalen Gäste tragen das Virus als Wirte in ihre und andere Länder und infizieren weitere Personen. Die WHO schätzt, dass ausgehend von einem einzigen Hotel in Hongkong, 4000 Menschen infiziert werden. Die Medien bezeichnen das Hotel und den Hochzeitsreisenden als Superspreader. Der Superverbreiter des Virus wird Synonym für eine Gefahr, die von einem Ort oder einer Person ausgeht.

Ein taiwanesischer Geschäftsmann, der Guandong und Hongkong besucht hat, gilt als Superspreader der Pandemie in Taiwan. Gemäß WHO hatten Taiwan, Kanada und Singapur mit je über 200 bis 300 Fällen die höchsten Infektionsraten nach China und Hongkong. Angesichts der pandemischen Ausbreitung erteilt die US-Regierung Anfang April 2003 eine Reisewarnung für Südostasien. Im Sommer 2003 geht die Zahl der Neuinfizierten weltweit zurück. Schrittweise erklärt die WHO einzelne Gebiete als pandemiefrei.

Als Auslöser der Epidemie und späteren Pandemie werden Missstände im Nebeneinander von Menschen und Tieren angeführt. Die Bevölkerung von Guandong lebt auf engstem Raum. Mittendrin sind Tierfarmen, Tiermärkte und Restaurants. Auf den Märkten werden lebende und geschlachtete Tiere Seit an Seit feilgeboten. Die Enge und die schlechten hygienischen Verhältnisse begünstigen die Verbreitung des Virus. Bei der Tiergattung Larvenroller, eine andere Bezeichnung ist Schleichkatze, wird das Virus nachgewiesen. Diese Tiere sollen bei der lokalen Übertragung von SARS mitbeteiligt sein. Später verbreiten Geschäftsleute und Touristen das Virus über die interkontinentalen Flugrouten.

Die betroffenen Länder und Regierungen reagieren unterschiedlich. In Asien werden öffentliche Einrichtungen und Schulen geschlossen. Es werden Reisewarnungen und Verbote erteilt. Der Tourismus bricht ein, Fluggesellschaften erleiden beträchtliche Einbußen und müssen teilweise gestützt werden. In Hongkong und Singapur werden Hilfspakete geschnürt. Außerhalb Asiens ist Kanada besonders betroffen. Die WHO

warnt vor Reisen nach Kanada. Kongresse werden abgesagt, die Hotels sind nur zur
Hälfte gebucht. Europa wird weitgehend verschont. Es hat nur wenige SARS Fälle. In
keinem europäischen Land gibt es zweistellige Infektionsraten.

Aus heutiger Sicht läuft im Kleinen ab, was aktuell im Großen für die ganze Welt
gilt. Ein neues Virus nimmt seinen Weg, wird zunächst nicht erkannt, lässt sich nicht aufhalten und verbreitet sich dort, wo geschäftliche und touristische Aktivitäten am größten
sind.

Der Rinderwahnsinn von 1996 und die menschliche Variante, die Creutzfeld- Jakob-
Erkrankung, haben Europa die Augen geöffnet. Erkrankungen bei Tieren können über
den Weg der Ansteckung den Menschen treffen. Das ist nicht neu. Neu ist, dass die
Medien darüber ausführlich berichten. Dass Fragen gestellt werden, dass Verantwort-
liche in Bedrängnis geraten. Das ist bei den EU Parlamentariern 1998 angekommen.
Sie beschließen die Gründung einer Institution zur Überwachung übertragbarer Krankheiten. 2005 nimmt das European Centre for Disease Prevention and Control, ecdc, seine
Arbeit im schwedischen Solna auf. Allerdings ist die Arbeit des ecdc noch nicht weit
vorangekommen. Am 6. Juni 2020 meldet das Zentrum 177 908 Covid-19 Todesfälle aus
Europa und nur 7 aus Japan. In Sachen Prävention und Kontrolle scheint Japan erheblich
weiter zu sein als Europa. [3]

1.3   Neue Grippe, Schweinegrippe

In den Jahren 2009 und 2010 wird ein Subtyp des Influenza A-Virus aktiv. Die Infektion
mit dem Typ A(H1N1) wird offiziell als Neue Grippe bezeichnet. Uns bleibt sie als
Schweinegrippe in Erinnerung. Diese Bezeichnung geben ihr die Medien, weil sie bei
Schweinen häufig vorkommt. Mexiko ist zuerst betroffen und hat viele Erkrankte. Im
April 2009 wird A(H1N1) in den USA nachgewiesen. Im gleichen Monat warnt die
WHO vor einer drohenden Pandemie. Wegen der nachgewiesenen, Mensch zu Mensch
Übertragung, wird die Virusinfektion im Juni 2009 endgültig zur Pandemie erklärt.
Weil sich, zu Beginn des Ausbruchs, die Gefährlichkeit des Virus nicht vollständig ein-
schätzen lässt, ist die Sorge groß. Ein Virus der A(H1N1) Gruppe war in den Jahren 1918
und 1919 für die Spanische Grippe verantwortlich. Damals starben 50 Mio. Menschen.

Deutschland hat für die Grippesaison 2009/2010, wie üblich, einen Impfstoff in Vorbereitung. Das neue Virus kann darin noch nicht vertreten sein. Der Impfstoff wird trotzdem produziert, weil nicht absehbar ist, welches Virus die anstehende Grippesaison
dominiert. Bekannte Viren oder das neue Virus. Am Ende der Saison bleiben von den
34 Mio. Impfdosen 28 Mio. ungenutzt übrig. Das führt zu heftigen Diskussionen über
die Bevorratung von Impfstoffen. Das Virus der Neuen Grippe wird in den Laboren von
über 200 Staaten identifiziert. Bei weltweit 20 000 Verstorbenen wird es nachgewiesen.
Die absolute Zahl könnte um das 10 bis 20fache höher sein. Deutschland wird von der
Pandemie verschont. Es sterben schätzungsweise 350 Menschen. Die WHO erklärt sie
im August 2010 als beendet.

1.4   Sars-CoV-2

Unerwartet und überrascht trifft uns im Januar 2020 die Nachricht, dass in China, genaugenommen in der Millionenstadt Wuhan, erneut ein unbekanntes Virus Atemwegserkrankungen auslöst. China ist weit weg und regionale Epidemien gibt es in Asien immer wieder. Als die Millionenstadt Wuhan, am 23.1.2020, vom Staat rigoros abgeriegelt wird, glauben wir immer noch, dass Europa dem Virus entkommt. Mehr als naiv, wenn man bedenkt, wie viele Flugzeuge allein aus der Industriestadt Wuhan, täglich in Europa landen. Obwohl die WHO bereits die Pandemie erklärt hat, verlassen in Frankfurt, Flugreisende aus China, immer noch unbehelligt das Terminal. Ohne jeglichen Schutz gegenüber anderen und ohne jegliche Nachfrage seitens der Gesundheitsbehörden. Haben wir nichts gelernt aus der SARS Pandemie von 2002/2003? Offensichtlich nicht, weil wir damals gut davongekommen sind.

Die ersten Nachrichten aus China sind nebulös. Ist es ein banales Grippevirus oder doch mehr? Wie ansteckend, wie gefährlich ist das Virus? Wird es von Mensch zu Mensch übertragen? Der Arzt Li Wenliang aus Wuhan postet bereits am 30. Dezember 2019 in den chinesischen sozialen Medien die Warnung vor einem SARS ähnlichen neuen Virus. Auf Anordnung Pekings wird der Arzt mundtot gemacht. Tragischerweise stirbt er Anfang Februar an dem Virus, vor dem er als erster warnte. Taiwan kennt Chinas Verschleierungstaktik von anderen Begebenheiten und riegelt sich umgehend ab.

Erst Ende Januar 2020 erklärt China die Atemwegserkrankung, die jetzt einen Namen hat, zur Epidemie. Abgeleitet von Corona Virus 2019 erhält sie kurz und bündig die Bezeichnung Covid 19. Zum gleichen Zeitpunkt haben Deutschland und die USA ihren ersten Fall von Covid-19. Im Februar folgt Bergamo in Italien mit einer Riesenwelle an Covid-19 Fällen. Und immer noch hält die WHO Beschränkungen des Reise- und Warenverkehrs mit der Volksrepublik China für unnötig. Nach Italien folgen Spanien und Frankreich mit Ansteckungen durch das neue Virus. Inzwischen haben Forscher das Virus aus der Corona Familie analysiert, sequenziert und als Sars-CoV-2 bezeichnet. Endlich und nach langem Zögern, erklärt die WHO am 11. März die Epidemie offiziell zur Pandemie. Später geht der Verdacht um, dass China das Statement der WHO ausgebremst haben soll.

Die Einschätzung der Pandemie nimmt in Deutschland Fahrt auf. Im Januar schätzt das Robert-Koch-Institut, RKI, die Ansteckungsgefahr als gering ein. Im Februar als mäßig und am 9. März, anlässlich einer Bundespressekonferenz als groß. Der gemeinsame Auftritt dreier Institutionen, BMG, RKI und Charité, im ersten und zweiten deutschen Fernsehen, macht den Ernst der Lage drastisch deutlich. Die Fernseh-Einschaltquoten erreichen eine neue Dimension. Bundesgesundheitsminister Jens Spahn steht für das Bundesministerium für Gesundheit, BMG, Professor Lothar Wieler für das RKI, die oberste Bundesbehörde für Infektionskrankheiten und Professor Christian Drosten repräsentiert das Institut für Virologie an der Charité. Der Nachhall der Pressekonferenz ist gewaltig. In den Medien und ganz besonders in den Köpfen der Bevölkerung.

Der Ernst der Lage wird verstanden. Die anrollende Gefahrenwelle sei nicht einschätzbar, es gäbe zu viele Unbekannte. Das ist die schlechte Nachricht. Eine gute gibt es nicht. Später, in einer Talkshow, setzt Christian Drosten noch einen drauf: es kann schlimm werden. Die Worte des zurückhaltenden Wissenschaftlers verheißen nichts Gutes.

Dann geht es Schlag auf Schlag. Am 15. März ordnet der deutsche Innenminister Grenzkontrollen zu fünf Nachbarstaaten an. Grenzkontrollen im Schengen Raum! Das war bis dahin nicht einmal denkbar. Das Virus an der Grenze aufzuhalten ist noch weniger vorstellbar.

Am 16. März schließen nahezu alle Bundesländer die Schulen und Kitas. Und in Ischgl/Tirol, einem Hot Spot der Pandemie, stellen die Skilifte den Betrieb ein. Ein längst überfälliger Akt! Bereits am 29. Februar haben isländische Behörden, mehrere Skiurlaub Rückkehrer aus Ischgl, positiv auf Corona getestet. Island reagiert prompt und erklärt die Skiregion zum Risikogebiet. Indes geht der Skibetrieb in Ischgl ungehindert bis zum 16. März weiter. Genauso die ungehemmte Après-Ski Sause. Ein Tourismusdirektor, der den klimabedingten Schneemangel damit beantwortet, dass dann halt 800 zusätzliche Schneekanonen aufgestellt werden, der lässt sich das Wintergeschäft nicht kaputt machen.

Am 17. März spricht das Auswärtige Amt eine weltweite Reisewarnung aus. Und am gleichen Tag verhängt die EU ein Einreiseverbot aus allen Ländern außerhalb Europas. Das ist das abrupte Ende des internationalen Flugverkehrs. Das Außenministerium organisiert eine beispiellose Rückholaktion für über 240 000 weltweit gestrandete deutsche Touristen.

Am 18. März beschwört die Kanzlerin den Ernst der Lage in ihrer vielbeachteten Fernsehansprache. Am 22. März einigen sich Bund und Länder auf umfassende Kontaktbeschränkungen. Deutschland kommt zum Stillstand. Der Lockdown, die Ausgangssperre gilt für alle und jeden. Auf unbestimmte Zeit findet das Leben der Bürger fast nur noch zuhause statt. Nur das Allernötigste des täglichen Lebens funktioniert weiter: Einkaufen beim Bäcker und im Lebensmittelgeschäft, Arztbesuche, mehr nicht. Das Kanzleramt verkündet, dass es im vierzehntägigen Rhythmus eine Neubewertung der Lage beschließen werde. Das RKI und das Institut für Virologie an der Charité stehen dem Kanzleramt beratend zur Seite. Die Wissenschaft berät. Die Politik entscheidet. Der Bürger hält Abstand.

Anfangs stand der gesundheitliche Schutz der Bevölkerung im Fokus. In der letzten Märzwoche nimmt Finanzminister Olaf Scholz die Wirtschaft ins Visier. Nicht er allein. Auch Wirtschaftsminister Peter Altmaier und Arbeitsminister Hubertus Heil sind mit an Bord. Das Corona Virus hat schon viel angefressen. Gegen die Arbeitslosigkeit und den drohenden Verfall von Firmen und Existenzen holt der Finanzminister ein schlagkräftiges Geschütz aus dem Schuppen: die Bazooka.

Die russische Bazooka hat im zweiten Weltkrieg Panzer und Bunker gebrochen. Mario Draghi, bis Oktober 2019 Präsident der Europäischen Zentralbank, hat das Geschütz finanzpolitisch eingesetzt um den Euro zu stabilisieren. „Whatever it takes" lautete seine Botschaft. Olaf Scholz macht es ihm nach und bringt die Bazooka als Anti-krisenwaffe in Stellung. Für den Nachtragshaushalt wird sie mit 156 Mrd. € geladen und gegen das wirtschaftliche Desaster in Stellung gebracht. Das Kurzarbeitergeld hatte sich schon einmal bewährt, nämlich in der Finanzkrise von 2008. Jetzt muss es Corona neutralisieren. Die deutsche Waffe gegen Joblosigkeit findet sogar im fernen Malaysia Nachahmer.

Der Corona-Schutzschild der Bundesregierung ist ein Maßnahmenpaket von historischem Ausmaß. Der Umfang der haushaltswirksamen Maßnahmen beträgt insgesamt 353,3 Mrd. € und der Umfang der Garantien insgesamt 819,7 Mrd. €.

Der Nachtragshaushalt für 2020 in Höhe von 156 Mrd. € ist für unterschiedliche Hilfsmaßnahmen und Programme vorgesehen.

- Gesundheitsversorgung: 3,5 Mrd. für Schutzausrüstungen und die Impfstoffentwicklung.
- 55 Mrd. für die Pandemiebekämpfung. Die Krankenhäuser erhalten für die Einrichtung von Intensivbetten 50 000 € je Bett. Für die Freihaltung von Pandemiebetten gibt es 560 € je Bett und Tag.
- Wegen der Vorsichtsmaßnahmen in den Arztpraxen werden die Einnahmeausfälle der niedergelassenen Ärzte finanziell kompensiert.
- Verdienstausfälle von Familien, die sich aus Kita- oder Schulschließungen ergeben, werden weitgehend aufgefangen.
- Familien, die wegen Kurzarbeit geringere Einkommen haben, erhalten leichteren Zugang zum Kinderzuschlag.
- Kleine Unternehmen, Selbstständige und Freiberufler erhalten 50 Mrd. € als unbürokratische Selbsthilfe. Einmalig für drei Monate werden Zuschüsse zu den Betriebskosten gewährt. Sie müssen nicht zurückgezahlt werden. Selbstständige und Unternehmen mit bis zu 5 Beschäftigten erhalten bis zu 9000 €. Bei bis zu 10 Beschäftigten sind es bis zu 15 000 €.
- Selbstständige erhalten leichter Zugang zur Grundsicherung, damit Lebensunterhalt und Unterkunft gesichert sind. Die Vermögensprüfung wird für 6 Monate ausgesetzt. [4]

Die schwarze Null ist längst ein schwarzes Loch. Trotzdem schafft es Olaf Scholz, weitere 130 Mrd. für ein Konjunkturpaket aus dem Loch herauszupumpen. Die schon einmal begünstigte Autoindustrie meldet wieder Begehrlichkeiten an. Aber dieses Mal ist das Gemeinwohl dran. Gebeutelte Familien, Neue Energien, öffentlicher Verkehr und Digitales sind am Zug. Die Täuscher, Bonuszahler und Haldenbaumeister der Automobilbranche gehen leer aus.

Wie das Konjunkturpaket aus 130 Mrd. € im Detail aussieht hat die Koalition am 3. Juni 2020 beschlossen:

- Die Mehrwertsteuer wird bis Ende des Jahres von 19 auf 16 % gesenkt.
- Familien erhalten einmalig einen Kinderbonus von 300 € je Kind.
- Bei Alleinerziehenden wird der Entlastungsbeitrag in der Einkommenssteuer auf 4 000 € mehr als verdoppelt.
- Ein Programm für Überbrückungshilfen soll, branchenübergreifend, Corona bedingte Umsatzausfälle kleiner und mittlerer Firmen kompensieren. 25 Mrd. € werden dafür bereitgestellt.
- Der Kulturbereich wird mit einer Milliarde Euro unterstützt.
- Für die Bezieher von Sozialleistungen übernehmen Bund und Länder statt 50 % jetzt 75 % der Kosten für die Unterkunft. Das dient der Entlastung der Kommunen.
- Erwartete Ausfälle der Gewerbesteuer, in Höhe von 12 Mrd. €, werden hälftig von Bund und Ländern übernommen.
- Die Finanzierung des kommunalen ÖPNV wird einmalig mit 2,5 Mrd. € vom Bund unterstützt.
- Unternehmen profitieren von verbesserten Abschreibungsmöglichkeiten, einem vorteilhaften steuerlichen Verlustrücktrag und einer Verschiebung der Fälligkeit der Einfuhrumsatzsteuer.
- Um nachhaltige Mobilität zu fördern, gibt der Bund beim Kauf eines E-Autos 6 000 € dazu. Aber nur wenn der Gesamtpreis 40 000 € nicht übersteigt.
- In Forschung und Entwicklung der Elektromobilität, Batteriezellfertigung und Ladesäuleninfrastruktur investiert der Bund 2,5 Mrd. €.
- Zukunftsinvestitionen in der Automobilindustrie werden mit 1 Mrd. € gefördert.
- Der Bund fördert alternative Antriebe von Bussen und LKWs.
- Das Eigenkapital der Deutschen Bahn wird um 5 Mrd. € aufgestockt.
- Der Bund erklärt die Wasserstoff-Technologie als vorrangig förderungswürdig.
- Die Umlage aus dem Erneuerbare-Energien-Gesetz, die EEG-Umlage, wird bezuschusst und der Strom dadurch billiger gemacht.
- Der Deckel für den Ausbau der Photovoltaik wird abgeschafft. Das Ausbauziel für die Offshore-Windenergie wird angehoben.
- Das CO_2-Gebäudesanierungsprogramm wird um 1 Mrd. € aufgestockt.
- Die geplanten Investitionen in Künstliche Intelligenz werden von 3 auf 5 Mrd. € erhöht.
- Das flächendeckende 5G Netz wird mit 5 Mrd. € gefördert.
- Der öffentliche Gesundheitsdienst soll aufgewertet, die Infrastruktur der Krankenhäuser verbessert werden.
- Weitere Gelder fließen in den Ausbau von Ganztagsschulen, in Kindergärten und Kitas. [5]

Die Umsetzung des ehrgeizigen Vorhabens wird gewaltige Anstrengungen erfordern. Ob die Ministerien und Behörden das schaffen werden? Die beiden Koalitionsparteien werden wohl hinterher sein und Druck machen. Aus einem einfachen Grund. In der bunten Mischung des Paketes steckt eine geballte Ladung an Wahlkampf Thematik. Die

Koalitionäre haben ihre Themen geschickt untergebracht und werden 2021darum ringen dem Wähler klar zu machen was sie für ihn getan haben.

Weil die Abstandsregeln von den Bürgern weitgehend befolgt werden sinken die Infektionszahlen. Am 15. April beschließen Bund und Länder erste vorsichtige Lockerungen. Läden bis zu einer Größe von 800 Quadratmetern dürfen wieder öffnen. Doch das einheitliche Vorgehen der Länder beginnt zu bröckeln. Weil einige Länderchefs sich Abweichungen vom Einheitsbeschluss genehmigen und diese mit regionalen Besonderheiten begründen. Baumärkte, Möbelhäuser und Outlet-Center sind auf einmal systemrelevant. Selbst die Umsetzung der Maskenpflicht, in den Geschäften und im öffentlichen Personenverkehr, findet nicht überall gleichzeitig statt. In einer Regierungserklärung im Bundestag, am 23. April, mahnt die Kanzlerin die uneinheitlichen Lockerungen der Länder als zu forsch an.

Am 13. Mai verkündet der Innenminister die Lockerung der Grenzkontrollen. Am 26. Mai beschließen Bund und Länder, dass der wesentliche Teil der Kontaktbeschränkungen bis zum 29. Juni beibehalten wird. Wieder schert ein Bundesland aus. Bodo Ramelow, das mit der Brechstange gewählte Enfant Terrible Thüringens, geht eigene Wege. Die gültigen Kontaktbeschränkungen auf Personen aus zwei Haushalten lässt er nicht mehr gelten.

Die Mehrheit der Bevölkerung quittiert das Ausscheren der Länder aus der einheitlichen Gangart mit Ablehnung und Unverständnis. Das Wirrwarr der Maßnahmen, Verbot hier, Gebot dort, befeuert ungewollt die Verschwörungstheoretiker. Die Liste ihrer bizarren Vorstellungen wird lang und länger. Das Virus wird von unbekannten Mächten geschickt. Von welchen auch immer. Eigentlich ist es gar nicht da. Und wenn es da ist, dann kommt es nicht aus China. Während die öffentlichen Medien nahe am wissenschaftlichen Kenntnisstand berichten, sind die sozialen Medien Tummelplatz der abstrusesten Gedanken.

Literatur

1. https://www.bund.net/massentierhaltung/antibiotika
2. https://www.dw.com/de/bse-ein-fall-von-rinderwahnsinn/a-45941003
3. https://www.ecdc.europa.eu/en/geographical-distribution-2019-ncov-cases
4. https://www.bundesfinanzministerium.de/Content/DE/Standardartikel/Themen/Schlaglichter/Corona-Schutzschild/2020-03-13-Milliarden-Schutzschild-fuer-Deutschland.html
5. https://www.bundesfinanzministerium.de/Content/DE/Standardartikel/Themen/Schlaglichter/Konjunkturpaket/2020-06-03-konjunkturpaket-beschlossen.html

Verlierer und Gewinner der Krise

2

Wissenschaftler, die in unaufgeregten Zeiten im Hintergrund arbeiten, erlangen mit einem Mal öffentliche Bedeutung. Das ganze Land hängt an den Lippen der Epidemiologen und der Virologen. Sie erklären uns die Gefahr des neuen Virus und beraten die Politik. Früh zeichnen sich Gewinner und Verlierer der Pandemie ab. Die Position der Beschäftigten im öffentlichen Dienst ist nicht in Gefahr. Sie stehen unter dem Schutz des Staates. Lehrer ziehen sich aus dem Gefahrenbereich ins Homeoffice zurück. Nicht wenige werden unsichtbar. Der Shutdown, die plötzliche Stilllegung des öffentlichen Lebens, trifft alle und jeden. Alleinerziehende Frauen mit minderjährigen Kindern trifft es besonders hart. Kitas sind geschlossen. Die Teilzeitarbeit fällt weg. Die Transferleistungen reichen nicht aus. Zum Glück ziehen die verantwortlichen Politiker an einem Strang. Ministerien arbeiten Hand in Hand. Sie versuchen Arbeitslosigkeit und Pleiten zu verhindern. In der Krise könnte die Digitalisierung ein Gewinner sein. Wenn wir sie hätten. Sie fehlt uns im Schulbetrieb und im Homeoffice.

Die Mitteilungen aus der Corona Forschung kommen in Massen daher. Die Zahl der weltweiten Publikationen soll bereits im Mai 2020 bei über 20 000 gelegen haben. Das kann keiner lesen. Muss auch nicht sein, weil schon wegen der schieren Menge wenig Lesenswertes dabei sein kann. Sortieren und bewerten können die Flut der Mitteilungen und Studien sowie nur die Epidemiologen und Virologen. Christian Drosten, von der Charité, macht das für uns, mit wohltuender Zurückhaltung. Ein bisschen Stolz sei ihm erlaubt. „Ohne uns Wissenschaftler hätten wir bis zu 100 000 Tote mehr". Allein in Deutschland und schon nach dem ersten Gipfel der Pandemie.

Weitere Virologen melden sich zu Wort. Es ist ihre Zeit und es sind ihre Auftritte. Nicht alles was sie sagen, wird von allen geteilt. Sie wollen nicht verwirren, sondern den Wissensstand des Moments skizzieren. Weil Wissenschaft These, Gegenthese und schließlich Erkenntnis ist. Bis es aber so weit ist, wird heute verworfen was gestern noch gültig war. Und widerrufen, was als Fälschung, Profilsucht und Betrug entlarvt wird.

© Der/die Autor(en), exklusiv lizenziert durch Springer-Verlag GmbH, DE, ein Teil von
Springer Nature 2021
U. Hildebrandt, *Aus Corona lernen*, https://doi.org/10.1007/978-3-662-63556-8_2

Nichts Genaues, weiß auch die Wissenschaft nicht immer. Aber genau das ist wichtig. Bis zum Beweis des Gegenteils.

Die vorläufigen Erkenntnisse machen uns nicht froh. Die Ungewissheit, die widersprüchliche Bewertung der Krise, zerrt an den Nerven. In diesem Dilemma befinden sich auch die Wissenschaftler, von denen wir die Beantwortung drängender Fragen erwarten. Wie gefährlich ist das Virus? Für wen besonders? Wie können wir uns schützen? Löscht es sich selbst aus? Abwarten, sagt die Wissenschaft. Wir wissen es noch nicht. Noch nicht vollständig.

Abwarten ist schlecht für uns alle. Weil wir von heute auf morgen voll auf die Bremse treten müssen. Die Ausgangssperre, der Lockdown, trifft alle mit einem Ruck gleichzeitig. Das ist das Gerechte daran. Aber er trifft nicht alle gleich hart. Das ist das Ungerechte daran. Die Liste der schwer Gebeutelten ist lang, die der leicht oder gar nicht Getroffenen kurz. Auf den Verdacht hin, dass sie laut widersprechen, seien sie trotzdem genannt, die wenig Betroffenen. In erster Linie und mit weitem Abstand, sind es die Beamten. Das sind nicht weniger als 1,9 Mio. Die müssen keine Überstunden machen, werden nicht in Kurzarbeit geschickt und müssen nicht mit einer Kündigung rechnen.

Dazu kommen noch die Beschäftigten im öffentlichen Dienst. Die Angestellten des Bundes, der Länder, der Kommunen und die der Sozialversicherungsträger. Das sind 4,8 Mio. Beschäftigte. Sie und die Beamten zusammen haben etwas, was die anderen Beschäftigten nicht haben. Ihr Gehalt, ihre Einkünfte, die Sicherheit ihres Arbeitsplatzes, die Pension oder Rente, nichts wird sich ändern. Da kann der Lockdown so lang und so heftig sein, wie er will.

Dem öffentlichen Dienst unterstellen wir gern Trägheit. Das Digitale ist noch nicht bei ihm angekommen. Die Vernetzung mit anderen Behörden ist eine Utopie. Der Datenschutz genießt den Status der Heiligenverehrung. Und dann kommt aus heiterem Himmel ein gefährliches Virus daher. Da gibt es nur eines. Ab ins Homeoffice. Wer das erfunden hat, dem sei ewiger Dank. Aus Angst vor dem Virus wird der behördliche Schreibtisch, wie gewohnt, aufgeräumt und wehmütig verlassen. Der Kaktus darf bleiben. Wegen Genügsamkeit. Für unbestimmte Zeit geht es ab ins Unbekannte, ins Homeoffice. Dass es so etwas gibt, wussten die Angestellten des öffentlichen Dienstes bis dato nicht. Wie es funktioniert auch nicht. Die Dienstanweisung für das flexible Arbeiten von zuhause fehlt. Also muss man sich selbst einrichten. Vorausgesetzt es ist ein Laptop da, wäre da noch die Sache mit der interkollegialen Vernetzung und dem Zugang zu den Akten. Das ist alles nicht eingerichtet, noch nie dagewesen, eigentlich unmöglich. Dann macht man eben, was man kann. Und nur dann, wenn der Partner und die Kinder nicht stören. Man tauscht per E-Mail unter den Kollegen aus, dass eigentlich gar nichts möglich ist.

Besonderen Schutz genießen die Lehrer. Den über 60jährigen wird umgehend besondere Gefährdung attestiert. Sie sollen nicht Opfer des Virus werden. Also werden sie in das Homeoffice geschickt, das rein virtuell ist. Nur in spärlichen Einzelfällen, nur in handverlesenen Schulen und nur durch die Initiative hochmotivierter Pädagogen existiert das digitale Lernen ansatzweise. Häufig stellen Elternvertreter fest, dass der eine oder andere Lehrer nicht verlässlich erreichbar ist. Auch im virtuellen Homeoffice nicht. Die Gesuchten seien regelrecht abgetaucht und bleiben es wohl so lange, bis ihr Abtauchen von der Schulbehörde offiziell aufgehoben wird. Dabei ist gar nicht klar, woher ihre Gefährdung kommen soll. Ob die Kinder besonders infektiös sind, das hat die Virologie lange nicht beantworten können. Dabei warten die Eltern und die Schüler sehnlichst auf eine Antwort. Am liebsten auf die uneingeschränkte Freigabe des Schulbetriebs. Mit dem zögerlichen Öffnen der Schulen und Kitas sollten doch die Pädagogen und Erzieher wieder antreten. Wo sind sie geblieben? Hat Corona ihre Verantwortung für die Kleinen und Kleinsten getilgt? Während sich ein Viertel der Pädagogen, hinter dem Virus Schutzwall wegduckt, melden sich 70jährige Ärzte und Pfleger freiwillig zum Dienst in speziellen Covid-19 Krankenhäusern. Sind jetzt noch Fragen offen?

Die medizinischen Berater der Regierung, die Virologen und das RKI, sind nicht unvorbereitet. Sie kennen die vorausgegangenen Pandemien und haben daher einen Vergleichswert für die potenzielle Gefährlichkeit des neuen unbekannten Virus. Und einen Vorteil, den sie immer wieder betonen. Weil das Virus nicht in Europa, sondern in China erstmals in Erscheinung tritt, spielt die Zeit für uns. Wir beobachten das Geschehen in China, die Maßnahmen gegen seine Verbreitung und die negativen Ereignisse. Daraus lassen sich Schlüsse ziehen. Nicht immer nur die richtigen. Und nicht immer zum richtigen Zeitpunkt. Dass die Globalisierung mit einem intensiven interkontinentalen Reiseverkehr einhergeht, dass das Virus mitreist, das übersehen wir. Dass die deutsche Industrie intensive Lieferketten mit China unterhält und dass auf diesen Routen ständig Menschen hin- und herreisen, erkennen wir auch erst spät. Mit großem Erstaunen vernimmt die Öffentlichkeit, dass der Corona Virus-Patient Nummer 1, sich in Bayern über eine chinesische Geschäftspartnerin ansteckt. Als uns dann noch, in den Hauptnachrichten, die dramatischen Virus-Todesfälle in Bergamo schockierend bewusst werden, ist es Zeit für energisches Handeln.

Der Shutdown, die plötzliche Stilllegung des öffentlichen Lebens trifft alle und jeden. Wen es besonders hart trifft, das wird nach und nach klar. Beispiele gibt es viele. Besonders hart trifft es Alleinerziehende mit minderjährigen Kindern. Nach Angaben des statistischen Bundesamtes lebt jedes fünfte Kind, insgesamt 2,4 Mio. Kinder, mit nur einem Elternteil zusammen. Neun von zehn Alleinerziehenden sind weiblich. Pauschal gesagt, haben alleinerziehende Frauen das schwerste Los. Das durchschnittliche Monatseinkommen, inklusive staatlicher Transferleistungen, beträgt karge 976 €. Nur etwa die Hälfte der Alleinerziehenden arbeitet in Vollzeit weil die Kita Öffnungszeiten nur Teilzeit erlauben. Weitere Hemmnisse sind die knappen Betreuungszeiten in den Schulen. Der Shutdown hat bei den Alleinerziehenden wie ein Tornado eingeschlagen. Kurzarbeit, Einkommensverlust, geschlossene Kitas und Schulen. Für viele ist das eine katastrophale Lage aus der sie kein Herauskommen sehen. Der einmalige Kinderbonus und der Entlastungsbeitrag in der Einkommensteuer werden erst dann wirksam, wenn die Katastrophe schon unabwendbar ist.

Auf der Gewinnerseite stehen eindeutig die handelnden Politiker. Mit dem Shutdown ist urplötzlich das nervende Gezänk der Koalitionäre vorbei. Es gibt einen gemeinsamen Feind, das neue Virus. Der französische Ministerpräsident, Emmanuel Macron, spricht von Krieg. Die deutsche Kanzlerin benutzt friedliche, nicht minder gewichtige Worte. Unerwartete Dimensionen des Entscheidens und Umsetzens sind mit einem Mal möglich. Ohne Zögern, ohne Streit. Das hat der Klimawandel nicht vermocht. Die Wissenschaft erklärt, die Politik entscheidet und der aufgeklärte Bürger befolgt. Wann gab es das zuletzt?

Die Kanzlerin nimmt noch einmal das Zepter in die Hand. Der Gesundheitsminister geht Defizite in der Virusabwehr energisch an. Er beschafft Masken und Schutzkleidung in nie dagewesenen Dimensionen. Er organisiert die Aufrüstung der Intensivmedizin, vergrößert die Bettenkapazität für Infizierte, verschiebt weniger dringliche Operationen und stattet die Arztpraxen und Krankenhäuser mit zusätzlichen Finanzmitteln aus. Schließlich gelingt ihm, mit ungewohnter Unterstützung aus Digitalwirtschaft, Wissenschaft und Politik, der Start der Corona-Warn-App.

Für die Finanzierung muss der Finanzminister ja sagen. Er tut es. Mit gewohnter Ruhe im Gesicht, mit unaufgeregten Worten. In der Not tut er Dinge, die er sonst nie tun würde. Vor Corona wäre das ein elendiger Prozess gewesen. Und er tut noch viel mehr. Er bewegt ungeheuerliche Summen, um dem Virus Paroli zu bieten. Mitte Juni 2020 beträgt der Nachtragshaushalt, die Neuverschuldung, nie dagewesene 218,5 Mrd. €. Eine gigantische Zahl über Null. Null Neuverschuldung ist Geschichte.

Gleichermaßen unaufgeregt agiert der Arbeitsminister. Wer den größten Etat unter allen Ministerien verantwortet, der kann gelassen sein. In der Krise reicht selbst der größte Etat nicht aus. Über 6 Mio. Kurzarbeiter sind zu finanzieren. Gut, dass der Finanzminister ein Parteifreund ist. Vor Corona wäre das wichtig gewesen, jetzt ist das nicht nötig. Die große Koalition handelt so geschlossen, als wäre sie eine einzige Partei. Weil es um Arbeitsplätze, Pleiten, Existenzen und Schicksale geht, versteht jeder jeden. Die Beschlüsse, Gesetze und Umsetzungen folgen Schlag auf Schlag.

Weil kein Minister wichtiger ist als der andere, ist ein neues Phänomen erkennbar. Keiner behindert den anderen. Ein Rad greift in das andere. Der Wirtschaftsminister agiert in Abstimmung mit dem Arbeitsminister. Und beide können nicht ohne den Finanzminister. Warum ging das früher nicht? Der Bürger dankt es allen. Die Zustimmungswerte der Meinungsumfragen machen es deutlich.

Während die Handelnden der Regierungsparteien für ihre Arbeit Bestätigung und Anerkennung erhalten, bemühen sich die Vertreter der Opposition krampfhaft darum noch irgendwie wahrgenommen zu werden. Mit Corona Themen ist das aussichtslos. Die hat die Regierung fest im Griff. Also muss was anderes her. Eine zweite Linie, ein Thema, das mithalten kann. Rassismus ist in den USA brandaktuell. Warum nicht auch in Deutschland? Das Wort Rasse aus dem Grundgesetz streichen, das ließe sich zum Gebot der Stunde hochreden. Mit ernster Miene, sorgenvollem Blick in die Kamera und charismatischer Mitleidspose müsste sich der Corona müde Bürger doch bewegen lassen. Von den bröckelnden Existenzen, den geschundenen Frauen und Kindern und der Angst vor dem Jobverlust haben wir bereits genug gehört. Jetzt muss der Begriff Rasse aus dem Grundgesetz getilgt werden. Corona macht vieles möglich.

Ein Politiker überrascht uns vollends. Früher mochte ihn nicht jeder. Jetzt kommt er total lässig und sympathisch daher. Die Fliege ist weg, die Frisur irgendwie anders, das Gesicht entspannt, geradezu fröhlich. Er lacht, wer hätte das gedacht. Er ist omnipräsent, das stößt überhaupt nicht auf. Ganz im Gegenteil. Wir sehen ihn ausgesprochen gern. Seine Sprache ist klar, er warnt vor der Lockerung der Kontaktbeschränkungen. Das macht er unaufhörlich, auf allen Kanälen. Eine gute Gelegenheit, dem Allerletzten beiläufig zu erklären, dass er eine Gastprofessur an der Harvard University innehat. Und dass er erst liest bevor er spricht. Die Medienleute mögen ihn, er darf überall dabei sein, weil er keinen Unsinn redet und Ernsthaftes überzeugend vermitteln kann. Warum früher nicht? Warum erst jetzt? Weiß er, dass er ganz nebenbei die Kanzlerin unterstützt und den Gesundheitsminister auch? Es ist ihm egal. Seit er weiß, dass er selbst nie mehr Gesundheitsminister werden kann verhält er sich wie einer. Das entspannt kolossal und macht so überaus sympathisch. Jemand sah ihn mit Lederjacke. Wo soll das noch hinführen? Will er die Nachfolge von Thomas Gottschalk antreten?

Einer der größten Gewinner der Corona Krise könnte für Deutschland die Digitalisierung werden. Wohlgemerkt werden, noch sind wir längst nicht über Erwartungen und Prognosen hinaus. Das bisschen geübtes Homeoffice und Videokonferenzen im Versuchsstadium sind längst noch keine Digitalisierung. Trotzdem, Business Anwendungen für Online-Videokonferenzen sind die App Renner der Corona Krise. Aus der Not heraus, ist jedenfalls das Verständnis für digitales Arbeiten von zuhause aus gewachsen. Leicht haben es die, die vorher schon in der Firma digital miteinander gearbeitet und kommuniziert haben. Das lässt sich mit dem Laptop leicht von zuhause aus fortführen. Was fehlt, ist der kurze Weg an den Platz der Kollegin, die soziale Tasse Kaffee und der Plausch zwischendurch. Doch das Arbeiten zuhause hat das Potenzial die Eigenverantwortung zu stärken. Etwa in puncto Vertrauensarbeitszeit. Mit der Aussage, meine Homeoffice Zeiten sind so exakt wie mein Arbeitszeitkonto in der Firma. Auch die Veränderungsbereitschaft wird gestärkt. Der Zwang nicht ins Büro zu dürfen und die vage Befürchtung um die Sicherheit des Arbeitsplatzes wecken Ideen und Gestaltungsvorschläge. Und machen deutlich, dass der Innovationsdruck auf das Unternehmen verständlich ist. Weil es nämlich pleitegehen könnte. Am Ende profitieren beide davon, der kreative Mitarbeiter und die Firma.

Während die Angestellten der Büros und der Firmen von irgendwo her am Laptop arbeiten können, haben die Schüler eine enge Beziehung zu ihrer Schule. Die Schule ist Verpflichtung, manchmal Übel, auch Frust. Für viele ist sie der rettende Ort, der Ruhepunkt ihres sozialen Miteinanders. Die Schule belohnt sie für ihre Anstrengung und strukturiert ihren Alltag. Der Shutdown stellt das emotionale Wechselspiel des Schulempfindens auf null. Die Einen nehmen es ungerührt hin, freuen sich sogar. Andere verspüren Bedauern, Langeweile oder Enttäuschung. Wenige Schulen und einige Pädagogen versuchen, dass der angeordnete Stillstand des Lernens in einem Ersatzmodus fortgeführt werden kann. Dafür gibt es keinen Plan. Wie es generell keinen Plan gegen Corona gibt. Das Homeschooling, der Unterricht zuhause und das Lernen auf Abstand, distance learning, trifft die Schüler und die Lehrer gleichermaßen unvorbereitet. Was tun?

Ausnahmslos alle Schüler einer Klasse mit Lernmaterial zu versorgen, das geht nur analog. Über eine digitale Lernplattform auf der das Unterrichtmaterial abgespeichert ist verfügt kaum eine Schule. Den Inhalt der Plattform digital dem Empfänger, dem Schüler, nachhause zu schicken geht auch nicht. Weil nicht jede Familie einen Rechner und Drucker hat müssen Arbeitsblätter mit der Post verschickt werden. In der Not geht das. Das digitale Lernen wäre leichter, schneller und zeitgemäß. Es setzt aber ein Computer-Tablet oder ein Laptop voraus. Und Lehrer mit Digitalkenntnissen. Die sich, laut einer Umfrage der Pädagogischen Hochschule Zug, nur 15 % der Lehrer selbst bescheinigen. Wie die Digitalkenntnisse deutscher Schüler im internationalen Vergleich aussehen, zeigt die ICILS, „International Computer and Information Literacy Study" von 2018. Deutschland ist mittelmäßig. Noch schlechter ist das Zeugnis für die Schulen. Nur 17 % der Lehrer und Schüler tauschen sich über digitale Lernplattformen aus. In Dänemark sind es 97 %. Die logische Antwort darauf ist die Schulung der Lehrer in der Kommunikationstechnik. Dazu müsste man die Lehrer erst einmal finden. Die sind ent-weder in der Ü 60 Quarantäne oder im Homeoffice verschollen. Vielleicht sind auch einige von ihnen im Reisezeit-Anschub-Urlaub auf Mallorca unterwegs. [1]

Corona kam zu früh. Für das digitale Lernen sind die Schulen und die Schüler nicht vorbereitet. Das weiß der Bund schon länger und hat deshalb 2019 den Digitalpakt Schule gesetzlich verankert. Er musste das Nichtstun der Länder durchbrechen. Weil Schule Ländersache ist, war ein mühsamer Vorlauf nötig. Selbst das Grundgesetz musste geändert werden, damit der Bund die Länder finanziell unterstützen durfte. Jetzt stehen für die 43 000 Schulen 5,5 Mrd. € zur Verfügung. Die müssen bis 2024 ausgegeben werden. Aber nicht für das schnelle Internet, an das die Schulen in Stadt und Land ganz oft nicht angeschlossen sind. Auch nicht für die Beschaffung von digitalen Endgeräten, Tablets zum Beispiel. Die dürfen nicht aus dem 5,5 Mrd. € Topf finanziert werden. Was denn sonst? Nur die Schulung der Lehrer und Schüler? Nur die Einrichtung der digitalen Lernprogramme?

Die Umsetzung der digitalen Aufrüstung des Schulalltags wird dauern. Dank des Föderalismus macht jedes Land wieder Seins. Damit nur nicht wieder alle den gleichen Fehler machen. So lautet die Standardrechtfertigung für die Einzigartigkeit unseres Föderalismus. Würden die Bundesländer gemeinsam in ein einheitliches System investieren, dann wären für die Schüler die Chancen des digitalen Lernens gleich. Die 5,5 Mrd. € würden wahrscheinlich reichen. Jede Schule muss aber einen eigenen Antrag stellen. Dann macht wieder jeder einen anderen Plan, einen anderen Fehler. Was bleibt ist die Tatsache, dass Computer-Tablets für die Schüler nicht im Plan sind. Wer eins hat, könnte digital zuhause lernen. Wer kein Tablet hat, bei dem geht es nicht. Jetzt nicht und auch in Zukunft nicht. Also gibt es weiterhin keine gleichen Chancen für alle Schüler.

Weil die Länder ihre Kulturhoheit vehement verteidigen, wehren sie sich gegen eine gemeinsame Plattform des digitalen Lernens. Es geht auch anders, nämlich unter der Regie des Bundes. Das BMG lieferte den Beweis für das schnelle Reifen gemeinsamer Anstrengungen. Durch die Schaffung der Corona-Warn-App. In 50 Tagen ein solches Projekt fertig zu bekommen ist für Deutschland eine Sensation. Wenn auch eine teure und unvollständige. Zwar haben weder SAP noch die Deutsche Telekom einen Corona-Rabatt für ihre Leistung gewährt, aber die Zusammenarbeit untereinander auf Trapp gehalten. Und dabei noch, in deutscher Lichtgeschwindigkeit, die bremsenden Aspekte von Rechtssicherheit und Datenschutz eingearbeitet. Verglichen mit den Corona Apps asiatischer Länder bremsen die gewaltig aus. Aber es ist immerhin eine App made in Deutschland geworden.

Da staunt sogar das Valley in Kalifornien. Es staunt, lässt sich das Geschäft jedoch nicht völlig verderben. Schließlich bestimmen Apple und Co. auf welchem Betriebssystem die App installierbar ist. Trotz einiger älterer Geräte hat die Mehrheit der Bevölkerung Zugriff auf die App. Nach Angaben des Digitalverbandes Bitkom besitzen 58 Mio. Menschen in Deutschland ein Smartphone. Geschätzt 50 Mio. Geräte erfüllen die technischen Voraussetzungen für die Installation der App. Folglich haben 60 % der Bevölkerung die Möglichkeit, auf ihren Geräten die App zu nutzen.

Im Beifang der App sollte gleich noch ein zweites Projekt miterledigt werden. Die Gesundheitsämter und die Corona Testlabore sollten digital mit dem RKI verbunden sein. Das lässt vermuten, dass die App ihren vollen Nutzen noch vor sich hatte. Positive Laborergebnisse ließen sich auf der App des Getesteten blitzschnell als Warnsignal abbilden. Wenn der Infizierte es zulassen würde. Denn die Eingabe des positiven Ergebnisses ist freiwillig. Da ist er wieder, der Unterschied zu asiatischen Corona-Warn-Apps. Die Freiwilligkeit. Die Gesundheitsämter könnten dann Hot Spots, Häufungen in ihrem Verantwortungsbereich, ausmachen und gegensteuern. Könnten, wie wir wissen. Können sie aber nicht, weil die App zu viele Blockaden hat.

Literatur

1. https://kw.unipaderborn.de/fileadmin/fakultaet/Institute/erziehungswissenschaft/Schulpaedagogik/ICILS_2018__Deutschland_Berichtsband.pdf

Corona brachte es an den Tag

Der Shutdown legt das Kulturleben lahm. Die klassische Kultur und die bunte Kultur gleichermaßen. Die Unterstützer des Clublebens machen mit einer fröhlichen Aktion auf sich aufmerksam. In Berlin folgen auf der Spree 3000 Menschen in Gummibooten dem Aktionsboot. Regelwidrig, weil Abstand halten nicht möglich ist. Der Spargel reift zur Corona Zeit und muss aus dem sandigen Boden gestochen werden. Das geht nur mit den Erntearbeitern aus Osteuropa. Wir lernen, dass Jahr für Jahr zweihundert Tausend Erntehelfer zu uns kommen. Auch jetzt, trotz Corona. In den Wohncontainern sind die Hygieneregeln nur schwer einzuhalten. Das Virus verbreitet sich. Nicht nur in der Landwirtschaft, auch in der Fleischindustrie. Die Firma Tönnies wird Sinnbild für die Arbeitsbedingungen der osteuropäischen Werkvertragsnehmer. Enge und Kälte begünstigen die Ausbreitung des Virus. Der Öffentlichkeit wird bewusst, welche Ursprünge das billige Fleisch der Discounter hat. Corona zeigt uns die Folgen der Massentierhaltung.

Abstand halten, unnötige Kontakte meiden und die Hygieneregeln einhalten, das hat sich, wie selbstverständlich, eingeprägt. Wären da nicht die regelwidrigen Protestaktionen, die wiederum Anlass zum Gegenprotest sind.

Die fröhlich anzusehende Gummibootaktion auf der Spree in Berlin war gut gemeint und kam beim Publikum gut an. 3000 Unterstützer, oder einfach nur Feierwillige, wollten auf die Clubkultur aufmerksam machen. Darauf, dass die derzeit nicht existieren kann obwohl sie so gern würde. Weil sie ein Markenzeichen für das junge Berlin ist und ganz nebenbei viele Clubtouristen aus ganz Europa anzieht, hat sie zahlreiche Unterstützer. Bei den Berlinern, bei der Politik, bei der Wirtschaft und der ganzen Breite des Tourismusgeschäftes. Leider geht der Clubkultur längst das Geld aus. Damit geht auch der Sound aus und gleichzeitig das einzigartig Verruchte. Dann ist das Clubgelände, die Party Location, gesichtslos. Das Graffiti verblasst und verschwindet bald endgültig. Das bunte Treiben, die Lust am Leben, die DJs, der Kick aus dem Tütchen, nichts mehr von alledem ist da.

© Der/die Autor(en), exklusiv lizenziert durch Springer-Verlag GmbH, DE, ein Teil von Springer Nature 2021
U. Hildebrandt, *Aus Corona lernen,* https://doi.org/10.1007/978-3-662-63556-8_3

Schade für die Stadt, die wieder ein Stück langweiliger und gesichtsloser ist. Sie hat dann nur noch die Oper. Die ist Graffiti frei, leistet sich teure Interpreten und spielt uralte Stücke. Die Oper zahlt sogar den Notarzt in Standby und subventioniert das Ticket mit vielen Euros. Was für ein Gegensatz. Im Club sind sie jung, bunt, laut, ausgelassen, lebensfroh und noch dazu knapp bei Kasse. Aber sie bezahlen den DJ selbst.

Ein einziger Club in Berlin hat den Ausweg aus dem Corona Stillstand gefunden. Im Technoclub KitKat, bekannt für seine sexuelle Freizügigkeit auf und neben dem Dancefloor, wird ein Zentrum für Corona Schnelltests betrieben. Wo vorher abgespritzt wurde wird jetzt abgestrichen. Nach wie vor stehen die Wartenden vor dem Club Schlange.

Es ist Spargel- und Corona Zeit gleichzeitig. Das passt nicht zusammen. Corona darf nicht rein in unser Leben. Und der Spargel muss raus, weil er unter der Plane vorguckt. Wo bleiben die Spargelstecher, die jedes Jahr wie gerufen hier sind? Sie dürfen nicht über die Grenze. Wegen Corona. Dass es Erntehelfer gibt wird uns jedes Jahr zur Spargelzeit von Neuem bewusst. Dass es so viele sind, erfahren wir aus der Presse. Sie kommen nicht nur zum Spargelstechen. Sie ernten Erdbeeren, Äpfel und Gemüse. Bestimmt auch die Gurken im Spreewald. Sie ernten nicht nur, sie pflanzen auch. Wenn wir sie nicht hätten, dann gäbe es kein Gemüse aus regionalem Anbau. Regionaler Anbau, das klingt so vertraut, geradezu nachbarschaftlich. Wir haben den Landwirt vor Augen, der uns in der Werbung verheißungsvoll anschaut. Alles Bio, alles aus eigenem Anbau, aber von Saisonarbeitern beackert. 200 000 sollen es pro Jahr sein. Sie kommen aus der EU. Dem vereinten Europa, das wirtschaftlich ungleich ist. Wo Arbeit, Einkommen, Verdienst und Lebensanspruch sich unterscheiden. Weil das so ist, profitiert Deutschland von den Saisonarbeitern.

Obst und Gemüse haben Saison. Die Bauwirtschaft und die Fleischbranche sind saisonlos, ganzjährig. Obst und Gemüse haben etwas Natürliches, sind Grundnahrung, Lebensnotwendigkeit. Das kennen die Saisonarbeiter von zuhause. Auf dem Feld sehen sie den Sinn ihrer Arbeit. Sie können damit froh sein, weil es nur ein paar Wochen sind, die sie fern der Heimat verbringen. Und es zahlt sich aus, dass sie hier sind. Sie verdienen mehr als daheim, werden gut untergebracht, leben in kleiner Gemeinschaft, erfahren Anerkennung für ihre Arbeit. Es ist fast wie zuhause. Landwirtschaftliche Betriebe sind anders. Die meisten jedenfalls.

Dass es nicht immer und überall in der Landwirtschaft infektionslos abgeht, hat der Ort Manning in Bayern gezeigt. Landwirtschaftliche Betriebe können industrielle Dimensionen annehmen. 480 Erntehelfer überschreiten unsere übliche Vorstellung von einem Bauernhof. Weil die Saisonarbeiter nur auf Zeit im Betrieb sind, hat ihre Unterkunft ebenfalls temporären Status. Die Corona Regel verlangt Abstand. Dazu sind Wohncontainer nicht geeignet. Darüber hinaus sollen die 480 Erntehelfer in Gruppen leben. Auch das trägt nicht dazu bei, die Zeit fern der Heimat mental zu überstehen. Dass sich 174 Erntehelfer mit dem Virus Sars-CoV-2 infiziert haben, überrascht wirklich nicht. Ist aber ein Exempel dafür wie Saisonarbeiter künftig untergebracht werden müssten.

Über die Baubranche müssen wir nicht reden. Sie ist im Dauergerede. Weil sie so ist, wie sie ist. Und so bleibt, wie sie schon immer war. Der Zoll macht Razzien, der Kapo

weiß von nichts und die Branche macht weiter. Die Arbeiter fahren in den Wochenend-
urlaub und kommen dann wieder zurück. So geht es von einer Baustelle zur nächsten.
Bis die eine abgearbeitet ist und die nächste aufgemacht wird.

Anders die Fleischwirtschaft. Sie wird von wenigen großen Unternehmen dominiert.
Die Masse macht den Preis und den Gewinn. Weil die meisten Stellschrauben bereits
überdreht sind hat die Branche vor allem billige Arbeitskräfte im Visier. Die findet sie in
Deutschland nicht mehr in ausreichender Anzahl. Gemäß dem Motto, sollen sich doch
andere die Hände schmutzig machen, bietet sich der Werkvertrag an. Diese Art Vertrag
beschreibt das Arbeitsverhältnis mit dem Schwächsten unter den Schwachen. Der Vertrag ist einfach gestrickt: Ich sage dir, was du zu machen hast. Wenn du das machst, dann
bekommst du dafür Geld. Es klingt so, wie ein Auftrag von der Maffia. Juristen haben
dafür eine schönere Sprache. Der Werkvertrag wird zwischen einem Auftraggeber, zum
Beispiel einer Firma und einem Werkvertragsnehmer geschlossen. Und jetzt kommt die
Crux. Der Werkvertragsnehmer kann eine Einzelperson sein, aber auch eine Firma mit
eigenen Leuten.

Der Punkt ist, dass der Vertragsgegenstand, einschließlich der Beschäftigten, als
Paket gehandelt und verkauft wird. Wer macht die vereinbarte Arbeit am günstigsten
und verdient auch noch dabei? Denn so funktioniert das Prinzip der Subunternehmer:
Die Arbeit andere machen lassen und trotzdem noch verdienen. Wenn es hier keine
Arbeit mehr gibt, dann werden die Arbeiter in den Van gepackt und in einen anderen
Betrieb gefahren. Reine Werkvertragsroutine. Ihr seid meine Leute, ich sorge für euch.
Ihr schlachtet, ihr zerlegt, ich mach das Geschäft. Die Juristen sagen: Vertragstypisch ist
der geschuldete Erfolg. Wie von der Maffia kopiert. Geht doch! Geht auch deshalb, weil
es legal ist und im Bürgerlichen Gesetzbuch so drinsteht.

Die Sache mit den Werkverträgen funktioniert am besten, wenn die Aufsichts-
behörden nicht hinschauen. Kontrollieren ist kaum möglich, weil die Stellen nicht
besetzt sind. Wer soll, wer darf eigentlich kontrollieren? Die Gewerbeaufsichtsämter,
die Gesundheitsämter oder der Zoll? Wahrscheinlich kontrolliert jeder etwas anderes
und keiner sagt dem anderen, was der übersehen hat. Was will man auch beanstanden,
wenn die Kontrolle erst nach Voranmeldung stattfindet und der Kontrolleur hinters Licht
geführt wird. Worauf kommt es an? Auf die Einhaltung der Arbeitszeit und des Mindest-
lohnes? Ja, sagt die Gewerkschaft. Auf die Einhaltung der Hygieneregeln? Ja, sagen
Veterinär- und Gesundheitsamt. Wenn alle ja sagen, dann kann ja nichts schiefgehen.

Plötzlich kommt Corona daher und das Licht geht an. „Die Zustände in der Fleischindustrie kritisieren wir seit Jahren". Dieses Lied singen sie alle im Chor. Der Landrat,
der Bürgermeister, der Vertreter der Gewerkschaft, der Bundestagsabgeordnete des Wahl-
kreises, die Vertreter sämtlicher Behörden. Jeder weiß schon lange Bescheid und beklagt
die skandalösen Zustände. Vorher ging alles seinen Gang. Die schlechtbezahlten Arbeitsplätze sind mit ungelernten Arbeitswilligen besetzt. Folglich können andere sehr gut verdienen. Die Gewerbesteuer sprudelt, das Unternehmen ist spendabel und macht sich vor
Ort positiv sichtbar. Die mieseste Wohnung im Landkreis wird von den Werksvertrag

Sklaven gemietet. Es läuft wie geschmiert, bis das Virus bei der Firma Tönnies eindringt und alles auf den Kopf stellt.

Die Firma Tönnies steht am Pranger. Dabei macht sie nur das, was die anderen Großen auch machen. Sie schlachtet und zerlegt Schweine. Blöd nur, dass sich das Virus Sars-CoV-2 unter den Mitarbeitern ausbreitet. Die Massentierhaltung und die Massenunterkunft sind offenbar Verwandte. Die Menschen, die auf beengtem Raum auf ihren Arbeitseinsatz warten, können nicht ausweichen. Ihnen geht es wie den Tieren. Früh morgens geht es ab in die Firma. Die einen schlachten, die anderen werden geschlachtet. Wer weit weg wohnt, wird abgeholt und hingefahren. Dann folgt die Routine: Plastikkleidung überziehen, Stahlhandschuh anlegen, Messer in die Hand nehmen und im Takt des Fließbandes schneiden und zerlegen. Einen Abstand von 1,5 m einhalten? Kaum möglich. Einen Mundschutz tragen, der schützt? Wie soll das eine ganze Schicht lang gehen? Bei diesen harten Bedingungen im Kühlraum! Die Essenspause und das Aufwärmen in der Kantine sind deshalb hoch willkommen. Allerdings für beide, für den Fließbandarbeiter und für das Virus.

Der Ruf nach einem radikalen Schnitt wird laut. Wie zu erwarten von allen Seiten. Aus den hintersten Reihen sind die Rufe am Lautesten. Da kann der Bundesarbeitsminister nicht still bleiben. Er legt die Werkverträge auf den Schneidetisch, passgenau für die Zerlege-Industrie. Sein Ministerium prüft den spezifischen Arbeitsschutz und die Hygieneregeln unter Corona Bedingungen ab. Eine verbindliche Arbeitsschutz-Verordnung ist nicht drin. Es bleibt bei einer Empfehlung. Die Rechtsberater der Fleischindustrie lassen durchblicken, dass der Betrieb fortgeführt werden kann. Haarscharf vorbei an der Rechtsverbindlichkeit. Dann ist ja alles noch einmal gut gegangen. [1]

Versuchen wir sachlich zu bleiben. Die Arbeitsbedingungen in der Fleischindustrie sind nicht neu. Seit Jahren werden sie angeprangert. Die Unterkünfte für die angeheuerten Arbeiter aus Osteuropa werden auf dem freien Wohnungsmarkt ausgespäht und zu günstigsten Konditionen angemietet. Ob vom Betrieb oder vom Subunternehmer, bleibt sich gleich. Aus kulturellen, sozialen und sprachlichen Gründen bleiben die osteuropäischen Werkarbeiter unter ihresgleichen. Vor Corona haben sie ihre Situation leidlich ertragen. Schließlich sind sie allein wegen der Arbeitsmöglichkeit und wegen des Verdienstes hier. Der ist beträchtlich höher, als zuhause. Ansonsten kümmert sich niemand um sie.

Als sich aus der Belegschaft von 6000 Mitarbeitern, 1500 Werkarbeiter mit Sars-CoV-2 infizieren, wird das Unternehmen Tönnies als alleinig Verantwortlicher beschuldigt. Das ist billig, weil ohne den Infektionsausbruch kein Offizieller den Status der Werkarbeiter beklagt hätte. Es wäre alles wie immer geblieben. Im Übrigen ist unklar wo das Infektionsgeschehen seinen Ursprungskern hat. Am Fließband im Zerlege-Betrieb, in der Kantine oder in der privaten Umgebung? Für private Unterkünfte gibt es keine Vorschriften, auch für Tönnies Mitarbeiter nicht.

In fremder Umgebung suchen die Menschen Nähe. Die finden sie nicht in der neuen Nachbarschaft. Also bleiben sie unter sich. Wir reden von mehreren tausend Menschen aus anderen Kulturen. Weil sie ihren Verdienst mit nach Hause nehmen wollen, gehen sie viele Kompromisse ein. Sie sind mit billigen, schäbigen Unterkünften einverstanden. Tolerieren Enge und schlechte hygienische Standards, ernähren sich günstig. Es soll ja nur auf Zeit sein.

Die Einschränkungen machen sie nicht froh. Also fahren sie hin und wieder nach Hause, nach Rumänien, Bulgarien oder noch weiter. Dabei müssen sie sich den Vorwurf gefallen lassen, dass sie das Virus aus ihrer Heimat mitbringen. Wie absurd. Wir alle wissen, dass Menschen auf engstem Raum die Infektionsausbreitung befeuern. Was unterscheidet eine Karnevalsveranstaltung, ein Kirchenbesuch, ein Fastenbrechen, eine Riesenhochzeit oder eine Corona Fete von einer Massenunterkunft? Dem Virus ist das egal. Hauptsache es geht eng zu.

Tönnies ist nicht allein für die Ausbreitung des Virus verantwortlich. Tönnies hat nur beispielhaft verdeutlicht, unter welchen Vertragsbedingungen und Wohnverhältnissen das Virus sich ausbreitet. Es ist die Enge, die Kasernierung, die Abschottung. Die Arbeit, die wir nicht wollen, lassen wir gern andere machen. Ansonsten wollen wir nichts mit denen zu tun haben. Das System der Werkverträge schafft Anonymität. Es ist die neutrale Ecke der Anonymität, in die sich die Firma Tönnies gestellt hat. Es sind ja nicht unsere Arbeitnehmer, sondern die der anderen. Wir mieten ihre Arbeitskraft und bezahlen sie für den geschuldeten Erfolg. „Geschuldeter Erfolg": noch verächtlicher kann die juristische Sprache Arbeit nicht beschreiben.

Für die Virusausbreitung bei Tönnies sollten wir Corona dankbar sein. Und den Namen Tönnies ganz schnell vergessen und abstreichen. Es hätte jeder andere Betrieb aus der Fleischzerlege-Branche sein können. Der Name Tönnies steht stellvertretend für die anderen, die feixend froh sind, dass der Kelch erst einmal an ihnen vorbeiging. Genossenschaftlich organisierte Schweinezerleger heben unverfroren den Zeigefinger gegen Tönnies und betonen ihre moralische Verantwortung. Geschenkt, weil zu billig.

Überhaupt ist das Billige der Charakterzug der Branche. Am allerbilligsten ist die Argumentationskette. Der Verbraucher von Aldi und Lidl erwarte den niedrigen Preis an der Fleischtheke. Ach, so ist das. Was soll der auch anderes denken, wenn eine Rabattschlacht die nächste jagt. Nein, es ist das Diktat von Aldi und Lidl, das den Großmästern, früher Bauern genannt, den Abnahmepreis des fertig produzierten Schweines vorschreibt. Auch das Gewicht des Schweines ist genormt. Um Himmelswillen nicht mehr als 110 kg. Der empfindliche Aldi und Lidl Kunde muss auf sein Gewicht achten. Zuviel Fett geht nicht. Wie viele Rippen, also Koteletts, müssen auf so einem Schwein noch einmal drauf sein? Wenn das Kottelet lecker aus der Fleischtheke schaut, dann ist die ganze Qual der Aufzucht vergessen.

Wir sehen in den Massenunterkünften die Ursache der Virusausbreitung, aber sorgen wir uns um die Massentierhaltung? Natürlich nicht. Auf den Zigarettenschachteln gibt es Aufdrucke von krebszerfressenen Lungen und Zungen. Warum hängen über den Fleischtheken von Aldi und Lidl keine Poster aus deutschen Schweinezucht-Fabriken? Was beim Rauchen zum Erfolg führte, müsste doch beim übermäßigen Fleischverzehr auch gehen. Warum wird nicht plakatiert, dass so ein armes Schwein nie in seinem Leben das Tageslicht erblickt. Dass es keine Frischluft hat, dass es sich im Stall nicht umdrehen kann und dass es immer das gleiche künstliche Zeug fressen muss. Dass es mit Antibiotika gefüttert wird, dass es nie in seinem Leben Geselligkeit haben kann und dass seine Tage genau gezählt sind. Tönnies macht dicht und die Schweinemäster rufen durch die Republik: unsere Schweine werden zu alt! Was für ein Wahnsinn!

Tönnies ist nur die Endstation der unsäglichen Produktionskette von Schweinefleisch. Warum sagt keiner, dass Fleisch kein Grundnahrungsmittel ist? Warum wird der Sonntagsbraten nicht mehr gewürdigt? Warum wird dem Aldi und Lidl Kunden angehängt, dass er täglich günstig Fleischprodukte kaufen muss. Weil sonst seine Ernährung nicht gesichert sei. Wer setzt so einen Unfug in die Welt? Die Macher der industriellen Fleischproduktion! Wer sonst?

Dank Corona und dank Tönnies wird ein Umdenken stattfinden. Hoffentlich tragen dazu viele bei. Wenn wir schon das Virus ertragen müssen, dann soll am Ende auch etwas Gutes für uns rauskommen. Das Grundwasser muss besser geschützt werden. Weniger Schweine bedeutet weniger Gülle. Die Gülle muss irgendwo hin. In die Flüsse kippen geht nicht. Außer Landes fahren gelingt nur den Niederländern. Deshalb wird die Gülle auf die Wiesen und Äcker gekippt. Das machen die Bauern schon immer so. Das hat immer geklappt und niemandem geschadet. Stimmt, bei den Bauern war das so. Die hatten aber nur wenige Schweine. Deshalb ertranken die Äcker und Wiesen auch nicht in der Gülle. Bei den heutigen Massen aus den Schweinefabriken läuft die Brühe schnurstracks ins Grundwasser.

Die gute alte Landwirtschaft, das war noch etwas. Weil der Kreislauf stimmte. Die wenigen Schweine wurden mit natürlichen Abfällen gefüttert. Kartoffelschalen waren dabei, Gemüseabfälle, die Reste von Rüben ebenso. Einfach alles, was vom Anbau im Garten und auf dem Feld abfiel. Die Schweine bekamen früher das, was wir heute prinzipiell als natürliche menschliche Nahrung ansehen. Was für ein Wandel. Für die heutigen Schweine wächst auf den Äckern und Wiesen nichts mehr, weil alles für Biotreibstoff und Biogas gebraucht wird. Bio für die Motoren, künstliche Nahrung aus günstigen Importen für die Schweine. Ein Hoch auf das Iberico Schwein, das noch Eicheln fressen darf.

Seit Januar 2021 sind die Werkverträge in den Zerlegebetrieben der Fleischindustrie verboten. Die Politik feiert das Verbot der Werkverträge als großen Erfolg. Ob dadurch der Sozialstatus der osteuropäischen Lohnarbeiter verbessert wird muss sich erst zeigen. Es bleibt zu befürchten, dass die Symbiose von Massentierhaltung und Massenunterkunft auch weiterhin Bestand hat. Solange die Tiere auf engstem Raum gehalten werden, um möglichst günstig vermarktet zu werden, wird sich auch die Situation der Fleischzerleger nicht ändern. Egal welches juristische Format die neue Regelung hat. In unserer vom Profit getriebenen Welt zählt am Ende allein die Auslegung des Gesetzes. Dafür gibt es auch wieder Juristen die das herauszulesen was das Geschäft in Schwung hält. Die Schweine werden weiterhin kurz und freudlos auf Betonböden vegetieren und die Gülle wird weiterhin in breiten Bächen ins Grundwasser fließen. Dafür feiert sich die Politik. Wie traurig ist das denn?

Corona du schaffst das. Du machst uns Zusammenhänge bewusst, die wir unbewusst übersehen. Wir lieben den Spargel und du zeigst uns, wer ihn für uns erntet. Du gibst uns Einblicke in die Fleischindustrie. Du erklärst uns das Geschäft. Aber du verdirbst uns auch den Genuss. Trotzdem danke, dass du uns die Augen öffnest.

Literatur

1. https://www.lto.de/persistent/a_id/41494/

Der Nationale Pandemieplan im Praxistest

4

Seit 2005 haben wir einen nationalen Pandemieplan. 2009 konnte der Plan seine Praxistauglichkeit, anlässlich der Neuen Grippe mit dem Virustyp A(H1N1), unter Beweis stellen. Die 2009 Pandemie war quasi die Generalprobe der jetzigen Sars-CoV-2 Pandemie. Offensichtlich ist der glimpfliche Ablauf von damals für die jetzigen Defizite mitverantwortlich. Wir haben nämlich nichts bevorratet. Keine Masken und keine Schutzanzüge. Darüber hinaus reagierte die WHO zu zögerlich. Vielleicht durch China ausgebremst. Wir müssen tatsächlich erst lernen mit der Pandemie umzugehen. In den Krankenhäusern werden Kapazitäten für Covid-19 Patienten geschaffen. Wir erfahren, dass die Länderchefs in der Pandemieabwehr abweichende Vorstellungen haben. Sie betonen ihre regionalen Besonderheiten. Die Bedeutung des Mund-Nasen-Schutzes wird lebhaft diskutiert. Das RKI ist unschlüssig, welche Empfehlung es abgeben soll. Da keine Masken vorhanden sind, will es sie auch nicht empfehlen. Der Beschaffungskampf um Masken und Schutzanzüge wird international geführt.

Erstmals 2005 ist ein Pandemieplan für Deutschland veröffentlicht worden. Dahinter steht das Robert-Koch-Institut. Seine Praxistauglichkeit konnte der Plan 2009, anlässlich der Neuen Grippe, der A(H1N1) Influenzapandemie, unter Beweis stellen. Vielleicht nicht zu hundert Prozent, aber zur Zufriedenheit der Gremien und Institutionen von Bund und Ländern. Die 2009 Pandemie war quasi die Generalprobe vor der jetzigen Sars-CoV-2 Pandemie.

Weil niemand weiß wann die nächste Pandemie anrollt und mit welcher Wucht sie über das Land geht ist eine gute Wappnung vor dem Überfall eines neuen, bis dahin unbekannten Virus, unabdingbar. Unvorbereitet könnte das Gesundheitssystem zusammenbrechen, die Ordnung des Gemeinwesens auseinandertriften und die Volkswirtschaft aus dem Ruder laufen. Einerseits müssen die Verantwortlichkeiten definiert werden, andererseits muss die Bevorratung von Medikamenten und Materialien organisiert sein.

U. Hildebrandt, *Aus Corona lernen,* https://doi.org/10.1007/978-3-662-63556-8_4

Die jetzige Pandemie hat frühzeitig gezeigt, dass die Bevorratung von Atemschutzmasken und Schutzanzügen völlig daneben ging. Es ist nichts vorhanden und im Land
wird nichts davon produziert. Die Beschaffung in der Not wird zu einem Wettlauf mit
der halben Welt. Das wird der Sars-CoV-2 Pandemie einen dicken Stempel aufdrücken.
Eine Erkenntnis ist bereits gereift. Masken und Schutzanzüge müssen im Land hergestellt werden. Das Feilschen um ein paar Cent weniger ist der Bedeutung der Vorhaltung nicht angemessen. Das Suchen nach geeigneten Produkten auf dem völlig
überhitzten Markt für Schutzmasken ist ein Lehrstück für die Zukunft.

Antivirale Medikamente können nicht bevorratet werden, weil ihre Wirkung auf ein
neues Virus unbekannt ist. Zidovudin (Retrovir) wurde anfänglich für eine bestimmte
Phase des Krankheitsverlaufes für sinnvoll gehalten. Später als wirkungslos und kost-
spielig erachtet. Vielleicht ist ein anderes antivirales Medikament effektiv. Vielleicht
kann es in einem früheren Stadium eingesetzt werden. Es wird mit Hochdruck daran
geforscht. Wer in Friedenszeiten forscht und Ideen entwickelt, der kann als Erster vom
Startblock springen, wenn der Anpfiff ertönt. Der Wettlauf um den ersten wirksamen,
in Großserie herstellbaren Impfstoff begann. Es bleibt zu wünschen, dass es einen
moralischen Sieger gibt. Einen Erfolgreichen, der alle teilhaben lässt.

Eine Institution, in diesem Fall die WHO, die Weltgesundheitsorganisation, muss den
Überblick über das weltweite Virusgeschehen haben. Sie muss erkennen, wo eine Epidemie ausbricht, wie sie sich entwickelt, wo sie im weiteren Verlauf auftreffen wird. Vor
allem muss sie sagen, was passiert, wenn niemand auf die Warnung reagiert. Die WHO
ist das Tsunami- Frühwarnsystem für alle Virusausbreitungen. Die Warnglocke der WHO
schlägt viermal an. Der erste Ton ist schwach und signalisiert die *Interpandemische
Phase*. Die ist harmlos, weil noch kein Virus in Sicht ist. Die Interpandemische Phase,
also die Zeit zwischen zwei Pandemien, darf keinesfalls tatenlos verstreichen. Die Zeit
muss für Vorbereitungen auf den Eventualfall einer neuen Pandemie genutzt werden. Die
Bevölkerung muss darauf sensibilisiert werden, dass bestimmte Gruppen von der jähr-
lichen Grippeimpfung Überlebensvorteile haben. Die Krankenhäuser, die Gesundheitsämter und die Akteure für die Aufrechterhaltung der kritischen Infrastruktur, müssen den
Alarmfall im Sandkasten durchspielen. Wie gut die Vorbereitung ist, zeigt sich später im
Alarmfall.

Der zweite Ton, laut, eindringlich, ist die *Alarmphase*. Die ersten Menschen
erkranken an einem neuen Virus, irgendwo in der Welt. Dieses Mal war es China. Dort
die Metropole Wuhan. Die Warnung geht an alle Staaten in der Welt: seid wachsam.
Sollte die Warnung unbegründet sein, dann sagen wir euch Bescheid. Den zweiten Warn-
ton hat die WHO halbherzig erklingen lassen. Wir fragen uns, ob China darauf gedrängt
hat. Will der chinesische Staat seine Macht beweisen, will er zeigen, dass er stark genug
ist, die ganze Welt vor einer Pandemie zu bewahren.? Die totale Abrieglung der 11 Mio.
Stadt Wuhan signalisiert eine solche Überlegung.

Der dritte Glockenton übertönt alles. Es ist *höchste Gefahr*. Die Pandemie ist ein-
getreten, wird bald jeden Winkel der Welt erreichen. Ihr müsst sofort eure nationalen,

regionalen und kommunalen Abwehrpläne scharfstellen. Das hat Deutschland gemacht und ist noch mittendrin.

Was sehen wir? Ziemlich sicher warnt die WHO zu spät. Ob China gebremst hat, weil es sein Gesicht nicht verlieren will, wird irgendwann ans Licht kommen. In Europa trifft es Italien zuerst. Genau gesagt das Industriegebiet in Norditalien. Italiens Tragik ist unser Glück. Das betonen die Virologen ständig. Wir haben zwei Wochen Vorsprung, um uns auf den Überfall des Virus vorzubereiten. Die zwei Wochen werden dafür genutzt, die Notfallpläne in Aktion zu setzen. Die Bevölkerung muss den Ernst der Lage erkennen. Die erste Pressekonferenz mit Vertretern aus Politik, Wissenschaft und der obersten Gesundheitsbehörde schlägt ein wie eine Bombe. Sie trifft ins tiefste Mark. Das muss man sich noch einmal vor Augen halten. Das Leben, die Wirtschaft, die beruflichen und privaten Aktivitäten, alles wird in voller Fahrt abgebremst. So, als hätte jemand dem Radfahrer einen Knüppel in die Speichen geworfen. Der fliegt vom Rad und kämpft mit den Folgen. Genauso geht es uns.

Wenn wir schlecht vorbereitet sind, dann ist das Krankenhaus nicht aufnahmebereit. Es hat keine Kapazitäten, kein trainiertes Personal und auch kein Material. Nicht nur für diesen einen Radfahrer, sondern für eine ganze Radfahrer Truppe. Die Truppe der verunfallten Radfahrer, in diesem Fall der Virusinfizierten, wird größer und größer.

Der Bundesgesundheitsminister reagiert und schafft Kapazitäten in den Krankenhäusern. Dem Virus wird Vorrang eingeräumt. Wenig dringliche Behandlungen werden verschoben. Und siehe da. Es sind viele, sehr viele Behandlungen die warten können. Die Skeptiker des Gesundheitssystems fühlen sich bestätigt. Dass sich nämlich die vielen Krankenhäuser die Notwendigkeit für eine stationäre Behandlung selbst begründen. Jetzt in der Sondersituation zeigt sich das wahre Gesicht der Krankenhäuser.

Die Kritiker erwidern, dass notwendige Krankenhausbehandlungen aus Angst vor dem Virus nicht stattfinden. Krebspatienten würden nicht behandelt. Patienten sterben außerhalb des Krankenhauses an ihrem Herzinfarkt, weil sie nicht aufgenommen werden. Schlaganfälle werden nicht erkannt und schreiten fort. Das ist kaum zu glauben, weil die Ärzte das nicht zulassen.

Die Krankenhäuser, genau genommen die kaufmännischen Geschäftsführer und die Besitzer der Krankenhäuser lamentieren. Wir verdienen kein Geld. Zählt das, wenn es darum geht eine Pandemie abzuwehren und Menschenleben zu retten? Daseinsvorsorge war einmal, lange vor unserer Zeit. Weil die Krankenhäuser Teil der Gesundheitswirtschaft sind, die Betonung liegt auf Wirtschaft, treten die Lobbyisten gegen die Tür des BMG. Das Bundeskabinett tagt, entscheidet und gewährt ihnen Hilfen. 50 000 € für die Bereitstellung eines Beatmungsplatzes auf der Intensivstation. 560 € täglich für die Bereithaltung eines Bettes für einen möglichen Covid-19 Patienten. So funktioniert die Gesundheitswirtschaft. Man lässt Betten leer dastehen und verdient damit Geld. Die Cleveren wissen, wie das am besten funktioniert. Toll, in dieser Zeit ein Krankenhaus zu besitzen.

Über verunfallte Radfahrer wissen die Krankenhäuser gut Bescheid. Von dem neuen Virus wissen sie wenig. Sie setzen auf bekanntes Wissen und erprobte Maßnahmen.

Mehr können sie nicht tun. Sie tauschen ihre Erfahrungen mit anderen Ärzten aus. Die chinesischen Ärzte geben ihre Erfahrungen weiter und helfen damit den Kollegen in anderen Ländern. Die Wissenschaft aktiviert sich selbst. Aus innerem Antrieb, aus gesundem und aus krankhaftem Ehrgeiz. Egal wie, das Ergebnis zählt. Am Ende zählt ausschließlich die geprüfte Erkenntnis.

Mosaikstein fügt sich zu Mosaikstein. Bis schließlich ein vorläufiges Bild des neuen Virus erkennbar ist. Es hat einen Namen, Sars-CoV-2. Sein Geburtsort ist ziemlich sicher. Er liegt in China. Seine Verwandten sind es auch, es sind Corona Viren. Aber es birgt noch ein paar Geheimnisse. Wie verbreitet es sich? Schont es Kinder? Welche Eintrittspforten in den menschlichen Organismus bevorzugt es? Studien über Studien bringen Klarheit. Ein Mosaikstein fügt sich an den nächsten. Weil die Zahlen klein sind und weil die Annahmen unbewiesen und vage sind. Die Statistik ist nicht Statistik, sondern nur Zahlenwerk. Die Zahlen kann man so oder so rechnen. Und auch so oder anders interpretieren. Auf Fragen, die wir noch gar nicht gestellt haben, werden wir irgendwann Antworten erhalten.

Die Vollbremsung des Lebens muss begründet werden. Und sie muss gerechtfertigt sein. Für die Rechtfertigung gibt es Gesetze. Die müssen allerdings erklärt werden. Die Regierung tut das nach Kräften. Nicht nur einmal, sondern wieder und wieder. Weil sie weiß, dass sie nicht jeden erreicht und nicht jeder erreicht werden will. Auch das ist Wahrheit.

Abstand halten! Das muss ständig wiederholt werden, es muss sich einprägen. Das Abstandhalten muss wie von selbst gehen, wie autonomes Gehen und instinktives Ausweichen. In den ersten Wochen des Schocks geht das wirklich wie von selbst. Weil die Regierung den richtigen Ton trifft, weil sie überzeugt. Den Oppositionellen gehen die Argumente aus. Die Feiglinge, Besserwisser, Umstürzler und Krawallmacher flüchten in die Anonymität der asozialen Medien und verbreiten dort ihr Unwissen und ihren Unsinn.

Wir lernen wer in der Krise das Sagen hat. Dabei trennen wir Gesundheits- von Wirtschaftskompetenz. In Gesundheitsangelegenheiten haben die Länder das Sagen. Weil die Gesundheit Ländersache ist. Tatsächlich unterscheiden sich die getroffenen Maßnahmen in Mecklenburg-Vorpommern von denen in Bayern. Woran das liegen kann? An der Meeresluft in Norddeutschland und dem Alpenklima in Bayern. Eine überzeugendere Antwort gibt es nicht.

Es ist unüberhörbar wie die Länderchefs die regionalen Besonderheiten betonen. Weil sie das Regionale hervorheben, verunsichern sie die ganze Republik. An dieser Stelle hat die Pandemie den Praxistest haushoch verloren. Zu Beginn der Pandemie kann die Kanzlerin die Horde der Landesfürsten noch zusammenhalten. Weil die Infektionsraten steil ansteigen, ist in den Bundesländern die Angst vor dem Ungewissen gleich groß. Jeder sieht täglich auf die Reproduktionszahl. Die Zauberformel lautet, R muss unter eins sein. Dann steckt ein Infizierter nur einen Gesunden an. Die Länderchefs sitzen am Roulette Tisch und warten auf das R ihres Landes. Wer das niedrigste R hat, setzt als Erster. Mal setzt Rot, mal setzt Schwarz. Die Zockerei der Bundesländer ist voll im Gang und verunsichert ihre Bürger. Wer darf als erster ins Möbelhaus, wer in den Baumarkt, wer in den Biergarten? Wer darf an die Küste und wer nicht?

In der Benotung des Pandemie Praxistestes verdient der Umgang mit der Gesichtsmaske eine glatte sechs. Es geht los mit der ersten Einschätzung des RKI: die Gesichtsmaske schützt kaum. Das RKI hätte sagen sollen, wir empfehlen die Masken nicht, weil es in Deutschland keine gibt. Das wäre irgendwie noch verständlich. Als die Bürger anfangen, sich selbst welche zu nähen und der Starvirologe eine Bastelanleitung ins Netz stellt, kann auch das RKI nicht nein sagen. Das Tragen einer einfachen Gesichtsmaske schützt das Gegenüber, nicht einen selbst. Das ist schon mal der halbe Schutz. Als die Diskussion in vollem Gange ist, die Infektionszahlen ansteigen und Masken käuflich erworben werden können, ist das RKI voll dafür. Zur Erklärung zieht es ein Argument aus der Schublade, das in Asien gang und gäbe ist. Die Maske dient dem respektvollen Umgang miteinander. Wenn alle die Maske tragen, dann ist der Austausch von Viren für alle am geringsten. Der Respekt ist kostenlos. Er muss nur täglich ausgeübt werden.

Mit dem Ausüben kommen viele nicht zurecht. Ganz viele widerstreben. Und machen sich dabei ihre eigenen Gesetze. Ihre Freiheit sei eingeschränkt. Mit der Freiheit, die sie sich selbst geben, beschneiden sie den Anderen das Recht auf Unversehrtheit. Sie schleudern Viren herum und treffen unbeteiligte Schutzlose. Nicht aus Gedankenlosigkeit, nicht aus Unwissen, sondern bewusst gleichgültig. Besonders krude Subjekte drohen und prahlen mit ihrer Ansteckung.

Das Minimum an Maßnahmen, die jeder einhalten kann und muss, ist ein Dreiklang aus Einsicht, Vernunft und Respekt: Abstand halten, Maske tragen, Hände waschen. Die ganze Republik muss das realisieren. Schwer ist es nicht. Aber fortwährend erinnerungsbedürftig.

Zurück zu den Zuständigkeiten von Bund und Ländern. Wenn die Politiker ihre Übereinstimmung betonen wollen, dann treten sie gemeinsam vor die Medien und sagen, dass sie das Gleiche denken und das Gleiche wollen. Am Tag danach, wenn analysiert ist, was sie nicht gesagt haben, kommen die Unterschiede heraus. Jeder macht doch wieder etwas anders. Wenn es auch nur eine Nuance ist. Genau diese Nuancen sind es, die den Bürger verunsichern. Warum dürfen die Leute im Bundesland nebenan, was wir nicht dürfen? Warum müssen in den Lebensmittelgeschäften die Kunden eine Maske tragen, aber die Angestellten nicht? Wo bleibt die Logik, wenn der Kunde Abgepacktes mit Maske einkauft, aber der Angestellte hinter der Theke offene Ware ohne Maske hantiert? Was nützt die Maskenpflicht, wenn die Einhaltung nicht kontrolliert und geahndet wird. Wir wissen längst, dass begründete Maßnahmen gern unbegründet missachtet werden.

Die Sars-CoV-2 Pandemie trifft uns an zwei Flanken hart. An der Gesundheits- und an der Wirtschaftsflanke. Ohne gesund zu überleben, können wir die Wirtschaft nicht verteidigen. Erst das Eine, die Gesundheit, dann das Andere die Wirtschaft, geht auch nicht. Bis wir alle gesund sind, ist die Wirtschaft sterbenskrank. Um die Gesundheit zu sichern, müssen Finanzmittel eingesetzt werden, die vor der Pandemie nicht auf dem Zettel standen. Der Zettel, auf dem das steht, ist der Pandemieplan. Der Zettel ist nicht nur eine

Arbeitsanleitung für Notfälle, er ist auch ein Scheckbuch. Die Gesundheitsschecks, stellt der zuständige Minister aus. Per Gesetz wird seine Kompetenz erweitert, dann geht er auf Einkaufstour. Anders kann man die Herbeischaffung von medizinischen Masken und Schutzanzügen nicht bezeichnen. Bevor er den Markt betritt, sind die Geschäftemacher schon da. Auch wenn das Wort verpönt ist, es ist wirklich Krieg. Die begehrte Beute, das sind die Masken und die Plastikanzüge für Krankenhäuser und andere Institutionen. Wie im Krieg üblich, steht die Moral hinten an und das Geschäft blüht. Vom Gesundheitsminister wird erwartet, dass er sich auf dem Jahrmarkt für Masken und Schutzanzüge trittsicher bewegt. Er soll Ware von Täuschung unterscheiden. Das kann unmöglich seine Kernkompetenz sein. Es gelingt ihm weitgehend. Egal ob Pyrrhussieg oder nicht.

Die Kapitulation der ambulanten medizinischen Versorgung

5

Die Kassenärztlichen Vereinigungen (KVen) betonen unablässig ihre alleinige Kompetenz für die ambulante Gesundheitsversorgung der Bevölkerung. Der Sicherstellungsauftrag ist in §72 des Fünften Buches Sozialgesetzbuch verbürgt. An das Privileg sind Verpflichtungen gebunden. In der Not der Pandemie zeigt sich das wahre Gesicht der KVen. Vor allem ihre Unfähigkeit die Pflichten zu erfüllen. Sie agieren hilflos und ohne Plan. Trotz Empfehlungen der Bundesärztekammer ist nichts bevorratet. Keine Masken, keine Schutzanzüge, keine ausreichende Menge an Desinfektionsmitteln. Weil potentiell infizierte Patienten das Personal der Arztpraxen und deren Standardpatienten anstecken könnten, wird ihnen der Zugang in die Praxen verwehrt. Wer Grippe ähnliche Symptome aufweist darf nicht in die Praxis. Fieber, Atembeschwerden und Kratzen im Hals sind Hinderungsgründe. Die Hilfesuchenden werden an die Krankenhäuser oder Gesundheitsämter verwiesen. Das sehen viele Kassenärzte anders und greifen zur Selbstorganisation. Sie richten ihre Arztpraxen um. Teilen die Sprechzeiten neu ein. Rüsten sich für Infektionspatienten und beschaffen sich Schutzmasken, Schutzanzüge und Desinfektionsmittel. Die Funktionäre der KVen machen das, was sie am besten können. Neue Abrechnungsziffern für Hygienemaßnahmen in der Pandemie zu ergattern.

Nicht nur beim Neujahrsempfang, bei jeder anderen Gelegenheit auch, betonen die Kassenärztlichen Vereinigungen ihren Sicherstellungsauftrag. Nach §72 des Fünften Buches Sozialgesetzbuch obliegt ihnen die ambulante Gesundheitsversorgung der Bevölkerung. Darauf legen sie Wert. Nicht weil sie es verdienen, sondern weil sie damit verdienen. Den Anspruch zur alleinigen ambulanten Behandlung verteidigen sie seit Jahren gegenüber den Krankenhäusern. Weil die ihnen angeblich die ambulanten Patienten wegnehmen wollen. Dabei übersehen sie geflissentlich, dass ohne die Ambulanztätigkeit der Krankenhäuser ihr Sicherstellungsauftrag längst gescheitert wäre.

In der Not zeigt sich das wahre Gesicht. Auch das der ambulanten medizinischen Behandlung. Von den 100 000 Arztpraxen in Deutschland sind die wenigsten beim

U. Hildebrandt, *Aus Corona lernen,* https://doi.org/10.1007/978-3-662-63556-8_5

Ausbruch der Pandemie gefragt. In erster Linie sind es die 27 000 allgemeinärztlichen und die 11 000 internistischen Praxen. Aber nicht jeder internistisch tätige Arzt ist bei einer Infektionserkrankung der Richtige. Bestimmt nicht der Kardiologe, auch nicht der Rheumatologe, sicher nicht der Gastroenterologe und schon gar nicht der Onkologe. Der potentiell virusinfizierte Patient sollte schon wissen, dass eine internistische Arztpraxis mit hausärztlicher Versorgung die richtige Adresse ist. Zusätzlich kommen die 3000 HNO-ärztlichen und die 4000 kinderärztlichen Praxen infrage.

Weit mehr als die Hälfte der Arztpraxen befassen sich mit Krankheiten, die keinen Bezug zum Virus und zur Pandemie haben. Bei Fieber, Schnupfen, Husten, Halsschmerzen oder gestörtem Geruchsempfinden sind der Gynäkologe, der Urologe und der Orthopäde vollkommen außen vor. Für andere Fachärzte, zum Beispiel für Hautärzte und Neurologen, trifft das ebenfalls zu.

Mit den Influenzaviren können die Allgemeinärzte gut umgehen. Die saisonale Grippewelle ist quasi eine medizinische Wehrübung. Sie findet jährlich statt. Das Rüstzeug ist der neu komponierte Grippeimpfstoff. Ob er immer hilft ist auch eine Frage des Zufalls. Denn das saisonal dominante Virus bestimmt die Erfolgsquote der Impfung. Ist es im Impfstoff enthalten dann haben die Geimpften einen Vorteil. Wenn das Virus harmlos ist, dann reichen einfache unterstützende Maßnahmen. In der Saison 2017/2018 war das Virus aggressiv und hat seine Spuren hinterlassen. 25 000 Grippetote waren zu beklagen.

Für die turnusmäßige Grippesaison ist üblicherweise vorgesorgt. Viel brauchen die Arztpraxen nicht. Es reichen Desinfektionsmittel und einfacher Mundschutz. So, wie er in den Krankenhäusern üblich ist. Am allerwenigsten werden Schutzanzüge benötigt. Wer es genau wissen will, liest die Vorsorgeempfehlungen der Bundesärztekammer. Weil eine Empfehlung keine Handlungsanweisung ist, wird kaum eine Praxis bevorraten, was in der Empfehlung drinsteht. Das wäre nämlich viel mehr, als üblicherweise vorhanden ist. Die Tatsache, dass nichts bevorratet wurde ist Teil der aktuellen Misere.

Die Empfehlung der Bundesärztekammer lautet lapidar: Es sollte Material für 100 bis 1600 zusätzliche Konsultationen bevorratet werden. Es sollten bevorratet werden:

Einfacher Mund-Nasen-Schutz: Eine Maske/Patient. Atemschutzmasken FFP2, (filtering face piece Klasse 2) für das medizinische Personal. Mindestens eine Maske/ Person. Pro Tag und Schicht. Schutzkittel für das medizinische Personal. Mindestens ein Schutzkittel pro Mitarbeiter und Tag und Schicht. Antivirale Medikamente für das medizinische Personal: Täglich eine Kapsel Tamiflu 75 mg pro Person. Zusätzlich Händedesinfektionsmittel, Flächen- und Instrumentendesinfektionsmittel.

Die Empfehlung endet mit einer windelweichen Schlussbemerkung: „Eine rechtliche Verpflichtung zur vorbeugenden Bevorratung der genannten Hygiene- und Arbeitsschutzartikel besteht nach den geltenden Regelungen des Arbeitsschutzgesetzes (ArbschG) und der Biostoffverordnung grundsätzlich nicht." Das sagt alles. Die Bundesärztekammer gibt vollmundig eine Empfehlung ab, sagt aber gleich dazu, dass keine Verpflichtung besteht. Für die Patienten ist die Botschaft eindeutig. Die Daseinsvorsorge wird nur vorgetäuscht. Wenn es schiefgeht sind wie immer die Anderen Schuld. Im Pandemiefall sind es die Behörden, jedoch nicht die ärztlichen Funktionäre. Die melden sich in unaufgeregten Zeiten wieder zu Wort. Um dann wieder vehement auf die Selbstverwaltung im Gesundheitswesen zu pochen. [1]

In dieser Saison ist alles anders. Die Bedrohung durch das neue Virus, Sars-CoV-2, ist immens. Es macht vor nichts Halt. Es gefährdet die Arztpraxen, die Ärzte und ihr Personal. Auch die Standardpatienten, die wegen anderer Erkrankungen in Behandlung sind. Die Spur der Toten von Wuhan und Bergamo erschreckt die kassenärztlichen Funktionäre bis ins Mark. Das Virus darf keineswegs in ihre Arztpraxen eindringen. Das muss verhindert werden. Deshalb darf kein Patient die Praxis betreten, wenn er Fieber hat.

Moment mal, ist Fieber nicht ein klassischer Grund zum Arzt zu gehen? Früher vielleicht, jetzt in der Krise nicht. Kratzen im Hals ist ein Hinderungsgrund und wer Atemnot hat, darf auch nicht zum Kassenarzt. Wirklich nicht? Passt Atemnot nicht zu Herzbeschwerden, vielleicht sogar zu einem Herzinfarkt. Nein, es ist das neue Virus! In der Praxis anrufen ist das Gebot der Stunde. Das muss sein. Die Arztpraxen müssen doch wissen wen sie reinlassen können. Die Patienten können das Telefon nutzen. Es gibt doch diese tolle Telefonnummer: 116 117. Die Nummer kennt man sicher aus der Werbung. Wir Ärzte weisen euch dann den Weg. Wohin? Doch wohl nicht in das verteufelte Krankenhaus, oder? Leider doch.

Weil die Arztpraxen nicht gegen das neue Virus gerüstet sind, machen sie dicht. Die Kassenarztfunktionäre rufen laut nach Atemschutzmasken und Schutzanzügen. Es sind keine da und niemand gibt ihnen welche. Auf die Idee, selbst Vorsorge zu treffen, kommen sie nicht. Nicht gestern, nicht heute und bestimmt auch nicht morgen. Wer soll sie ihnen geben? Die Landesregierung, der Landkreis oder das Gesundheitsamt? Sich durch diesen Komplex durchzuarbeiten, ist Schwerstarbeit, weil jedes Bundesland einen eigenen Landespandemieplan hat. Der ist auf dem Papier gut zu lesen. Aber im Pandemiefall schwer zu bewerkstelligen. Also macht man die Praxis besser zu und schützt sich, das Personal und die gesunden Patienten. Und die vermeintlich Infizierten? Die gehen ins Krankenhaus, weil dort alles vorhanden ist. So der Plan der kassenärztlichen Funktionäre.

Den machen nicht alle Kassenärzte mit, weil sie Verantwortung übernehmen. Weil sie ein anderes Verständnis von Daseinsvorsorge haben. Weil sie für Patienten in der Not da sind. So verstehen sie ihren Beruf. Sie greifen zur Selbstorganisation, teilen die Sprechzeiten der Praxis auf. Eine Hälfte des Tages für die Routine, eine Hälfte für den Notfall. Für Fieber, Kratzen im Hals, Atemnot. Für das Unbekannte. Sie besorgen sich Desinfektionsmittel, Masken und Schutzausrüstungen. Sie kennen die Gefahren des unbekannten Virus nicht besser als alle anderen Ärzte. Aber sie tun etwas, sie ducken sich nicht weg. Wer räumlich kann, der weist getrennte Wege aus. Schützt so die Gefährdeten und sorgt sich um die potentiell Infizierten. Ein Hausarzt wird bekannt, weil er sich einen Container aufstellen lässt und darin seine Infektionsambulanz einrichtet. Alles Eigeninitiative, keine Funktionärstat. Die ambulante Medizin funktioniert im Kleinen, aber sie versagt im großen Ganzen.

Weil jedes Bundesland in der Pandemiephase seinen eigenen Weg geht, wundert es nicht, dass die unterschiedlichen kassenärztlichen Vereinigungen ebenfalls unterschiedliche Wege gehen. In Berlin hat die KV, mit einiger Verzögerung, spezielle Covid-19 Praxen ausgewiesen. Hier sind potentiell infizierte Patienten willkommen. Zunächst telefonisch und wenn es nicht ganz so dringend ist, auch mit einer online Terminvereinbarung. Das Angebot ist übersichtlich. 20 Praxen sind benannt. Typisch für Berlin ist etwas darunter was aus dem Rahmen fällt. In einer der Covid-19 Arztpraxen ist der Virusspezialist nebenbei noch als Komponist und Sänger tätig. Er arbeitet für Rock und Pop Produktionen in der Film- und Fernsehbranche. Berlin eben. [2]

Aber auch das ist Berlin. In 20 Berliner Arztpraxen besteht Maskenverbot. Ein Skandal. Die Praxisinhaber verbieten den Patienten und ihrem Personal das Tragen der Alltagsmaske. Weitere einhundert Berliner Arztpraxen sollen sich gegenüber den verpflichtenden Verhaltensregeln für medizinische Einrichtungen auffällig verhalten. Auffällig kontraproduktiv die Ärzte. Ganz unauffällig das Verhalten der Kassenärztlichen Vereinigung Berlin. Nämlich reaktionslos.

Zu Beginn der Pandemie ist das Bild der Kassenärztlichen Vereinigungen, KVen, jämmerlich. Es ist ein Bild der Hilflosigkeit, der Flucht und des Rückzugs aus der Verantwortung. Der Schutz der ärztlichen Praxen und ihrer Mitarbeiter genießt erste Priorität. Für die Minimalleistung „Fiebermessen" erwirken die KV Lobbyisten auch noch Sonderentgelte vom Gesundheitsminister. [3]

Ein Hauch von Restverantwortung wird immerhin noch den angestammten Patienten entgegengebracht. Aber nur, solange sie keine Symptome der neuen Pandemie zeigen. Wenn sich Atemnot, Fieber oder andere Virus verdächtige Symptome bei den Stammpatienten einstellen, dann werden diese an die Gesundheitsämter oder an die Krankenhäuser verwiesen. Bevor sie die Praxis betreten dürfen. Ganz so, als sei das mit den genannten Institutionen verabredet. Nichts ist verabredet. Schon deshalb nicht, weil das neue Virus das Gesundheitssystem als Ganzes überrennt. Sowohl die Kassenärzte, als auch die Krankenhäuser und die Gesundheitsämter trifft der Virusüberfall gleichzeitig und gleichermaßen unvorbereitet. Während sich die Krankenhäuser der neuen Herausforderung stellen, machen die Kassenärzte das, was ihnen in der Zeit vor dem Virus gegen den Strich ging. Sie schicken die Patienten weiter ohne einen Cent an ihnen verdient zu haben.

Nicht am Virus zu verdienen, das wollen die kassenärztlichen Funktionäre dann doch nicht hinnehmen. Also baggern sie an neuen Abrechnungsziffern, die den Einnahmeverlust in der Krise kompensieren. Am Ende kommt eine Ziffer für besondere Hygienemaßnahmen raus. Die kann bei jedem Privatversicherten abgerechnet werden. Bei jedem Praxisbesuch ganze 15 € zusätzlich für Hygienesondermaßnahmen. In jeder Arzt- und Zahnarztpraxis, egal welcher Fachrichtung. Wohlgemerkt bei Patienten, die nicht vom Virus infiziert sind und auch nichts von den besonderen Hygienemaßnahmen verspüren.

Nach Wochen des Rückzugs aus der Bekämpfung des Virusgeschehens, schalten die KVen eine Anzeigenkampagne. Darin wollen sie glaubhaft machen, dass 100 000 Arztpraxen in Deutschland die Corona Pandemie bekämpfen.

Während die KVen bremsen, arbeiten die Wissenschaftler im Land auf Hochtouren. Dank intakter wissenschaftlicher Verbindungen mit chinesischen Forschern kann das Deutsche Zentrum für Infektionsforschung, DZIF, einen frühen Erfolg melden. Am 23. Januar 2020 veröffentlicht das DZIF die Nachweismethode des neuen Virus. Über die Schiene der WHO, wird die Methodik des Testes den Gesundheitseinrichtungen in der ganzen Welt zugänglich gemacht. [4]

Erst durch die Etablierung des Nachweistestes, können Virusträger identifiziert werden. Das ist der Startschuss für die Gesundheitsämter. Der eindeutige Nachweis des Infektionsgeschehens setzt sie in Aktion, rüttelt sie unvermittelt aus ihrem Dornrösschen Schlaf.

Literatur

1. https://www.bundesaerztekammer.de/fileadmin/user_upload/downloads/Risikomanagement_in_Arztpraxen.pdf
2. http://praxis-ilker-aydin.de
3. https://www.bundesgesundheitsministerium.de/presse/pressemitteilungen/2020/1-quartal/corona-gesetzespaket-im-bundesrat.html
4. https://www.eurosurveillance.org/content/ https://doi.org/10.2807/1560-7917.ES.2020.25.3.2000045

Gesundheitsämter im Dornröschenschlaf

In ruhigen Zeiten nehmen wir von der Arbeit der Gesundheitsämter keine Notiz. Dabei ist ihr Aufgabenkatalog immens. Ca. 60 Positionen stehen in ihrem Pflichtenheft. Die Ämter werden jäh aus dem Tiefschlaf gerissen. Mit dem Fortschreiten der Pandemie wird die Bedeutung der fast 400 Ämter auch dem Letzten bekannt. Die Einhaltung des Infektionsschutzgesetzes und die Nachverfolgung von Kontaktpersonen bestätigter Covid-19 Fälle gehören zu ihren neuen Hauptaufgaben. Besondere Aufmerksamkeit erweckt der erste Hot Spot der Pandemiewelle, der Kreis Heinsberg. Dort arbeitet der engagierte Landrat beispielhaft mit dem zuständigen Gesundheitsamt zusammen. Ihre Erfahrungen haben Modellcharakter für die übrigen Ämter. Vor allem zeigt sich, dass alles erlernt werden muss. Die Identifizierung der Infizierten, das Aufspüren der Kontaktpersonen und die Anordnung und Überwachung der Quarantänemaßnahmen. Es muss gelingen, obwohl zu wenig Personal da ist. Räumlichkeiten und Kommunikationsmittel fehlen ebenso. Telefone, Computer, Software, alles muss beschafft und installiert werden. Von der Digitalisierung ganz zu schweigen. Aus dem Nichts und mit nichts muss die Herausforderung gelingen.

Seien wir ehrlich. Von den Gesundheitsämtern, ihren Aufgaben, ihrer Funktion, ist kaum etwas bekannt. Es sei denn man arbeitet selbst in einem Gesundheitsamt. Dabei ist allein schon die Bezeichnung „Gesundheitsamt" positiv behaftet. Man erwartet nichts Böses. Es sei denn, es tritt eine Pandemie ein und man wird positiv getestet. Dann spürt man die Macht des in ruhigen Zeiten harmlosen Gesundheitsamtes. Man wird weggesperrt, vierzehn Tage lang. In der eigenen Wohnung. Eventuell noch mit einem eilig errichteten Metallzaun um den ganzen Wohnblock herum und mit Wachpersonal auf der anderen Seite des Zaunes. So stellt sich niemand ein Gesundheitsamt vor.

In ruhigen Zeiten geht die Arbeit des Gesundheitsamtes geräuschlos vonstatten. Dabei ist sein Aufgabenkatalog immens. Die Liste der Einrichtungen, die das Gesundheitsamt mit behördlichem Blick auf die Hygiene kontrolliert, ist schwindelerregend lang. An die

U. Hildebrandt, *Aus Corona lernen,* https://doi.org/10.1007/978-3-662-63556-8_6

60 Positionen. Um einen Eindruck von der Aufgabenbreite zu bekommen, sind einige Beispiele willkürlich herausgegriffen: die Hygienekontrolle von Altenheimen, Nagelstudios, Schulen, Gaststätten, Campingplätzen und Friedhöfen. Und die Durchführung der Schuleingangsuntersuchungen. Das ist nicht zu schaffen. Weil das Pensum nicht zu schaffen ist, kapitulieren die Mitarbeiter der Gesundheitsämter bereits vor dem Entschluss, dort tätig zu sein. Das dürfte die Höhe der unbesetzten Stellen erklären. Dann wäre da noch die Bezahlung. Die Vergütung der angestellten, oder sind es beamtete Ärzte, sei niedriger als im Krankenhaus. Bei dem immensen Aufgabenkatalog ist das schlecht vorstellbar. Oder doch angemessen? Eventuelle Jobsucher sollten wissen, dass die Arbeitszeit im Gesundheitsamt von 9 bis 17.00 Uhr geht. Zumindest in ruhigen Zeiten. Im Krankenhaus wird rund um die Uhr gearbeitet. Auch am Wochenende und an den Feiertagen.

In einigen der fast 400 Gesundheitsämter sind die ruhigen Zeiten vorbei. Welche das sind und was der Auslöser ist, berichten die Medien. Genannt werden legale und illegale Großveranstaltungen in geschlossenen Räumen, soziale Brennpunkte, prekäre Wohn- und Lebenssituationen und spezielle Arbeitsbedingungen in Schlachtbetrieben. Die Einhaltung des Infektionsschutzgesetzes und die Nachverfolgung von Kontaktpersonen bestätigter Covid-19 Fälle, sind derzeit die Hauptaufgaben der Gesundheitsämter. Einige stehen extrem unter Druck, andere gehen ihrer gewohnten Routinetätigkeit nach.

Besondere Aufmerksamkeit erfährt der Kreis Heinsberg. Der westlichste Landkreis Deutschlands, nahe Aachen. Niemand kennt ihn, zwei Dinge machen ihn bekannt. Erstens die Folgen einer, im Nachhinein, unzeitgemäßen Karnevalsveranstaltung und zweitens die ungewöhnlich engagierte und erfolgreiche Handlungsweise des zuständigen Landrates. Dann wäre da noch drittens. Die Blitzanalyse des Virologen der Universitätsklinik Bonn zum Infektionsgeschehen im Kreis Heinsberg. Genauer gesagt, die mediale Nachbearbeitung seiner Ergebnisdaten.

Nach einer kurzen Corona Episode in Bayern, ist Heinsberg, seit Aschermittwoch 2020, der Inbegriff des spontan und professionell gemanagten Virusausbruches. Ohne das Vorhandensein von Schutzausrüstungen, aber mit unermüdlichem Einsatz und großer Improvisationsgabe managt der Landrat das Infektionsgeschehen. Er scheut sich nicht die Bundeswehr zu bitten ihm Masken und Schutzanzüge für das Krankenhaus zu liefern. Er wendet sich selbst an die chinesische Botschaft, fragt Masken an und bekommt sie. Für seinen Kreis trifft er Entscheidungen, die Wochen später in der ganzen Republik nachvollzogen werden. Er richtet einen Krisenstab ein, schließt Schulen und fährt das öffentliche Leben herunter. 250 000 Mitbürger im Kreis Heinsberg sind nicht mit den 11 Mio. in Wuhan gleichzusetzen. Aber hier wie dort symbolisieren die beiden Regionen die ersten Brennpunkte der Pandemie. Von den Ersten haben China und Deutschland gelernt.

Aus dem Dornrösschen Schlaf gerüttelt, finden sich die Gesundheitsämter im Zentrum des Virusgeschehens wieder. Mit einem Mal müssen sie ihre Funktionsfähigkeit unter Beweis stellen. Das Dahindümpeln hat ein plötzliches Ende. Weil niemand vorhersehen kann, wo der nächste Massenausbruch von Sars-CoV-2 erfolgt, ist die Anspannung unter den fast 400 Ämtern spürbar. In der Zwischenzeit lässt sich erahnen, welches Amt eher nicht mit dem Virusterror rechnen muss. Dünn besiedelte ländliche Regionen kommen anfangs kaum infrage. Es sei denn, es findet dort ein Festival oder ein sportliches Großereignis statt. Die sind allerdings auf absehbare Zeit untersagt. Städtische Ballungsgebiete, Mietskasernen und prekäre Wohngebiete sind für die Virusausbreitung prädestiniert. Generell jede Ansammlung von Gruppen, in denen die Abstandsregeln missachtet oder bewusst negiert werden. Das sind kaum die Geburtstagstafeln im Seniorenheim. Wohl eher die Alkohol getriggerten Spontanpartys in den Parkanlagen und vor den Getränkeläden. Eigentlich jede Zusammenkunft in der es eng zugeht. Jede Feier, jeder Barbesuch. Was im Sommer im Freien geht, hat in geschlossenen Räumen eine andere Gesetzmäßigkeit. Aerosole verflüchtigen sich im Freien. Im geschlossenen Raum umhüllen sie jeden.

Dass eine gut gemachte Aufklärung die Ansteckungsgefahr mindert ist logisch. Dass Aufklärung erst einmal ankommen und verstanden sein muss, ist daraus die Konsequenz. Mit Ankommen ist auch sprachliches Verständnis gemeint. Wenn deutsch nicht verstanden wird, muss die Botschaft von der Abstandsregel in der Sprache der Community verkündet und dem kulturellen Verständnis angepasst werden. Wessen Aufgabe das ist? Es ist die Aufgabe der Vertreter der Kulturen, die sich hier heimisch, integriert und verwurzelt fühlen. Von deren Bemühen man jedoch nichts hört und sieht. An der Schwelle zum Virus unterscheiden sich die Lippenbekenntnisse bei öffentlichen Anlässen von der Realität des Alltags. Von der Erwartung, in der Corona Krise mitzuarbeiten ist leider nichts spürbar.

Corona trifft die Gesundheitsämter unvermittelt. Dafür sind sie nicht gewappnet. Nicht personell und digital schon gar nicht. Das Wochenende zerreißt, heute wie schon vorher, den Arbeitsrhythmus der Ämter. Das muss das RKI leidvoll erfahren. Die montägliche, mediale Bekanntgabe der Infektionszahlen krankt an den fehlenden Übermittlungen der Gesundheitsämter. Am Wochenende machen die nichts. Also fehlen die vollständigen Zahlen am Wochenbeginn. Peinlich genug, greifen die abendlichen Hauptnachrichten auf die Zahlen der Johns-Hopkins-University zurück. Johns-Hopkins in Baltimore, USA, kennt die deutschen Infektionszahlen besser als das RKI in Berlin? Das ist nicht zu verstehen. Glauben wir doch, dass die Gesundheitsämter pflichtgemäß ihre Zahlen an die Bundesbehörde RKI liefern. Nicht alle, sagt das RKI. Egal, schlussfolgern die Fernsehmacher und nehmen nur noch die Johns-Hopkins Zahlen für die Berichterstattung.

Einerseits bekommen die Gesundheitsämter die Zahlen nicht zusammen. Andererseits realisieren sie auch, dass sie die Kontaktpersonen der nachweislich Infizierten nicht ausfindig machen können. Was tun sie? Sie rufen um Hilfe und fordern Unterstützung an. Die wird ihnen gewährt. Von vielen Seiten. Andere Behörden schichten Personal um, das RKI entsendet Medizinstudenten, die im Blitzverfahren auf die neue Situation trainiert wurden. Und die Bundeswehr stellt cleveres Personal ab. Corona geschuldet, aber dem Himmel sei Dank!

Die Aufgabe, die zu bewältigen ist, hängt von der Anzahl der positiv Getesteten ab. Ein einziger, nachweislich Sars-CoV-2 Infizierter kann 10 bis 50 Kontaktpersonen haben. Von denen muss jede ausfindig gemacht und befragt werden. Wer in weniger als 1,5 m Entfernung, 15 min lang Kontakt zu einem sicher Infizierten hatte, der muss in häusliche Quarantäne gehen. Das können viele werden. So lange es geht werden die Vielen telefonisch kontaktiert. Soweit sie erreichbar sind. Schließlich wird die schiere Menge der Infizierten so groß, dass eine Nachverfolgung der möglichen Kontakte nicht mehr machbar ist. Enttäuschte Gewissheit tritt ein. Die stille Kapitulation vieler Gesundheitsämter. Die weiße Fahne hissen geht nicht. Das Signal nach außen wäre katastrophal. Also wird weitergemacht.

Ein anderes Problem ist die Einhaltung der Quarantäne. Mit der Renitenz des Einzelnen müssen sich die Gesundheitsämter ebenfalls unnachgiebig auseinandersetzen. Wenn nötig mit Unterstützung des Ordnungsamtes oder der Polizei. Da ist viel zu tun und es braucht viele Leute. Und viel Hoffnung. Aber auch nüchterne Erkenntnis. Das ist alles nicht machbar.

Dank der unermüdlichen Informationsflut haben wir reichlich dazugelernt. Die Unterbrechung der Infektionskette ist der Schlüssel schlechthin um die Pandemie erfolgreich bekämpfen zu können. Wer ist dazu befugt, ermächtigt, beauftragt? Allein die Gesundheitsämter. Sind sie dafür ausgestattet? Leider nein. Die Übermittlung der Infektionszahlen per Fax oder Mail läuft schon nicht reibungslos. Der Digitalisierungsgrad der Gesundheitsämter ist auf dem Niveau der Schulen. Das sagt alles. Also wird händisch gearbeitet, so gut es geht. Mit viel Papier, vielen Telefonanrufen und Fax. Bis zum Rand der Verzweiflung. Kurz vor dem Zusammenbruch kann das Attribut systemrelevant zu sein auch nicht mehr trösten.

Not macht erfinderisch. Heinsberg ist dafür ein Paradebeispiel. Not macht auch freigiebig. Vorausgesetzt es ist Geld da. Weil die Gesundheitsämter viel davon brauchen, bekommen sie es. Für bessere Bezahlung, mehr Personal, wahrscheinlich auch für eine bessere Ausstattung. Auf jeden Fall für die Digitalisierung. Als Mitarbeiter eines Gesundheitsamtes kann man laut heraus sagen: Corona sei Dank, bei uns tut sich was.

Weil die Regierung ihre Maßnahmen werbewirksam mit griffigen Bezeichnungen garniert, ruft sie den „Pakt für den öffentlichen Gesundheitsdienst" aus. Neben dem digitalen Sprung voraus sollen neue unbefristete Stellen geschaffen werden. Von den geplanten 5000 Stellen sollen Ende 2021 schon 1500 in Funktion sein. Damit sich jemand dafür begeistern kann, soll die Arbeit im öffentlichen Gesundheitsdienst attraktiv gemacht werden. Bund und Länder wollen dafür vier Milliarden Euro bereitstellen. 2026 soll das Ziel erreicht sein.

Es bleibt zu hoffen, dass die Gelder, die in der Not bewilligt werden, an der richtigen Stelle wirksam werden. Es ist zu befürchten, ja zu erwarten, dass das nicht der Fall sein wird. Die Masse der Gesundheitsämter ist jetzt schon Profiteur der Corona Pandemie. Ganz einfach deshalb, weil im Sog der echt bedrängten und im Höchstmaß geforderten Ämter, die kaum beteiligten übrigen mitgezogen werden. Über ganz viele, passiv verharrende Gesundheitsämter, wird ein warmer Regen niedergehen. Der wird Stellen bringen, neue Kaffeemaschinen, Raumbelüfter und andere Annehmlichkeiten. Die Räume werden gespickt sein mit Computern und Telefonanlagen. An der Sauberkeit der Schultoiletten wird sich auch in Zukunft nichts ändern.

Der Sommer 2020 hat den Gesundheitsämtern eine Ruhepause gegönnt. Der Oktober hat ihnen einen Ansturm positiv Getesteter bereitet. Der November hat sie verzweifeln lassen, weil sie funktionslos wurden. Sie kapitulierten vor den Infektionszahlen. Der Dezember hat ihnen den letzten Funken Hoffnung genommen. Die Masse der positiv Getesteten hat sie gelähmt. Der Versuch mit einem Lockdown light ihre Funktionsfähigkeit wieder herzustellen misslang. Deshalb musste wieder die volle Wucht des Lock- und Shutdowns her. Die Abbremsung aus voller Fahrt, kurz vor Weihnachten. Alles zu. Kein Glühwein, kein Kaufrausch, keine Schnäppchenjagd. Kein nutzloses Geldausgeben, keine unsinnigen Geschenke, keine peinlichen Weihnachtsfeiern. Nichts was man hinterher bereuen müsste. Ist das nichts? Doch es tat richtig gut. Nur den Gesundheitsämtern half das nicht. Kein Land in Sicht, keine Möglichkeit in das Infektionsgeschehen einzugreifen. Die Zahlen blieben unverändert hoch. Es war zu spät.

Die Bedeutung der Gesundheitsämter ist in der Pandemie schlagartig öffentlich geworden. Das trifft für ihre Arbeit in der aktuellen Pandemiebekämpfung zu. Aber nur dafür. Die öffentliche Wertschätzung für ihre übrigen Aufgaben müssen sich die Ämter selbst erarbeiten. Jedes für sich, jedes in seinem Zuständigkeitsbereich. Dafür müssen die Ämter, ihre Aktivitäten auf die neue Realität der Wahrnehmbarkeit einstellen. Nicht nur digital, sondern real. Der Bürger muss auf Dauer wahrnehmen können, dass die Gesundheitsämter seine Welt vom Schmutz der Nachlässigkeit und der Missachtung säubern.

Aus der Pandemie können die Gesundheitsämter gestärkt herausgehen, wenn sie Gesicht zeigen. Einige haben bewiesen, dass sie das können. Heinsberg ist dafür ein Beispiel. 400 Ämter auf ein Corona Hot Spot Niveau hochzurüsten ist natürlich überzogen. Wenn die jetzigen Erfahrungen analysiert sind, dann müssen alle Ämter für die nächste Pandemie den gleichen Standard haben. Und es muss Pläne für die Aufstellung von Aktionsgruppen geben, die an einem Hot Spot eingesetzt werden. Was jetzt in der Not mit viel Improvisation, Engagement und Talent realisiert wurde, muss ein Konzept für die Zukunft werden. Und dort wirksam werden, wo es gebraucht wird. Bestimmt nicht im Verantwortungsbereich aller 400 Gesundheitsämter. Aber jedes Amt sollte motiviert sein, in Zukunft seine Alltagsarbeit sichtbar zu machen. Ohne auf die nächste Pandemie zu warten. Auch wenn die irgendwann anrollt. Denn die Bedeutung der Ämter ist uns bewusst geworden. Schade nur, dass es dafür gleich eine Pandemie brauchte.

Die Krankenhäuser in der Pandemie

Deutschland hat 1942 Akutkrankenhäuser. Ein bunt gewürfelter Haufen an Größe und Kompetenz. Die Krankenhäuser öffnen ihre Ambulanzen für die verschmähten Patienten der Arztpraxen. Maschinelle Beatmung benötigen 5–10 % der stationären Covid-19 Patienten. Mit der Beatmung ist es allein jedoch nicht getan. Der Krankheitsverlauf einiger Patienten erfordert den vollen Einsatz von geschultem Personal mit exzellenten klinischen Erfahrungen. Nur dann überlebt der Patient die Extremsituation. Die wenigsten der 2000 Krankenhäuser sind dafür geeignet. Leider ist die deutsche Krankenhauslandschaft ein Nationalpark in dem es wächst und fault, wie es will. Die Ranger der Deutschen Krankenhausgesellschaft sorgen dafür, dass das Biotop Krankenhaus von außen geschützt wird. Wie es im Inneren wildert und wuchert entzieht sich ihrem Einfluss. Im Inneren hat die Trägerschaft das Sagen. An der Pandemie wollen alle Krankenhäuser verdienen. Dafür stellen sie zusätzliche Intensivbetten auf und kassieren die 50 000 € vom Staat. Für frei gehaltene Betten, die sie sowieso nicht füllen können, lassen sie sich 560 € am Tag bezahlen. Zum Glück gibt es die kompetenten Alleskönner. Es sind die großen unter den Krankenhäusern. Die mit vielen Fachabteilungen. Die Spezial- und die Universitätskliniken. Am Ende der Pandemie müssen wir die Kompetenzen der Krankenhäuser neu ordnen. Daseinsvorsorge muss Vorrang vor Auslastung haben. Weil die nächste Pandemie sicher bevorsteht.

Rein rechnerisch stehen 1942 Krankenhäuser der Akutversorgung bereit, um die Patienten aufzunehmen, die von dem Virus Sars-CoV-2 betroffen sind. Die Deutsche Krankenhausgesellschaft sagt, dass bis Ende Juni 2020 bereits 30 000 Covid-19 Patienten stationär behandelt wurden. Davon die Hälfte intensivmedizinisch. Intensivmedizinische Behandlung bedeutet zunächst nicht mehr, als dass Blutdruck, Puls und Sauerstoffsättigung kontinuierlich gemessen werden. Dieses einfache Monitoring macht aus einem Covid-19 Patienten aber nicht automatisch einen Intensivpatienten. Was auch nicht erforderlich ist, weil glücklicherweise 80 % der Patienten einen milden Verlauf haben.

U. Hildebrandt, *Aus Corona lernen,* https://doi.org/10.1007/978-3-662-63556-8_7

Der Covid-19 Erkrankte muss in einem Isolierzimmer untergebracht sein. Daher sind abgeschottete Räumlichkeiten eine bauliche Grundvoraussetzung, die nicht in jeder Situation gegeben ist. Dieser Umstand kann die stationäre Aufnahme von Infektionspatienten von vornherein einschränken. Das Isolierzimmer soll über eine Schleuse betreten und verlassen werden können. In dem Vorraum, der die Funktion einer Schleuse hat, erfolgt das An- und Ablegen der Schutzausrüstung. Ausschließlich geschultes Personal, das von der Versorgung anderer Patienten freigestellt ist, darf das Isolierzimmer betreten. Geschult heißt, geübt zu sein im Umgang mit der persönlichen Schutzausrüstung. Was wiederum bedeutet, dass das Anlegen des Schutzkittels, der Einweghandschuhe, der Atemschutzmaske und der Schutzbrille routiniert abläuft. Das gilt auch für die Händedesinfektion, die nach klassischen Regeln zu erfolgen hat. Die Nichtbeachtung der Regeln erhöht das Ansteckungsrisiko des übrigen Personals und der nichtinfizierten Patienten. Noch strengere Regeln gelten im Umgang mit beatmeten Patienten, weil die Freisetzung der Aerosole zusätzliche Gefahrenmomente erzeugt. [1]

Bei Betrachtung der bunt gewürfelten deutschen Krankenhauslandschaft wird schnell klar, dass nicht alle Krankenhäuser der Herausforderung durch Covid-19 gewachsen sein können. Dafür gibt es viele Gründe. Ein Grund ist die Größe des Krankenhauses. 666 Krankenhäuser haben weniger als 100 Betten. Weniger Betten bedeutet nicht automatisch weniger Erfahrung, aber vielleicht doch weniger Erfahrung mit Patienten, die eine intensivmedizinische Behandlung benötigen. Auf jeden Fall ist eine Fachdisziplin Anästhesie und/oder Innere Medizin erforderlich. Selbst wenn diese Fachrichtungen vorhanden sind, bedeutet das nicht, dass das Behandlungsspektrum und der Schweregrad des Krankenhauses den Komplex Intensivmedizin einschließt.

Etwa 1000 Krankenhäuser haben weniger als 200 Betten. Zweihundert Betten ist schon eine Zahl, die darauf hinweist, dass eine, wenn nicht mehrere, operative Abteilungen vorhanden sind. Das impliziert automatisch eine Fachabteilung Anästhesie mit Erfahrung in maschineller Beatmung. Maschinelle Beatmung benötigen 5 % der Covid-19 Patienten. Mit der Beatmung allein, ist es jedoch nicht getan. Die Behandlung der schwer erkrankten Covid-19 Patienten ist sehr komplex. Um eine ausreichende Sättigung des Blutes und der Gewebe mit Sauerstoff zu erreichen, werden unterschiedliche Behandlungsstufen vollzogen. Das beinhaltet auch verschiedene Methoden der Sauerstoffzufuhr. Wofür wiederum die Marge des Sauerstoffmangels ausschlaggebend ist. Welche Beatmungsform dem jeweiligen Patienten am besten dienlich ist, setzt eine umfangreiche Expertise voraus. Ist es die nichtinvasive Beatmung mit dem Beatmungshelm oder die Intubation mit invasiver Beatmung? Eine Klinik, die komplexe Erkrankungen behandelt, muss für alle Eventualitäten gerüstet sein. Sowohl personell, als auch maschinell und materiell. Patienten mit einem scheinbar milden Krankheitsverlauf, können innerhalb kurzer Zeit in einen Intensivpatienten mutieren. Für den muss ein hohes Maß an Kompetenz verfügbar sein. [2]

Ein weiteres Faktum in der deutschen Krankenhauslandschaft, wartet nach wie vor auf eine schlüssige Antwort. Warum müssen Krankenhäuser unterhalb einer Bettengröße von 400 keinen Facharzt für Hygiene beschäftigen? Wir sprechen von zwei Drittel aller deutschen Krankenhäuser. Längst ist klar, dass die Krankenhäuser Keimzuchtanstalten für resistente Bakterien sind. Was nicht gänzlich verhindert werden kann. Bekannt ist auch, dass von außen Keime eingeschleppt werden, für die das Krankenhaus nichts kann. Auf diesem schwierigen Terrain findet die alternativlose Arbeit des Krankenhauspersonals statt. Das ist alles nichts Neues. Neu ist das Auftreten von Sars-CoV-2. Bisher war die kollaterale Infektion des Krankenhauspersonals kein großes Thema. Unter Sars-CoV-2 Bedingungen, kann ein ganzes Krankenhaus außer Funktion geraten, wenn das Personal miterkrankt. Die Dimension der Bedrohung erfordert ein hohes Maß an Disziplin. Jeder kleine Fehltritt in den Hygienemaßnahmen kann eine weitere infizierte Person zur Folge haben. Deshalb muss es einen geben, der Tag für Tag ein Auge darauf hat. Der die Schwachstellen der Hygiene erkennt und abstellt. Zum Schutz des Personals und der ihm anvertrauten Patienten. Wann, wenn nicht jetzt, setzt sich die Erkenntnis durch, dieses Manko schleunigst zu beenden. Ausnahmslos jedes Krankenhaus muss einen Hygienefacharzt anstellen.

Die große Mehrheit der Covid-19 Erkrankten kommt glatt durch, weil kein großer Aufwand erforderlich ist. Der Krankheitsverlauf einiger weniger, erfordert den vollen Einsatz von geschultem Personal mit exzellenten klinischen Erfahrungen. Nur dann überlebt der Patient die Extremsituation. Das bedeutet aber auch, dass die wenigsten der 2000 Krankenhäuser dafür geeignet sind. Leider ist die deutsche Krankenhauslandschaft ein Nationalpark in dem alles wächst und fault, wie es will. Die Ranger der Deutschen Krankenhausgesellschaft sorgen dafür, dass das Biotop Krankenhaus von außen geschützt wird. Wie es im Inneren wuchert und wildert entzieht sich ihrem Einfluss. Im Inneren hat die Trägerschaft der Häuser das Sagen. Die ist so divers, wie sich andere ihre Diversität nur wünschen können. Also wird von der Deutschen Krankenhausgesellschaft der Eindruck erweckt, dass sämtliche deutschen Krankenhäuser gerüstet sind Covid-19 Erkrankte zu behandeln.

Mit den einfachen Fällen geht das problemlos. Aber wehe sie kippen und entwickeln sich zu einem Intensivfall. Dann können der Betroffene und seine Angehörigen nur hoffen, im richtigen Krankenhaus gelandet zu sein. Diese gibt es. Und es sind wieder einmal die großen. Sie sind es deshalb, weil sie viele Fachabteilungen haben. Weil diejenigen darunter sind, die jetzt dringend gebraucht werden. Weil die Fachabteilungen groß sind und mit geschultem Personal ein breites Spektrum vertreten. Jawohl, das deutsche Gesundheitssystem ist vorbereitet mit dem neuen Virus fertig zu werden. Aber bitte mit Einschränkungen. Nicht jedes der Krankenhäuser ist dafür geeignet. Leider nur wenige.

Die Krankenhäuser sind Teil der Gesundheitswirtschaft, die früher einmal Gesundheitswesen hieß. In der Gesundheitswirtschaft verfolgen die Krankenhäuser ihr eigenes Geschäftsmodell. Sie behandeln Patienten, die sie mit ihrer Akquise Taktik gewinnen können. Plötzlich kommt die Pandemie daher und mit einem Mal bringt der Staat, in Person des Gesundheitsministers, ihr Geschäft durcheinander. Er aktiviert das Infektionsschutzgesetz und weist die Krankenhäuser an Betten bereit zu halten. Die müssen für den Eventualfall leer bleiben. Das geht natürlich nicht ohne finanziellen Ausgleich. Denn schließlich befinden wir uns in der Gesundheitswirtschaft. Der Schwerpunkt liegt auf Wirtschaft. Die erste Botschaft lautet: „Für jedes Bett, das vom 16.3. bis zum 30.9.2020 nicht belegt wird, erhalten die Krankenhäuser eine Pauschale in Höhe von 560 € pro ausgebliebenen Patienten und Tag." Verkündet vom Bundesministerium für Gesundheit. Schummeln ist nicht möglich, weil die Zahl der aufgestellten Betten bekannt ist und nicht unbemerkt erhöht werden kann. Aber die Krankenhausmanager können möglichst viele Betten frei lassen. Schließlich sollen ja auch planbare Operationen und Behandlungen verschoben werden. Geld mit leeren Betten verdienen, das ging vorher nicht. Jetzt geht es, danke dafür. Eine einfache kleine Operation bringt nicht viel ein. 560 € jeden Tag fürs Nichtstun, das ist genial. Als dahinsiechendes Krankenhaus, lässt man so viele Betten wie möglich leer und kassiert die Pauschale. Ein wunderbares Geschäft. Wenn man jetzt nur ein Krankenhaus hätte.

Dann ist da noch die Sache mit den Intensivbetten. Für die Einrichtung eines neuen Intensivbettes gibt es 50 000 € vom Staat. Eigentlich müssten es 70 000 € sein, sagt die Deutsche Krankenhausgesellschaft e. V. Wenn schon, denn schon. Das Geschäft darf man sich keinesfalls entgehen lassen. Es muss allerdings ein Beatmungsgerät dazugehören. Vielleicht findet sich noch eines im Keller. Eventuell least auch jemand ein Gerät zu günstigen Konditionen. Das müsste sich machen lassen. Hoffentlich kommt dann jedoch kein Patient. Bei dem Ausbildungsstand des vorhandenen Personals, in diesem Krankenhaus, hoffentlich nicht.

Die Idee mit den zusätzlichen Intensivbetten haben andere auch. Nach Angaben der Deutschen Krankenhausgesellschaft wurde die Zahl der Intensivbetten von 28 000 auf 40 000 gesteigert. Und wer prüft, ob sie auch vorhanden sind? Niemand! Die 50 000 pro Intensivbett einstecken und nichts sagen. Auch das ist deutsche Krankenhauswahrheit.

Unter dem Rettungsschirm für die Krankenhäuser befinden sich weitere Wohltaten abrufbereit. Damit die Schutzausrüstungen für die Mitarbeiter eingekauft werden können, erhält das Krankenhaus 100 € für jeden stationären Patienten. Der Pflegeentgeltwert steigt von 146 auf 185 €. Mit dem Tagessatz von 185 € pro Patient wird das Pflegepersonal des Krankenhauses finanziert. Sollte die Summe der Tagessätze das Pflegebudget des gesamten Jahres überschreiten, dann darf das Krankenhaus den Überschuss behalten. Sollte die Krankenhausrechnung für eine Behandlung von den Krankenkassen beanstandet werden, dann entfällt die übliche Strafe von 300 €. Und noch eine Wohltat. Sollte das Krankenhaus mehr Patienten behandeln, als vereinbart wurde, dann darf der Mehrerlös behalten werden. Geht noch mehr?

Die Pandemie schwappt, einem Tsunami gleich, über Deutschland. Wie viele die Welle mitreißt, lässt sich nicht vorhersagen. Wie viele schwerbetroffen sein werden, auch nicht. Der Krisenstab, unter Führung des Bundesgesundheitsministers, handelte rasch. Die Maßnahmen sind nicht kleinlich, das Ziel ist klar definiert. Das Gesundheitssystem muss der Welle standhalten. Daher die Ansage, freie Bettenkapazitäten in den Krankenhäusern vorzuhalten und Intensivbetten bereitzustellen. Das ist die große Linie. Die Umsetzung ist Sache der Länder. So will es das Gesetz des Föderalismus.

Fazit nach sechs Monaten: alles richtig gemacht. Meckern in Detailfragen geht immer. Und eine Zwischenanalyse darf auch sein. Nicht alle bereit gehaltenen Krankenhausbetten wurden benötigt. Das ist gut so. Dringend notwendige Operationen oder Behandlungen seien zum Nachteil der betroffenen Patienten verschoben worden. Das muss erst einmal bewiesen werden. Krankenhausärzte würden nie zulassen, dass eine dringliche Behandlungsindikation ausgesetzt wird. Solche Behauptungen kommen aus der Schublade fake News. Den Arzt möchten wir kennenlernen, oder besser doch nicht, der einen Herzinfarkt, einen Darmverschluss, einen Knochenbruch oder Messerstich wegen eines Virus nicht behandelt.

Ein anderer Gedanke muss auch noch sein. Drei Monate lang wurden geplante Operationen oder Behandlungen verschoben. Wie viele davon sind heute noch notwendig? In wie vielen Fällen besteht überhaupt noch ein Behandlungsbedarf? Hat sich nicht einiges erübrigt? Nicht weil die Patienten inzwischen verstorben sind. Ganz anders. Weil die Indikation nicht stimmt, weil der Leidensdruck angesichts anderer Herausforderungen gewichen ist. Dazu wird es Antworten geben. Jetzt ist es noch zu früh.

Die Krankenhäuser tragen die Last der Viruspandemie. In großen Teilen haben sie die ambulante Betreuung der verunsicherten, möglicherweise Infizierten und tatsächlich Erkrankten von den Kassenärzten übernommen. Weil deren Organisation unfähig ist. Sie haben Anlaufstellen für potentiell Infizierte eingerichtet, Abstriche entnommen und Klarheit herbeigeführt. Sie haben verunsicherte Patienten beruhigt, Erkrankte in die Diagnosespur eingefädelt und die notwendige Therapie eingeleitet. Aus ihrem bewährten Handeln lassen sich Schlüsse ziehen. Für die Zukunft müssen andere Wege vorgezeichnet werden. Die Zeit bis zur nächsten Epidemie oder Pandemie muss genutzt werden, um aus den Lehren der jetzigen zu lernen.

Wir brauchen eine Strategie für die nächste Pandemie. Die kommt sicher. Deshalb müssen wir heute planen und morgen umsetzen. Anlaufpunkte für vermutete Pandemiefälle sind in Zukunft die Krankenhäuser. Im Bereich der Krankenhäuser werden abgetrennte Anlaufzonen für vermutete Infektionspatienten etabliert. Das können Nebengebäude des Krankenhauses sein. Falls nicht vorhanden dann eigens aufgestellte Container. Die Wege dorthin müssen abseits geführt und übersichtlich markiert sein. Das Empfangspersonal soll optimal mit Schutzausrüstungen ausgestattet sein. Die Kontaktzone von Personal und Wartenden muss so bemessen sein, dass der Abstand unter den potentiell Infizierten gewahrt werden kann. Es muss gewährleistet sein das Ergebnis des Abstrichs kurzfristig mitzuteilen. Entweder über das Smartphone, oder nach einer tolerierbaren Wartezeit noch vor Ort. Analog zum Testergebnis müssen die notwendigen Entscheidungen unmittelbar getroffen werden. Der Hilfesuchende muss einen Fahrplan für sein weiteres Verhalten in der Tasche haben. Darin eingeschlossen ist eine Mail Adresse oder Telefonnummer für Nachfragen.

Positiv getestete, asymptomatische Personen werden in die Obhut des zuständigen Gesundheitsamtes übergeben. Bildlich gesprochen. De facto übernimmt das Amt die Verlaufsbeobachtung in bewährter Manier. Das bedeutet Verhaltensregeln für die häusliche Quarantäne auszusprechen und die Befindlichkeit des positiv Getesteten abzufragen.

Die zukünftige stationäre Behandlung von Epidemie- oder Pandemie-Patienten gehört ebenfalls auf den Prüfstand. Die Erfahrungen der ersten und zweiten Pandemiewelle geben viele Hinweise darauf, wie die aus der Not getroffenen Entscheidungen in ein einheitliches Konzept gegossen werden können. Die Entscheidung, bei einer heraufziehenden Pandemie in ausgesuchten Kliniken Kapazitäten für kritisch Erkrankte bereit zu halten, ist und bleibt unumstößlich. Weil bei jeder neuen Pandemie das Maß für die Vorhaltung freier Betten unkalkulierbar ist, kann die Devise nur lauten, eher mehr als weniger.

Die Daseinsvorsorge muss Vorrang vor den Auslastungszahlen der Spezial- und der Universitätskliniken haben. Und es muss verstanden werden, dass die Prävention die günstigere Variante ist. Prävention entlastet das Personal im Krankenhaus und schafft Raum für die Erkrankten der Pandemie. Es ist billig und unangemessen, angesichts der nationalen Notlage, im Nachhinein Verlustkalkulationen der Krankenhäuser vorzurechnen. Der ehrbare Kaufmann der Klinikverwaltung kann damit rechnen, dass er für die Finanzierung der Notlage zusätzliche Finanzmittel vom Steuerzahler erhält.

Um Pandemiepatienten unterzubringen wird in der Regel ein definierter Bereich des Krankenhauses abgeschottet. Das ist isolationstechnisch sinnvoll und schützt die übrigen Patienten. Besser ist, den Isolationsbereich für eine eventuelle Grippewelle oder Epidemie schon beim Neubau der Klinik zu verwirklichen. Außerhalb von Krisenzeiten wird der Bereich für klassische internistische Patienten genutzt.

Ein komplettes Krankenhaus ausschließlich für Pandemiefälle umzufunktionieren ist eine andere Variante. Das geht nicht mit irgendeinem Krankenhaus, sondern nur mit einem speziell dafür vorgesehenen. Zwischenzeitlich übt das Krankenhaus eine Interimsfunktion aus. Die Konzeption muss berücksichtigen, dass die Sonderaufgabe zeitlich beschränkt ist. Für die Zeit davor und danach muss der Aufgabenbereich so ausgelegt sein, dass die Umfunktionierung in eine Pandemieklinik in sehr kurzer Zeit ablaufen kann. Am besten eignet sich eine internistische Reha Klinik. Für die kurzfristige Umfunktionierung müssen die vorhandenen Patienten vorzeitig entlassen oder verlegt werden. Beatmungsgeräte, andere Gerätschaften und Schutzausrüstungen müssen im Depot der Klinik bereitgehalten werden. Und es muss einen Plan geben, der regelt, wie Spezialisten aus anderen Kliniken für die vorübergehende Pandemiephase zusammengebracht werden.

Die Konzentration auf ein Spezialkrankenhaus kommt nur für Ballungsräume infrage. Eine spezielle Pandemieklinik kann viele Vorteile haben. Einfache Fälle können von kritischen getrennt werden. Das Knowhow ist für alle Schweregrade vorhanden. Kein Patient muss in ein anderes Krankenhaus verlegt werden, wenn sich sein Zustand verschlechtert. Weil sich das Personal mit dem speziellen Krankheitsbild befasst, ist das gesamte Handeln darauf abgestimmt. Wegen der Spezialisierung kann die Nachschulung des Personals zügig erfolgen. Jeder Einzelne ist sich der Gefahr der Selbstinfektion bewusst. Medizinische Expertise und optimal geschultes Personal verschmelzen zum bestmöglichen Outcome für die Patienten.

Literatur

1. https://www.rki.de/DE/Content/InfAZ/N/Neuartiges_Coronavirus/Hygiene.html
2. https://link.springer.com/article/10.1007/s00063-020-00674-3

Wo wir im März und April standen

Wir haben gelernt, dass die Einhaltung der Hygieneregeln unser Kapital ist. Das dürfen wir nicht verspielen. Nicht alle machen mit. Auch einige Ärzte nicht. Obskure Subjekte unterlaufen mit falschen Zeugnissen die Maskenpflicht. Shutdown und Lockdown heißen die neuen Regeln. Das Geschäft darf nicht geöffnet werden. Der Aktivitätsradius wird eingeschränkt. Flugzeuge bleiben am Boden. Züge fahren ohne Passagiere. Der Staat setzt das bewährte Instrument der Kurzarbeit ein. Es hilft nicht jedem. Soloselbständige und Künstler straucheln. Wir glauben systemrelevante Berufsgruppen auszumachen. Und schätzen die Arbeit anderer, die wir selbst nicht gern machen wollen. Weil Corona uns einengt, schränken auch wir uns ein. Wir lernen zu verzichten und planen für die Zukunft.

Mittendrin. Auf lange Sicht oder für immer? Die Zeit nach dem ersten Gipfel der Pandemie hätten wir nicht nutzlos verstreichen lassen dürfen. Es gibt einen nationalen Pandemieplan, richtig. Es gibt die Pandemiepläne der Länder, auch richtig. Pläne sind wichtig. Entlang eines Planes gibt es Orientierungshilfen. Aber ein Plan bleibt ein Plan. Er sagt nichts über die Realität. Es gab seit 1918 nie wieder eine Pandemie von dem Ausmaß wie in 2020. Es gab noch nie so viele Infizierte, so viele Tote und so viele Menschen, die von heute auf morgen ungeahnte Einschränkungen hinnehmen mussten. Deren Existenz nicht mehr ist wie zuvor. Das ist alles noch nicht vorbei. Es kommt weiterhin viel auf uns zu. Wir dürfen nicht nachlassen, unsere Gesundheit zu schützen. Wir dürfen nicht nachlassen, uns immer wieder von neuem zu disziplinieren. Die Hygieneregeln sind unser Kapital. Wenn wir unser Kapital verspielen, verlieren wir Angehörige, Freunde, Mitmenschen. Die Sicht auf die Hygieneregeln ist naturgemäß unterschiedlich. Es kommt auf den Standort an. Es gibt Leute die sehen an allem vorbei. Andere spüren die Nähe vertrauter Mitmenschen und sehen mit Sorge nach vorn, an nichts vorbei. Die Abstandsregeln und der Shutdown waren nachweislich wirksam. Das Wissenschaftsjournal „Nature" druckte eine englische Studie ab, der zufolge die

U. Hildebrandt, *Aus Corona lernen,* https://doi.org/10.1007/978-3-662-63556-8_8

Hygieneregeln und der Shutdown in elf europäischen Ländern drei Millionen Menschen das Leben gerettet haben. Aber nur fürs Erste. Weil die Pandemie weitergeht.

Wissen hilft zu verstehen. Wir wollen wissen, weil wir verstehen wollen. In der Pandemie wissen die Virologen am meisten und verstehen am besten. Sie teilen uns ihr Wissen mit, klären uns auf und erzielen dabei erstaunliche Reaktionen. Die reichen von Einsicht über Sorge bis zu Unverständnis und Ablehnung. Selbst bis zur Anfeindung. Dass jeder seine eigene Meinung hat, steht ihm zu. Dass er seine Meinung selbst auf den Wahrheitsgehalt überprüft, ist Ausdruck seiner Wissens- und Willenskultur. Wer ungeprüft die Meinung anderer übernimmt, verzichtet auf seine Individualität. Denn er überlässt seine Ansichten, die ihm sonst so wichtig sind, anderen. Er gibt sein Ich auf und merkt es nicht einmal.

Auf der Aufklärungswelle schwimmen obskure Subjekte mit. Ärzten blind zu vertrauen ist nie gut. „Ärzten für Aufklärung“ zu trauen grenzt an Selbstvernichtung. Dass die Gesichtsmaske seinen Träger und die Gemeinschaft schützt, ist Allgemeingut. Deshalb hat der Gesetzgeber das Tragen der Maske zur Pflicht gemacht. Ganz nebenbei signalisiert der Träger der Maske seinen Respekt gegenüber anderen. Es gibt ein ärztliches Attest gegen den Respekt. Wie verrückt ist das. Das ARD- Magazin „Report Mainz“ hat eine Gruppe von Ärzten unter die Lupe genommen, die Atteste gegen das Tragen von Mund-Gesichts-Masken ausstellt. Nicht aus medizinischen Gründen. Welche sollen das überhaupt sein? Nein, aus ethischen Gründen. Und welche sind das? Es ist nichts anderes als aufsässiger Widerspruch und Missbrauch der ärztlichen Autorität. Deshalb erstaunt um so mehr, dass die Bundesärztekammer von den attestierenden „Ärzten für Aufklärung“ keine Kenntnis hat. Dass es im Strafgesetzbuch den § 278 gibt, der das „Ausstellen unrichtiger Gesundheitszeugnisse“ verbietet, wissen offensichtlich nur die Juristen. [1]

Die Bedrohung durch das Virus Sars-CoV-2 schlägt voll in unseren Alltag rein. Wir verlieren Pflichten und Annehmlichkeiten gleichermaßen. Was bisher selbstverständlich war, ist per Anordnung gestoppt. Selbst die Verpflichtung zu arbeiten. Der Laden, der Betrieb, darf nicht mehr öffnen. Shutdown heißt das neue Wort, das wir bis dahin nicht kannten: heruntergefahren, geschlossen, stillgelegt. Alles dicht bis auf Bäckereien und Lebensmittelgeschäfte. Flugzeuge bleiben am Boden, Züge fahren, aber keiner sitzt drin. Wozu auch, wohin soll man reisen? Übernachten geht auch nicht, weil die Hotels geschlossen sind. Und dann noch der Lockdown: Absperrung, Kontaktsperre. Es dürfen sich nur noch Menschen aus zwei Haushalten treffen. Keine Menschenansammlungen, keine Fahrt ins benachbarte Ausland. Und jeden Abend Zahlen, Kurven, Grafiken. Immer die neuesten. Geht es hoch oder runter? Was sagt das RKI, was sagen die Virologen, was sagt die Kanzlerin? Und was sagen wir? Wir sagen, hoffentlich ist das bald vorbei.

Wer nicht arbeiten kann, verdient kein Geld. Ohne Geld geht nichts. Lange Zeit ohne Geld, das geht gar nicht. Also wird das bewährte Instrument der Kurzarbeit wieder eingeführt. In der Finanzkrise hat sich die Kurzarbeit bewährt. Sie muss sich noch einmal bewähren. Dieses Mal für noch mehr Menschen. Wer in Normalzeiten von der Hand in den Mund lebt, das sind nicht wenige, ist jetzt ganz schlecht dran. Solang die Wirtschaft läuft, deckt sie viele Schwachstellen ab, macht sie unsichtbar. Jetzt ist alles sichtbar. Das Schicksal derer, die vorher mit einem Halbtagsjob soeben durchkamen. Die Solo-Selbstständigen, denen ihr Stolz mehr Sicherheit gibt als ihr Verdienst. Und dann die, die mit zwei Jobs rundkamen und jetzt keinen mehr haben. Die drei Minister, die etwas tun können, versuchen jeden vor dem Absturz zu retten. Mit sehr viel Geld gelingt sehr viel. Aber alles kann nicht gelingen. Auch das gehört zur Wahrheit.

Vieles was passierte ist dem System geschuldet, dem Wirtschaftssystem. Den Lieferketten, der Globalisierung und der Tatsache, dass unsere Einschätzung von den Folgen nicht mitgedacht ist. Wir haben vergessen darüber nachzudenken, was passiert, wenn die Ketten reisen. Jetzt ist es so weit und wir wundern uns. So haben wir uns das nicht vorgestellt. Das Pseudogerechte oder besser das Gleichmachende ist, dass die Ketten überall in der Welt gerissen sind. Wegen Corona und weil Corona alle trifft. Geteiltes Schicksal ist halbes Schicksal.

In der Corona Zeit hat der Systembegriff noch eine andere Seite. Das System kann relevant sein. Das wussten wir vorher nicht. Das System unterscheidet, es graduiert. Es teilt ein in wichtig, nicht so wichtig und ganz wichtig. Oder in relevant. Wie wird man relevant? Man muss etwas Bedeutungsvolles tun. Etwas, das andere nicht tun wollen. Oder nicht tun können. Arzt kann und will nicht jeder sein. Krankenschwester auch nicht. Weil die jetzt ganz dringend gebraucht werden, sind sie relevant für das System: systemrelevant. Dafür bekommen sie Beifall. Der ist jetzt abgeklungen, weil ihre Relevanz selbstverständlich ist. Andere wollen auch relevant sein. Wieder andere wollen Anderen etwas Gutes antun und sprechen ihnen das Attribut „relevant" zu. Ob die es wollen oder nicht. So kommt die Müllabfuhr in den Genuss der Relevanz, weil sie trotz Virus weiterarbeitet und tonnenweise Viren wegschafft. LKW-Fahrer sind auch relevant, weil sie Lebensmittel transportieren. Relevanz und Viren stehen in direktem Bezug. Ohne Viren war Müll nichts Besonderes und Lebensmittel waren es auch nicht. Wer könnte noch relevant sein? Ganz viele. Es ist besser nicht darüber nachzudenken.

Wir stehen da, wo wir lange stehenbleiben werden. Deshalb müssen wir uns einrichten, auf die neue Realität. Wir ahnen schon lange, dass einiges geändert werden muss. Die Erderwärmung muss gestoppt werden. Das sagen die Klimawissenschaftler seit einer halben Ewigkeit. Sie legen uns Modellrechnungen vor, zeigen uns versteppte und überschwemmte Regionen. Weil die weit weg sind, fühlen wir uns nicht bedroht. Plötzlich kommt ein Virus daher und wir reagieren. Weil Menschen in nächster Nähe am Virus sterben. Erst in unserem geliebten Urlaubsland Italien, dann überall in Europa. Den Klimawissenschaftlern haben wir nicht zugehört, den Virologen lesen wir von den Lippen ab. Wie feige ist das denn. Nur weil um uns herum ein paar Menschen sterben.

Weil Corona uns runterfährt, sind wir frei und empfänglich für fremde Gedanken. Wir beginnen mitzudenken. Alles verstehen wir nicht. Aber wir versuchen zu verstehen. Und wir lassen Gedanken und Meinungen zu, die wir vorher vehement abgewiesen haben. Weil uns der Shutdown in den Park zwingt und uns dort unsere Runden drehen lässt, drehen sich unsere Gedanken mit. Erstaunlicherweise werden daraus Einsichten, die wir vorher nicht hatten. Bisher Wichtiges wird bedeutungslos, auf Routine können wir verzichten. Vieles brauchen wir nicht mehr. Unser Verzicht ist der Schaden anderer. Das ist uns jetzt egal. Sollen die Kneipen und Restaurants doch leer bleiben. Was gehen uns die freien Hotelbetten an. Eure Mode könnt ihr verkaufen, wem ihr wollt. Unsere Klamotten sind noch top. Diese billigen Flugtickets fanden wir schon immer asozial und die Passagiere gleich mit. Gut, dass das ein Ende hat. Corona sei Dank.

Wir müssen uns auf die Zukunft einstellen. Eine Zukunft mit Corona. Corona wird mit uns leben, noch lange an unserer Seite bleiben. Wir müssen Menschenansammlungen meiden, wir dürfen uns nicht lange in geschlossenen Räumen aufhalten. Die Wissenschaft hat herausgefunden, dass der Verlauf der Covid-19 Erkrankung, maßgeblich von der Virenmenge abhängt, mit der wir uns anstecken. Vielleicht wird Sars-CoV-2 von einem anderen Virus abgelöst. Das wir dann noch mehr hassen, weil wir mit Corona zurechtgekommen sind. Das sind Fantasien. Jetzt müssen wir unsere neue Wirklichkeit in Handlungen umsetzen. Corona hat uns an den Flanken hart getroffen. An der Gesundheitsflanke und an der Wirtschaftsflanke. Beide müssen wir reparieren und dann heilen. Es muss eine große Reparatur werden. Manches muss abgerissen und neu gebaut werden. Von Einigem müssen wir uns vollständig verabschieden. Das machen wir mit Leuten, die keine Experten sind. Die aber Visionen haben.

Literatur

1. https://www.merkur.de/welt/corona-report-mainz-ard-aerzte-maske-pflicht-verschwoerung-lauterbach-attest-aufklaerung-spd-kritik-zr-13825311.html

Unser heutiges Gesundheitssystem ist selbstverwaltet und wirtschaftlich ausgerichtet. Die Akteure des Systems, Krankenkassen, Krankenhäuser und die Funktionäre der Ärzteschaft ringen um ihre Vorteile. In der Institution Gemeinsamer Bundesausschluss, G-BA, kämpfen sie um die Pole Position. Der große Block der ambulanten ärztlichen Versorgung ist in viele Teile zersplittert. Es gibt Medizinische Versorgungszentren, MVZ, Gemeinschaftspraxen, Portalkliniken und integrierte Notfallzentren. In der Not soll der Patient den richtigen Ort finden. Auch am Wochenende und nachts. Diesen Sicherstellungsauftrag erfüllen die KVen seit langem nicht mehr. Der umherirrende Patient macht das einzig Richtige. Er sucht die Ambulanzen der Krankenhäuser auf. Deshalb müssen wir die ambulante Notfallbehandlung neu ordnen. Deutschlandweit einheitlich, ohne Rücksicht auf die Bundesländer. Der länderübergreifende Plan muss sich an der Bevölkerungsdichte orientieren. Zentrale Anlaufstelle für Notfälle müssen die Ambulanzen der Krankenhäuser sein. Wenn kein Krankenhaus in der Nähe ist, muss ein Notfallstützpunkt eingerichtet werden. Eine Stabsstelle des BMG muss die Aufgabe übernehmen. Die Ambulanzen und Notfallstützpunkte müssen personell, apparativ und ihrer Aufgabe und Kompetenz den gleichen Standard haben.

Unser deutsches Gesundheitssystem wird ständig gelobt. Jetzt, zu Corona Zeiten auch wieder. Ständig wird es mit den Gesundheitssystemen anderer Länder verglichen. Und ständig sind wir besser als die anderen. Das ist nicht schwer, weil wir sowieso vorn dabei sind. Im Vergleich zu Bangladesch schneiden wir top ab. Mit der Schweiz können wir uns nicht vergleichen, weil deren System völlig anders ist. So einfach ist das mit dem Vergleichen.

Tatsächlich haben wir kein Gesundheitssystem, sondern eine Gesundheitswirtschaft. Die hat der Staat zugelassen, weil er den Akteuren der Selbstverwaltung das Management der Gesundheit überlassen hat. Allerdings auf der Basis eines umfangreichen Gesetzeswerkes, des SGB 5, des 5. Buches Sozialgesetzbuch. Das SGB 5 regelt

U. Hildebrandt, *Aus Corona lernen,* https://doi.org/10.1007/978-3-662-63556-8_9

die Gesetzliche Krankenversicherung, in der 80 % der Deutschen versichert sind. Die Restlichen sind nicht oder privat versichert.

Die Selbstverwaltung, das sind die Institutionen, die sich mit Gesundheit und Krankheit beschäftigen und damit ihr Geld verdienen. Deshalb die Bezeichnung Gesundheitswirtschaft. Es sind die Krankenkassen, die Krankenhäuser und die Funktionäre der Ärzteschaft mit sämtlichen Kassenärzten im Schlepptau. Von denen schickt jeder seine Gesandten in eine Institution, die sich Gemeinsamer Bundesausschuss, G-BA, nennt. In dem G-BA sitzen die Gesandten beisammen, reden sich die Köpfe heiß und versuchen die Interessen ihrer Entsender durchzusetzen. Am Ende kommen die Regeln heraus, die das Geschäft mit der Gesundheit bestimmen.

Sehen wir uns die Kassenärztlichen Vereinigungen, die KVen, an. Der Gesetzgeber hat ihnen den Auftrag erteilt, die ambulante ärztliche Versorgung der Bevölkerung sicher zu stellen. Das ist ein großer Auftrag mit einer großen Verantwortung. Im Kleinen übernehmen 100 000 Arztpraxen die Ausführung des Auftrages. Im Laufe der Zeit und einiger Gesetzesänderungen sind Parallelstrukturen neben den klassischen Arztpraxen entstanden. Gemeint sind die Medizinischen Versorgungszentren, die MVZ. Die MVZ haben ganz unterschiedliche Gesichter. Mal sind sie so etwas wie eine Gemeinschaftspraxis. Das kennt man, das kommt den Patienten entgegen, weil der Hausarzt und der Facharzt in Gemeinschaft praktizieren. Dann wieder sind die MVZ Ketten von einer Sorte Medizin. Also MVZ, die nur mit Augenärzten besetzt sind und an vielen Standorten das gleiche Geschäft betreiben. Ärzte jeder medizinischen Disziplin können solche Ketten bilden: Röntgenärzte, Zahnärzte, Laborärzte, Pathologen, usw. Dann gibt es noch die MVZ an den Krankenhäusern. Die MVZ der Krankenhäuser machen das Maß der Verwirrung endgültig voll. Ihr Zweck ist aber eindeutig, eigentlich zweideutig. Erstens, sie wollen und können in der Rechtsform des MVZ Leistungen abrechnen, die sie an den ambulanten Patienten erbringen. Was eigentlich die Domäne der Arztpraxen ist. Zweitens, sie akquirieren über den Weg des MVZ Patienten für ihre stationären Leistungen. Also erst wird mit der ambulanten Tätigkeit Geld verdient, dann mit der stationären Behandlung.

Das Gesetz verlangt, dass die MVZ mit sogenannten Kassenarztsitzen betrieben werden. Über die Kassenarztsitze bestimmen die KVen. Ohne die KVen geht also nichts. Weil sie die Arztsitze an die MVZ „verkaufen" verlieren sie ihren Einfluss auf die verkauften Arztsitze. Der Verlust des Einflusses trifft die Patienten. Unterversorgung in der Fläche, also auf dem Land, ist spürbar häufig die Folge. Das zweite Manko sind die Lücken in der Nacht-, Feiertags- und Wochenendbesetzung. Das ärztliche Personal für den lückenlosen Bereitschaftsdienst kommt nicht mehr zusammen. Was bleibt dann den Patienten übrig, wenn sie außerhalb der regulären Praxiszeiten keinen Bereitschaftsarzt ausfindig machen können? Sie gehen in die Ambulanz des nächstgelegenen Krankenhauses.

Die KVen kommen aus ihrem selbst inszenierten Dilemma nicht heraus. Sie beanspruchen mit Nachdruck das alleinige Recht zur ambulanten Versorgung, können es aber nicht erfüllen. Weil die KVen den Bereitschaftsdienst nicht lückenlos gewährleisten, müsste der Gesetzgeber ihnen das Mandat entziehen. Mit allen Konsequenzen.

Das Monopol der Geldverteilung an die Arztpraxen wäre dann auch dahin. Kein Geld, keine Macht. Jährlich wird verhandelt, wie groß der Batzen Geld ist, den die Krankenkassen, aus den Beiträgen der Versicherten generiert, den KVen gewähren. Nach einem komplizierten Schlüssel, werden davon die Leistungen der Kassenärzte honoriert.

Weil die KVen diese Vormachtstellung nicht freiwillig aufgeben wollen, suchen sie Lösungen. Eine nach der anderen, weil keine etwas taugt. Alle scheitern deshalb, weil sich mit wenigen dienstwilligen Ärzten kein lückenloser Bereitschaftsdienst organisieren lässt. Die Patienten suchen in ihrer Not die Ambulanzen der Krankenhäuser auf. Was wiederum die KVen wurmt. Also versuchen sie, die Patienten vom Krankenhaus abzuhalten. Die Wunderwaffe lautet: eine gemeinsame Notfallambulanz aus KV- und Krankenhausärzten. Noch dazu auf dem Gelände des Krankenhauses.

Um die Verwirrung auf die Spitze zu treiben gibt es für die gemeinsame Notfallambulanz weitere Bezeichnungen. Mal wird sie Portalklinik genannt. Dann wieder integriertes Notfallzentrum, INZ. Es wird alles getan um den in Not geratenen Patienten vollends zu verwirren. Was gilt denn nun? Notfallambulanz des Krankenhauses, Portalklinik oder integriertes Notfallzentrum? Schluss mit dem Verwirrspiel! In anderen Ländern gibt es keine Doppelt- und Dreifachstrukturen. Den Notfalldienst machen die Krankenhäuser.

Wir wollen aus den Corona Erfahrungen lernen und daraus Schlüsse ziehen. Das machen wir jetzt. Kaum kommt Corona und schon ziehen sich die KVen mit fadenscheinigen Gründen aus der Verantwortung. Die verunsicherten und verängstigten Patienten, die dringend ärztlichen Beistand und Aufklärung brauchen, weisen sie an der Tür ihrer Praxen ab. Patienten, die Fieber oder andere Symptome haben, könnten ja Sars-CoV-2 positiv sein. Damit stecken sie die Stammpatienten und das Praxispersonal an. Geht in die Krankenhäuser, lautet deshalb die Devise. Was für ein Skandal. In der vor-Corona-Normalität, waren die Patienten Verräter am Privileg der KVen, wenn sie die Arztpraxen mieden. Jetzt, unter Corona, werden sie wie Aussätzige betrachtet und in die Krankenhäuser verwiesen.

Der ambulante Notfalldienst muss auf ein neues Fundament gestellt werden. Deutschlandweit einheitlich, ohne Rücksicht auf die Bundesländer. Dafür muss das Gesetz geändert werden. Der länderübergreifende Plan muss sich an der Bevölkerungsdichte orientieren. Zentrale Anlaufstelle für Notfälle müssen die Ambulanzen der Krankenhäuser sein. Wenn kein Krankenhaus in der Nähe ist, wenn die Erreichbarkeit über 20 min beträgt, dann muss ein Notfallstützpunkt in den Versorgungslücken eingerichtet werden. Es muss ein Stabsplan für die Erstversorgung im medizinischen Notfall erstellt werden. Nicht von den Ländern, nicht von den Landkreisen, sondern von einer Stabsstelle des Bundesministeriums für Gesundheit. Das Aufgabenspektrum, die Ausrüstung und die personelle Besetzung der Notfallstützpunkte und der Krankenhausambulanzen, müssen standardisiert sein. Einheitlich in allen Punkten. Jeder Patient muss an jeder Stelle der Republik im Notfall die gleiche Chance haben. Den KVen wird das Privileg der ambulanten Notfallbehandlung entzogen. Aus einem einfachen Grund. Weil sie ihre Pflichten nicht erfüllen.

Auf den ersten Schritt muss der zweite folgen. In dem Chaos unserer aktuellen Krankenhausstruktur muss Ordnung geschaffen werden. Einfach nur zu sagen, dass die Ambulanzen der Krankenhäuser flächendeckend die ambulante Notfallversorgung übernehmen, ist fatal für die Patienten. Weil die meisten Krankenhäuser dieser Aufgabe nicht gewachsen sind. Sie müssen deshalb nicht schlecht sein. In irgendetwas haben sie sicher ihre Stärken. Nur nicht in einer Notfallsituation, auf die sie nicht vorbereitet sind. Aber genau dafür müssen sie umgerüstet werden. Nicht alle. Erst muss der Plan entstehen, der besagt, wo eine standardisierte Krankenhaus Notfallambulanz zu stehen hat. Dann muss diese Ambulanz baulich, apparativ und instrumentell ausgerüstet werden. Die Krönung ist der Ausbildungsstand des Personals. Das Personal muss mit den häufigsten und dringlichsten Notfällen routiniert umgehen können. Welche das sind, haben diverse medizinische Fachgesellschaften längst definiert. Für die Notfallambulanz, sagen wir einfach, der Nach-Corona-Zeit, muss es einen Aufgabenkatalog geben. Alles, was über den Aufgabenkatalog hinausgeht, wird an anderer Stelle, in einem spezialisierten Krankenhaus, abgearbeitet.

Auch wenn es keiner hören will, die Polikliniken und die Ambulatorien des DDR Gesundheitssystems waren die Lückenfüller. Mit wenig Geld, wenig Material und wenig Tamtam. Aber effektiver als das heutige, Lücken produzierende System der KVen. Nach der Wiedervereinigung griffen die westlichen Ärztefunktionäre auf das ostdeutsche Ambulanzsystem zu und verleibten es sich ein. Mit Schalmeienklängen wurden die einst staatlichen DDR Ärzte umworben. Von den Funktionären, von der Pharmaindustrie, von Praxiseinrichtern und von Versicherern. Sie sollten endlich teilhaben am glänzenden Arzttum des Westens. Gegen die Versuchung konnten sie sich nicht wehren. Die Wiedervereinigungswalze der Treuhand wurde eins zu eins von den westlichen Ärztefunktionären kopiert. Es wurde vereinheitlicht, verschönt und verdient. Aber es wurden auch neue Lücken geschaffen.

Wir nehmen Corona zum Anlass und schließen die Lücken mit den Notfallstützpunkten und den eins zu eins gleich strukturierten Notfallambulanzen ausgesuchter Krankenhäuser. Damit haben wir ein lückenloses Versorgungssystem für medizinische Notfälle. Niemand muss in der Not auf dem Smartphone oder in der Tageszeitung nach Zuständigkeiten suchen. Wir machen eine App, auf der die nächstliegende Anlaufstelle markiert ist. Die Notfallstützpunkte bekommen ein einheitliches, grell leuchtendes Lichtsymbol. Vorbild sind die Apotheken Spaniens. Die sind Tag und Nacht, unübersehbar blinkend, zu erkennen.

Die Arztpraxis nach Corona

Corona fordert die Arztpraxen heraus. Zwingt ihnen Organisation und Flexibilität auf. Seitens der KVen gibt es keine Hilfestellung. Wer räumlich kann, trennt die Wege der potentiellen Infektionspatienten von denen der Standardpatienten. In Krisenzeiten gilt die Priorität der Behandlung dem plötzlich eingetretenen Ereignis, dem Notfall. Nicht das Management des Üblichen, sondern des Unvorhergesehenen macht die Qualität aus. Das setzt schnelle Kommunikationswege zu den Stammpatienten voraus. Für Absagen oder Umleitungen von Terminen. Auf Knopfdruck, wenn ein Notfall den ganzen Einsatz der Praxis erfordert. In Pandemiezeiten gelten andere Regeln. In ruhigen Zeiten werden die Ansprüche der Patienten erfüllt. Etwa die Gesprächsbereitschaft des Arztes und die Erklärung des medizinischen Sachverhaltes. Aus einer guten Praxis geht der Patient aufgeklärt heraus. Er ist nicht immer glücklich, aber er weiß Bescheid. Für die Krankheit des Patienten kann der Arzt nichts. Für den Umgang mit der Krankheit hat er die Fäden in der Hand. Er kann Lösungswege aufzeigen, einen Plan entwickeln. Der Arzt muss aktiv sein, nicht der Patient. Nach zwei, drei Arztterminen ist es angemessen, dass der Patient eine kurze Zusammenfassung über den bisherigen Verlauf erhält. Per Email oder sonst wie. Ein Anruf täte es auch. Die Videosprechstunde ist dafür weniger geeignet.

Fragen wir zehn Patienten, was sie unter einer guten Arztpraxis verstehen und wir erhalten zehn unterschiedliche Antworten. Dass sie Zuversicht ausstrahlt, könnte eine Antwort sein. Das tut gut. Weil wir voller Sorgen die Praxis betreten, wollen wir erleichtert herausgehen. Die Praxis braucht keinen Farbpsychologen um einen entspannten Eindruck zu vermitteln. Helligkeit, Pastellfarben, einfache freundliche Sitzgelegenheiten, das reicht uns schon. Poster der Pharmaindustrie sollten nicht an den Wänden hängen. Das suggeriert noch mehr Tabletten und impliziert Krankheiten die wir nicht haben wollen. Das Werbezeug gehört verbannt. Die Prospekte für Hörgeräte, Nahrungsergänzungspulver, Wärmepflaster und Stützen aller Art sollen verschwinden. Wir wünschen uns unbeschwertes Warten. Weil die Anspannung groß ist wollen wir auch

U. Hildebrandt, *Aus Corona lernen,* https://doi.org/10.1007/978-3-662-63556-8_10

nicht in Zeitschriften blättern in denen die Krankheiten der Prominenten ein Thema sind. Dank Corona sind sie aus hygienischen Gründen sowieso verbannt. Wie auch Zimmerpflanzen, die noch leidender aussehen, als mancher Patient. Wenn Corona richtig durchwischt, dann haben die Arztpraxen in Zukunft ein anderes Gesicht.

Vor dem Eingang einer Arztpraxis Schlange stehen, das mag bei schönem Wetter noch gehen. Im Treppenhaus eines Arzthauses mit mehreren Praxen ist das eine Zumutung. Der Abstand, den wir zukünftig immer haben werden, verbietet es uns.

Der Organisationsgrad des Praxispersonals ist der Schlüssel zum Betreten der Räume. Ohne telefonische Anmeldung und Terminvergabe geht es nicht. Weil sich das plötzliche Unwohlsein nicht an Termine und Pläne hält, muss das Personal Lücken, Zeitfenster für Unvorhergesehenes, einplanen. An diesem Punkt steht und fällt das erste Qualitätsmerkmal einer Praxis. Gute Planung funktioniert natürlich nicht mit Angestellten, die nie gelernt haben, die relevanten Fragen zu stellen. Es muss nicht das Niveau sein das die Disponenten der 112 Nummern beherrschen. Aber die Minimalschulung durch den Praxisinhaber ist ein Muss. Leider erfahren wir zu oft das Gegenteil. Im Zweifelsfall muss der Anruf zum Praxisinhaber durchgestellt werden. Abfuhren mit der billigen Bemerkung der Doktor habe gerade einen Patienten gehen gar nicht. Der Doktor hat den ganzen Praxistag lang Patienten. Weil er und seine Angestellten davon leben.

Corona hat uns Organisation und Flexibilität aufgezwungen. Das ist gut so, weil es dringend nötig ist. Corona hat uns gelehrt, dass die Ausnahmen von der Regel eine gute Praxis kennzeichnen. Die Beliebigkeit in irgendwelchen Räumlichkeiten eine Arztpraxis einzurichten muss von einer durchdachten Raumaufteilung abgelöst werden. Wo früher Privatpatienten hofiert wurden muss ein Bereich für akut Erkrankte entstehen. Potenziell Infizierte darin eingeschlossen. Die Wege von Wiederkehrern und Routinepatienten müssen sich von denen der ungeplanten Ausnahmepatienten unterscheiden. Diese könnten in einem bedrohlichen Gesundheitszustand sein oder kürzlich aus Regionen zurückgekehrt sein, in denen ein spezieller Infekt grassiert. Corona hat uns gezeigt, dass das Reisen schon längst alle Länder zu einem grenzenlosen Infektionsherd verbindet. Gestern war China vor unserer Haustür, morgen vielleicht Costa Rica, übermorgen Korsika. Und heute ist es ein Agrarbetrieb in allernächster Nähe.

Die Priorität der Behandlung gilt dem plötzlich eingetretenen Ereignis, dem Notfall. Nicht das Management des Üblichen, sondern des Unvorhergesehenen macht die Qualität einer Arztpraxis aus. Das ist noch keine Triage aber eine Abwägung der Dringlichkeit gegenüber der Routine. Das schließt ein, dass Terminpatienten kurzfristig umbestellt werden. Damit sind wir bei der Verwaltung der Patientendaten. Praxen, wie wir sie uns vorstellen, müssen auf Knopfdruck mit ihren Stammpatienten in Kontakt treten können. Einige haben das bereits. Besonders Innovative schon recht lange. Wir verlangen also nichts Neues, sondern Bewährtes für die, die es nicht haben. Ein Patient, der auf seinem Smartphone erfährt, dass ein anderer Patient im Moment den ganzen Einsatz der Praxis benötigt wird dafür volles Verständnis haben. Wer trotzdem erscheint, muss wieder gehen. Auch Patienten müssen lernen ihre Ansprüche zu zügeln. Weil die Arztpraxen keine Selbstbedienungsläden für überzogene Vorstellungen sind.

Völlig ohne berechtigte Ansprüche sind die Patienten jedoch nicht. In puncto Aufklärung und Gesprächsbereitschaft haben viele Praxen Nachholbedarf. Sagen wir hatten, weil das nach der ersten Erkenntniswelle von Sars-CoV-2 hoffentlich besser wird. Das Minimalbegehren der Patienten ist so einfach. Sie wollen nur wissen, woran sie sind. Was ist los? Was kann man dagegen tun? Auf diese einfachen Fragen erhalten sie nicht immer eine verständliche Antwort. Es darf nicht sein, dass ein Patient ein oder zwei Begriffe auffängt und damit zuhause seine eigene Diagnose bastelt. Das Netz ist übervoll mit medizinischen Erklärseiten. Ganz schnell kommt der medizinische Laie auf die falsche Spur und wähnt sich in einer Horrorerkrankung. Was sich daraus entwickeln kann hängt von seiner Resilienz, seiner Widerstandsfähigkeit ab. Ablehnen, nicht wahrhaben wollen, hilft nicht. Weil das Verdrängen keine Entwarnung bringt. Sich in eine Untergangsstimmung zu manövrieren lähmt und macht hilflos. Die Ärzte sollten wissen was sie mit ihrem nachlässigen Informationsgebaren anrichten.

Aus einer guten Praxis geht der Patient aufgeklärt heraus. Er ist nicht immer glücklich, aber er weiß Bescheid. Für die Krankheit des Patienten kann der Arzt nichts. Für den Umgang mit der Krankheit hat er die Fäden in der Hand. Er kann Hoffnung erzeugen, Lösungswege aufzeigen, einen Plan entwickeln. Er darf den Patienten nicht ratlos entlassen. Der Arzt muss aktiv sein, nicht der Patient.

Eine gute Praxis hält Kontakt zu den Patienten. Unaufgefordert, auf eigene Initiative. Dafür gibt es die digitalen Wege. Eine Blutabnahme beim Patienten ist nutzlos, wenn ihm das Ergebnis der Analyse nicht mitgeteilt wird. Eine gute Praxis übermittelt die Laborbefunde an den Patienten und bittet um Terminvereinbarung für ein Gespräch. Um die Befunde zu erläutern und das weitere Vorgehen zu planen. Nach zwei, drei Arztterminen ist es angemessen, dass der Patient eine kurze Zusammenfassung über den bisherigen Verlauf erhält. Eine Zwischenanalyse aus der Diagnostik und den bisherigen Behandlungsschritten. Per Email, oder sonst wie. Für den Arzt ist das einfach zu bewerkstelligen, für den Patienten ist es ein Zeugnis des vertrauensvollen Miteinanders. Warum gibt es das nicht? Warum machen die Ärzte das nicht? Wahrscheinlich aus mehreren Gründen. Weil sie es nicht für nötig halten. Weil sie denken, die Patienten verstehen sowieso nichts davon. Weil sie dafür keine Zeit aufbringen wollen. Weil es ihnen nicht vergütet wird. Muss hinter jeder Tat eine Vergütungsziffer stehen? Diese Frage, sollen die Ärzte selbst beantworten.

Ein Anruf des Arztes täte es auch. Wenn die Patientenbindung an die Praxis zählt und gepflegt wird, dann telefoniert der Arzt von sich aus. Er würde den einen oder anderen Patienten angenehm mit einem Anruf überraschen. Nicht, um eine schlechte Nachricht zu übermitteln, sondern um zu zeigen, dass er am Schicksal des Patienten Teilhabe hat. Es gibt Patienten die das nicht brauchen, die das nicht wünschen. Das bekommen die Praxismitarbeiter ganz nebenbei mit. Es gibt aber auch Patienten, die selten kommen. Für die der Praxisbesuch beschwerlich ist. Patienten, die den Anstoß und die Motivation brauchen. Für diese Klienten ist die aktive Praxis gedacht. Die Nachfrage, der Anruf, das Angebot eines Hausbesuches, die Einladung zu einem Gespräch. Ist das zu viel verlangt?

Wenn die Arztpraxis als Anlaufstation für das, was wir als Alltagskrankheit verstehen, Bestand haben will, dann muss sie sich umstellen. Sie muss kein Dienstleister sein, der übertriebenen Ansprüchen genügt. Nichts, was man sich auf Knopfdruck beliebig bestellen kann. Sie muss allerdings mehr sein als ein Dienstleister, der seine erlösbringenden Angebote loswerden will. Weil die Arztpraxis dem Gemeinwohl verpflichtet ist. Pflicht heißt Verantwortung übernehmen. Es ist daher völlig unverständlich, dass einige, zum Glück wenige Arztpraxen, Gefälligkeiten in Sachen Corona gewähren.

Ein Beispiel für ihr inakzeptables Verhalten ist die Ausstellung von Bescheinigungen, die einige Patienten einfordern. Nämlich die Freistellung von der Pflicht, die Masken zu tragen. Vorgeschobene Behauptungen, sie bekämen durch die Maske nicht ausreichend Atemluft, sie würden in Panik geraten oder sie seien allergisch auf die Materialien, entbehren jeglicher medizinischen Grundlage. Wer das nicht versteht, der sollte durch die Flure einer Universitätsklinik gehen. Dann wird er Patienten begegnen, die wirklich eine schwere Bürde zu tragen haben. Patienten, denen Organe transplantiert wurden. Sie sind glücklich, weil sie die Transplantation überstanden haben. Zum Schutz vor Infektionen tragen sie einfache Gesichtsmasken. So wie sie im Krankenhaus üblich sind. Sie atmen durch die Maske und sind unendlich froh, dass sie das können. Selbst Lungen transplantierte Patienten tragen die Maske. Wenn die es schaffen, dann kann es jeder andere auch.

Womit wir bei einer Frage sind, die wir nach dem Abflachen der Corona Pandemie dringend beantworten müssen. Wer ist gefährdet? Wen bedroht das Virus wegen seiner Vorerkrankungen? Weil niemand, nicht die Ärztekammer, nicht die Kassenärztlichen Vereinigungen, nicht das Robert-Koch-Institut, einfach niemand, eine Antwort darauf vorbereitet hat, kursierten alle möglichen und unmöglichen Vorstellungen. Am Ende der Pandemie müssen wir eine eindeutige Definition für die nächste Virusattacke parat haben. Der Verlauf der ersten Pandemiewelle hat gezeigt, dass viele ihren Gefährdungsstatus selbst definiert haben. Wer übergewichtig ist, Bluthochdruck bescheinigt bekam, oder irgendeine Form von Herzunregelmäßigkeiten attestiert erhielt, der reihte sich selbst in die Gruppe der Gefährdeten ein. Für andere galt, per ordre de Mufti, dass allein schon das Alter über sechzig als Gefährdung gilt. Welcher Mufti soll das gesagt haben? Diese Sechzigjährigen fahren Mountain Bike, tauchen, surfen, klettern, paragleiten und reisen in ferne Länder. Nur das Arbeiten trauen sie sich nicht zu. Besonders diejenigen, die im Schoß des Staates ihr Auskommen finden, tauchen als erste ab. Corona, wir klären das.

Unter den Corona Bedingungen haben manche Patienten für sich entschieden, die Arztpraxis des Vertrauens nicht wegen Banalitäten aufzusuchen. Das ist lobenswert und hilft allen. Ist das auch der geeignete Moment, um die Effizienz der Videosprechstunde zu beurteilen? Eigentlich eine ideale Gelegenheit. Zumal immer wieder von den Machern, vor allem von den technischen Dienstleitern die daran verdienen, die Vorteile betont werden. Wer sich nicht bewegen kann soll besonders davon profitieren. Also die immobilen Patienten und diejenigen, die in ländlichen Regionen leben. Wenn die Praxis weit weg ist, der Bus selten verkehrt und Angehörige oder Freunde für den Fahrdienst nicht zur Verfügung stehen, dann müsste die Videosprechstunde die ideale Lösung sein.

Wenn da nicht die Bremsklötze zur Umsetzung im Weg liegen würden. Das schnelle Internet zum Beispiel. Dann die Verfügbarkeit eines Personal Computers, oder eines Tablets. Ein Smartphone würde reichen. Aber nicht das Handy mit dem nur telefoniert werden kann. Obendrein muss der modern gepolte Patient damit umgehen können. Vor der ersten Videosprechstunde muss er seine Einwilligung abgeben. Wenn er in die Videosprechstunde eintreten möchte, muss er sich bei dem Dienstleister anmelden. Dann wartet er im Online-Wartezimmer darauf, dass der Arzt zugeschaltet wird. Diese Hürde nimmt nur, wer mit dem Digitalen groß wird oder es bereits wurde.

Die Arztpraxis muss ebenfalls technisch vorbereitet sein. Vor allem der Datenschutz muss garantiert sein. Dafür sorgen die technischen Dienstleister. Natürlich für ein angemessenes Entgelt. Die Praxis hat einige Regeln zu befolgen. Der Sprechstunden-raum muss Privatsphäre bieten. Der Fantasie des Privaten sind dann keine Grenzen gesetzt. Die Videosprechstunde muss vertraulich ablaufen. Weder der Arzt noch der Patient dürfen Aufzeichnungen vornehmen. Die Regelung, dass ein Patient nicht mehr als 20 % seiner Arztbesuche per Video durchführen darf, ist unter Corona Bedingungen vorübergehend ausgesetzt. Er muss die Arztpraxis gar nicht erst aufsuchen. Dafür, dass die Arztpraxis überhaupt Videosprechstunden durchführt, erhält sie jeweils 10 € für die ersten 50 Patientenkontakte per Video. Zusätzlich zu dem Honorar für die Sprech-stundenleistung. Also bis zu 500 € pro Quartal oben drauf. Bis zu 208 € pro Quartal, erstatten die Krankenkassen für den technischen Aufwand des Arztes. Der Einstieg in die neue Technologie ist den Ärzten mit Euros versüßt worden.

Ein weiterer Bonus für die Patienten ist die Krankschreibung per Video. Die gibt es seit Juli 2020. Voraussetzung ist, dass der Patient der Praxis bekannt ist und „dass die Krankheit in einer Videosprechstunde untersucht werden kann". Wie das funktionieren kann, ist nicht näher beschrieben. Vielleicht muss der Patient ins Mikrophon husten, seinen geschwollenen Fuß in die Kamera halten, oder sonst etwas Beweisförderndes vorzeigen. Die Krankschreibung gilt für maximal sieben Tage. Um sie zu verlängern, muss der Patient dann doch die Praxis aufsuchen. Im Falle eines Schlaganfalles, will man sich nicht vorstellen, wie der Arztkontakt per Video funktionieren kann. Der direkte Kontakt vom Patienten zum Arzt wird für alle Zeiten der Goldstandard bleiben. Daran besteht kein Zweifel. Oft reicht schon ein kurzes klärendes Gespräch am Telefon. Dafür muss man sich nicht beim Videodienstleister anmelden. Die Patienten entscheiden mit, ob der Arzt für das Telefonat zwischendurch bereit ist. Banale Anliegen, über-strapazierte Anfragen oder penetrantes Fordern werden den Ärzten die unkomplizierte Kommunikation verleiten.

Die Videosprechstunde ist ein Experiment. Sie ersetzt den direkten Arztkontakt nicht. Viele Fragen sind bisher nicht beantwortet. Profitieren tatsächlich die immobilen Patienten? Können diejenigen, die die Videosprechstunde dringend benötigen, mit der Technik umgehen? Wie viel Zeit muss die Arztpraxis einräumen? Stimmt das Verhält-nis von Zeitaufwand und Nutzen? Oder ist die Videosprechstunde nicht mehr, als ein weiteres Spielzeug für junge gesunde Medienfreaks? Vielleicht gibt Corona darauf eine Antwort.

Corona und der Status der Krankenversicherung

11

Das Nebeneinander der Gesetzlichen (GKV) und der Privaten Krankenversicherung (PKV) ist eine deutsche Besonderheit. Während die GKV für alle da ist, gelten für die private Krankenversicherung Beitrittsbeschränkungen. Von der PKV profitieren vor allem die Beamten, die Ärzte und die Krankenhäuser. Am allerwenigsten die restlichen Patienten. Der vermeintliche Vorteil der PKV ist längst überholt. Weil beide, GKV und PKV die gleichen Leistungen gewähren. In der PKV überwiegen die Nachteile. Viele privat Versicherte übersehen, dass ihr lukrativer Status die Akteure der Gesundheitswirtschaft zu Überdiagnostik und Übertherapie verführt. Dieser Verführung erliegen die privat Versicherten, ohne davon Vorteile zu haben. Im Gegenteil. Die Inanspruchnahme kostspieliger Medikamente und fragwürdiger Therapien verteuert unaufhörlich ihre Versicherung, der sie durch Austritt nicht entkommen können. In der GKV sind es unverrückbare 14,6 % vom Bruttoeinkommen. Längst vor Corona begann die Diskussion über den Sinn der zweigeteilten Krankenversicherung in Deutschland. Weil ideologisch und propagandistisch stets von Zweiklassenmedizin gesprochen wird, ändert sich nichts. Dabei haben wir längst eine Vielklassenmedizin. Die Klasse unterscheidet sich in der Qualität und im Können der Krankenhäuser und der Arztpraxen. Völlig unabhängig vom Versicherungsstatus. Nach Corona ist unser Gesundheitssystem finanziell ausgelaugt. Das ist der ideale Startpunkt für ein einheitliches Krankenversicherungssystem, das auch in Zukunft finanzierbar ist. Wir wollen es, also müssen wir es neu aufstellen. Die Lösung ist ein einheitliches Versicherungssystem. Für alle gleich. Extras können dazu gekauft werden.

© Der/die Autor(en), exklusiv lizenziert durch Springer-Verlag GmbH, DE, ein Teil von
Springer Nature 2021
U. Hildebrandt, *Aus Corona lernen,* https://doi.org/10.1007/978-3-662-63556-8_11

11.1   Die private Krankenversicherung ist passé

Corona hat viele Existenzen in Bedrängnis gebracht. Ganz vorn rangieren Selbstständige und Solo-Selbstständige. Nicht wenige von ihnen sind privat krankenversichert. Und viele von ihnen können die monatlichen Prämien nicht mehr bezahlen. Am Ende von Corona werden wir wissen, wie viele es sind.

Das Nebeneinander der Gesetzlichen (GKV) und der Privaten Krankenversicherung (PKV) ist eine deutsche Besonderheit. Es sind zwei völlig voneinander getrennte Systeme. Während die gesetzliche Krankenversicherung für alle da ist, gelten für die private Krankenversicherung Beitrittseinschränkungen. Denn die PKV ist gewinnorientiert. Sie ist kein soziales, sondern ein kommerzielles Unternehmen. Nichts für Mittellose. Auf dem Markt der PKV stehen circa 40 Versicherungsunternehmen im Wettbewerb.

Die Gewinnung zahlungskräftiger Neukunden ist das primäre Ziel. Dafür werden aufwendige Werbekampanien inszeniert. Im Visier der privaten Krankenkassen sind insbesondere junge Selbstständige und Freiberufler. Die können sich, selbst bei einem kleinen Einkommen, privat krankenversichern. Bei einem kleinen Einkommen? Wie geht das?

Einem Selbstständigen oder Freiberufler zahlt niemand den Arbeitgeberanteil. Würden sie in die gesetzliche Krankenversicherung eintreten, dann müssten sie den Arbeitgeberanteil selbst bezahlen. Denn die Prämie für die gesetzliche Krankenversicherung beträgt 14,6 % vom Einkommen. Hier setzen Versicherungsvertreter und Makler an. Die Provision im Auge, rechnen sie vor, dass die private Krankenversicherung günstiger sei. Weil der Arbeitgeberanteil wegfällt. Den müssten sie nämlich in der GKV selbst bezahlen. Damit die Bauernfängerei klappt, stellen die PKV Unternehmen niedrige Einstiegstarife bereit, die weit unterhalb der gesetzlichen 14,6 % liegen. Von steigenden Tarifen bei zunehmendem Alter und gleichzeitig höherem Erkrankungsrisiko erzählt ihnen keiner etwas.

Ein weiterer Köder wird vor den Studenten ausgelegt. Jeder weiß, dass Studenten kein Geld haben. Ein paar ganz Gerissene vielleicht ausgenommen. Trotzdem wird ihnen die Tür in die PKV weit aufgemacht. Über den Teppich der niedrigen Tarife laufen sie blindlings in die Tariffalle. Als Student weiß keiner in welche Einkommenshöhe er jemals aufsteigen wird. Aber er ist schon mal privat versichert. Privat versichert zu sein ist für einen Akademiker adäquat und bei dem niedrigen Einstiegstarif ein scheinbares Muss. Das erzählen jedenfalls die Makler so.

Für das Einwerben potenzieller Neukunden wird viel Geld ausgegeben. Die Abschlussprovisionen für Versicherungsvertreter und Makler schlagen sich in den Verwaltungskosten nieder. Mindestens zehn Prozent der Beitragseinnahmen gehen für Vermittlung und Provisionen drauf.

Während Selbstständige und Studenten mühsam eingeworben werden müssen, zieht der Sog der Beihilfe die Beamten in die PKV hinein. Der Staat zahlt seinen Beamten mindestens die Hälfte der Krankenversicherung. Weil der staatliche Beitrag bis auf 70 % klettern kann, ist die Bezeichnung „Beihilfe" eine Verhöhnung der Nichtbeamten. Dank des Staates hat die PKV allein durch die Beamten einen stabilen Anteil. Die Beamten machen 1,9 Mio. der 8,7 Mio. Privatversicherten aus.

Beitrittseinschränkungen in die PKV gelten eigentlich nur für Angestellte. Die Hürde hat im Verwaltungsdeutsch die Bezeichnung „Jahresarbeitsentgeltgrenze". Das heißt, die Angestellten müssen 2020 über 62 550 € brutto verdienen. Wenn sie das haben, dürfen sie in die PKV eintreten. Bei Angestellten, die privat versichert sind, übernimmt der Arbeitgeber auch die Hälfte der Prämie. Aber nur bis zum Höchstsatz eines gesetzlich Versicherten. Die Obergrenze des Arbeitgeberanteils liegt 2020 bei 367,97 € monatlich.

Während die GKV allen Versicherten die gleichen Leistungen gewährt, egal ob alt oder jung, krank oder chronisch krank, vereinbart die PKV mit jedem Versicherten individuell den Leistungsumfang. Das Niveau der Versicherung, der Tarif, ist wählbar. Mit der Wahl des Tarifs geht aber auch der Umfang der Leistungen einher. Der Abschluss einer privaten Krankenversicherung auf niedrigem Level kann im Ernstfall weniger abdecken als bei der gesetzlichen Versicherung.

Die PKV ist kein Solidarsystem. Es gibt keine Familienversicherung. Jeder muss selbst seinen Beitrag bezahlen. Junge Gesunde zahlen zunächst niedrige Einstiegsbeiträge. Sie werden geködert und sind dann im Netz der PKV gefangen. Jung, gesund, optimistisch, wie sie sind, denken sie nicht an später. Freuen sich einfach nur über ihren Deal. Wenig einzahlen und für spätere Krankheitseinschläge gut gerüstet zu sein.

Mit dem Gesundheitsrisiko, also mit Inanspruchnahme der Kassenleistungen, steigen dann die Beiträge. Dahinter verbirgt sich die Beitragssystematik der privaten Krankenversicherungen. Die Versicherten sind in unterschiedlichen Tarifgruppen gebündelt. In jeder einzelnen Tarifgruppe balancieren sich die Einnahmen aus den Beiträgen mit den Ausgaben für die Versicherungsleistungen aus. Die Tarifgruppe muss für sich selbst aufkommen. Wenn viele drin sind, die viele medizinische Leistungen in Anspruch nehmen, dann steigt für alle die Beitragshöhe. Von Jahr zu Jahr.

Für Beamte ist das kein Problem. Für Selbstständige und Angestellte, die in eine berufliche Schieflage geraten, ein großes. Corona wird seine Spuren ziehen. Für Rentner bedeuten die Tarifsteigerungen ein kontinuierliches Abschmelzen ihres verfügbaren Geldes. Ein Großteil der Rente fließt ab in die PKV. Während bei der GKV die Beitragshöhe vom Einkommen abhängt, sind es bei der PKV die Krankheitskosten der Tarifgruppe die die Beitragshöhe bestimmen.

Ein weiteres Mysterium ist der Einsatz der Alterungsrückstellungen zur Abbremsung steigender Versicherungsbeiträge. Zwar sagt die PKV, dass die Rückstellungen Tarifsteigerungen im Alter abbremsen sollen. Aber nicht wann und nicht in welchem Ausmaß. Das sei Sache des individuellen Tarifes. Das ist keine Erklärung, sondern Vernebelung. Der Gesetzgeber gibt mehr Auskunft. Ab dem achtzigsten Lebensjahr müssen die verbliebenen Rückstellungen für das versicherte Individuum abgebaut werden. 80 wird nicht jeder. Das kann man schon an der Höhe der PKV Rückstellungen ablesen. Aus den Einzahlungen der privat Versicherten wurden 233 Mrd. Euro abgezweigt und angehäuft.

Weil man aus der privaten Krankenversicherung später nicht austreten kann, ist der Eintritt in die PKV eine Entscheidung fürs Leben. Schlimmstenfalls für den Ruin. Solange das Einkommen stimmt, kein Problem. Wehe, wenn nicht. Dann frisst die PKV das verfügbare Einkommen auf. Zum Leben bleibt wenig oder nichts. Wie viele Selbstständige, unter den Corona Bedingungen, ihre Prämien nicht mehr bezahlen können wird irgendwann an den Tag kommen.

Die Versuchung, in die PKV einzutreten, wird durch einige Vorteile getriggert. Vorausgesetzt man hat einen Tarif vereinbart, der alle Risiken abdeckt. Dann ist die Arztwahl vollkommen frei. Zu jeder Zeit, egal an welchem Ort, egal was es kostet. Jegliche Spitzenmedizin, selbst vermeintliche, ist zugängig. Die freie Klinikwahl, auch im Ausland, ist kein Hindernis.

Die wenigsten Privatversicherten ahnen welche Gefahr ihnen droht. Es ist die Gefahr von der Überdiagnostik und Übertherapie. Schließlich lässt sich mit Privatpatienten gut verdienen. Und davon wird reichlich Gebrauch gemacht. Arztpraxen und Kliniken, die ausschließlich Privatversicherte behandeln sind nicht automatisch besser als andere. Sie können, aber müssen kein Garant für Höchstleistungsmedizin sein. Sie unterliegen keiner Kontrolle, keiner Aufsicht. Sie können „Medizin machen", wie sie es für richtig halten. Nur wenn sie mit ihren Honorarforderungen über die Stränge schlagen, kann die private Krankenkasse schon mal sagen, bis hierhin und nicht weiter.

Der ungebremste Zugang zur Diagnostik, kann für den privat Versicherten wesentlich häufigere Arztbesuche bedeuten, als für den gesetzlich Versicherten. Aus vorgeschobenen Gründen der „Verlaufsbeobachtung", der medizinischen Kontrolle, der „Sicherheit". Das kann zur Folge haben, dass eine Magen- oder Darmspiegelung halbjährlich oder noch häufiger empfohlen und auch durchgeführt wird. Nicht weil das notwendig ist, sondern weil es dem Arzt oder der Klinik Zusatzeinnahmen beschert. Was hat der medizinische Laie vor der Pandemie gemacht? Er hat sich nicht dagegen gewehrt. Selbst wenn es gegen seine innere Überzeugung ging. Das überlegt er sich zu Zeiten von Corona sehr genau. Exakte Zahlen wird es wohl nicht geben. Der Rückgang von Patientenkontakten in den Arztpraxen und den Kliniken spricht allerdings für die überlegte Zurückhaltung der Patienten.

Während bei den GKV Patienten der Leistungskatalog weitgehend klar definiert ist, liegen die Grenzen des Machbaren bei den Privatversicherten im Nebel. Die Notwendigkeit für die Spiegelung des Kniegelenkes, für die Katheter Untersuchung am Herz und andere Untersuchungen lassen sich bei PKV Patienten leicht begründen. Der geschäftsorientierte Arzt setzt den Überzeugungshebel an, um Zweifel oder Ängste der Patienten, in diesem Fall der Kunden, auszuräumen.

Gravierender für den Privatversicherten ist die Entscheidungsbreite für therapeutische Maßnahmen. Wie kann der privat versicherte Laie wissen, ob er, bei der freien Arztwahl, den Weg zum Richtigen gefunden hat. Sind noch Medikamente angezeigt, oder wäre jetzt eine Operation die bessere Entscheidung? Ist das richtig, was der Laie als kleine Operation empfindet, oder wäre die große Operation besser? Wie steht es mit Spezialkliniken? Kliniken, die nur eine Sache machen. Nur Gelenke, nur Gefäße, nur

Schilddrüsen. Stimmt bei denen die Indikation? Die richtige Auswahl aus den Möglichkeiten des Machbaren. Oder sind diese Kliniken so abgehoben, dass sie Zweifel oder Nachfragen mit verächtlicher Gleichgültigkeit abtun. Wer hilft einem dabei, richtig zu entscheiden?

Privatversicherte haben Anspruch auf die Behandlung durch den Chefarzt oder einen anderen Arzt ihrer Wahl. Das kann von Vorteil sein. Aber auch nur dann, wenn man mit der richtigen Krankheit beim richtigen Chefarzt landet. Kein Chefarzt kann alles. Das ist heute so. Das weiß der Laie nicht und der Chefarzt sagt es nicht. Nicht immer, nicht in jedem Fall. Dann macht der Chefarzt das, was er kann. Mit bestem Wissen und Gewissen. Sagt er jedenfalls. Aber nicht immer mit dem gewünschten und vom Patienten erwarteten Ergebnis. Ist das Schicksal? Nein, es ist die Überschreitung der Kompetenz.

Es ist falsch, sein Privileg als Privatpatient einzufordern. Darauf zu bestehen, nur vom Chefarzt behandelt zu werden. Was, wenn der Chef eben diese Krankheit nicht beherrscht? Blindes Vertrauen in die Fähigkeiten von Ärzten kann zum Nachteil werden. Ein aufrichtiger Chefarzt, zum Glück keine Seltenheit, wird bei geplanten Operationen die richtige Entscheidung treffen. Was er selbst nicht kann, lässt er von einem erfahrenen Kollegen operieren. Oder er leitet den Patienten an eine andere Klinik weiter. Bei einem unaufschiebbaren Notfall wird er versuchen, vom Patienten Schaden abzuwenden.

Worauf beruht die Empfehlung eines Arztes, wenn es darum geht, diesen Kollegen oder jene Klinik aufzusuchen. Auf Netzwerken, auf Kartellen? Oder auf finanziellen Interessensgemeinschaften oder anderen, nicht durchschaubaren Verbindungen? Schickst du mir, schick ich dir. Das galt schon immer unter Ärzten. Nicht nur bei Privatversicherten, aber da ganz besonders. Wer nimmt von wem Geld, Provision, oder geldwerte Vorteile? Das Antikorruptionsgesetz hat einige Riegel vorgeschoben, aber auch den Erfindungsgeist neu entflammt. Der Gesundheitsmarkt ist begehrlich und undurchsichtig.

Das wissen auch die Medizintechnik Hersteller. Sobald die Zulassung für ein vermeintlich innovatives Produkt da ist, beginnt die Einführung in den Markt. Weit vor der Kostenübernahme durch die gesetzlichen Krankenkassen. Weil die Privatversicherten mehr bezahlen, sollen sie auch als Erste von Neuerungen profitieren. So lautet die Werbeaussage der PKV. Innovativ eingestellte Ärzte helfen ihnen dabei. Entweder, weil sie eine wirkliche Weiterentwicklung darin sehen, oder weil sie vom Ehrgeiz getrieben sind, in ihrer Spezialität anerkannt zu sein. Dafür kommen ihnen die Privatversicherten gerade recht daher. Auch sie wollen an den medizinischen Neuerungen teilhaben. Wenn man der Erste sein will, dann muss man auch als erster Enttäuschungen hinnehmen. Die neue, komplizierte Technik kann unerwünschte Ergebnisse und unerwartete Komplikationen mit sich bringen. Dank der risikobereiten Privatversicherten gewinnen innovative Ärzte neue Erkenntnisse.

Rechnet man noch die Anwendung neu eingeführter, extrem teurer Medikamente dazu, dann hat man die Erklärung dafür, warum Privatpatienten bei der Inanspruchnahme von Innovationen ständig ansteigende Versicherungsbeiträge leisten müssen. Patienten, die es wünschen, Ärzte und Krankenhäuser, die dem Wunsch sehr gern nachkommen, sind die Preistreiber in der PKV. So funktioniert die Gesundheitswirtschaft. Gesundheitswesen war gestern.

In der Corona Pandemie verschlingt das Gesundheitssystem gigantische Summen. Wenn das kein Grund ist über die Stabilität unserer Krankenversicherung nachzudenken, was denn sonst. Brauchen wir tatsächlich zwei Systeme, um uns gegen Krankheiten zu versichern? Zwei Systeme die jedem Versicherten die gleichen medizinischen Leistungen gewähren. Mit dem kleinen Unterschied, dass die Private Krankenversicherung mit viel Tamtam einen Vorteil vorgaukelt. Deshalb ist sie so willkommen. Bei den Versicherten selbst, weil die glauben etwas Besonderes zu erhalten. Und bei den Akteuren der Gesundheitswirtschaft, weil sie aus dem Glauben der Privatversicherten Gewinne schöpfen. Scheinbare Vorteile und geschenkte Gewinne sind allerdings keine Rechtfertigung für die Fortführung der Zweigleisigkeit. Ganz im Gegenteil. Am Ende der Pandemie müssen die Kräfte und die Finanzen gebündelt werden. Dazu gehört sicher die Überarbeitung der Krankenversicherung. Sie muss neu geformt werden und eine solidarische Einheit bilden. Die Existenz von zwei parallelen Versicherungsstrukturen muss endlich Geschichte werden.

11.2   Nicht Zweiklassenmedizin, sondern Vielklassenmedizin

Längst vor Corona, begann die Diskussion über den Sinn der zweigeteilten Krankenversicherung in Deutschland. Mal ist sie laut, mal leise. Je nachdem, ob ein anderes gesellschaftspolitisches Thema dringender ist, oder ob gerade Themenflaute herrscht. Für die allermeisten Menschen ist die gesetzliche Krankenversicherung die Regel. Die GKV zahlt alle anerkannten medizinischen Leistungen. Die Krebsbehandlung und die Organtransplantation genauso wie bei den privat Versicherten. Verweigert wird nichts. Der Komfort kann geringer sein. Was macht das schon, wenn die Therapie stimmt. Keiner bekommt schlechtere Tabletten. Keiner ein Hüftgelenk aus Stahl der rosten könnte.

Die Zweiklassenmedizin ist ein politischer Begriff, ideologisch geprägt, reine Propaganda. Der Begriff beschreibt nicht die Qualität der medizinischen Behandlung. Die ließe sich auch nicht in zwei Klassen einteilen. Mit Zweiklassenmedizin werden die beiden Versicherungssysteme beschrieben, GKV und PKV. Ihre Unterscheidungen, ihre Struktur, ihre Ausrichtung: solidarisch oder wettbewerborientiert. Die Unterschiede lassen sich nicht mit Noten oder Sternen bewerten.

Weil es keine Zweiklassenmedizin gibt. Aber es gibt die Vielklassenmedizin. In den Arztpraxen sind unterschiedliche Charaktere tätig. Sympathische, ernste, lockere, nachdenkliche, optimistische, einfühlsame. Die Patienten haben die freie Wahl. Sie können Empfehlungen folgen, oder bei enttäuschten Erwartungen die Arztpraxis wechseln. Wie sollen sie aber erkennen können, wie gut ihr Arzt ist? Wie hoch ist sein Wissensstand? Wie stark ist sein Engagement in der Fortbildung? Wie hartnäckig ist er in der Diagnostik? Wie konsequent in der Behandlung? Wie geduldig im Umgang mit den

Patienten? Das alles macht den Unterschied, die Klasse aus. Nicht der Versicherungs-status des Patienten.

Die Vielfalt der deutschen Krankenhäuser ist vom Gesetzgeber gewollt. Auch die Unterschiede in der Trägerschaft, Ausrichtung und Zielsetzung. Noch, aber hoffent-lich bald nicht mehr. Weil sich daraus beträchtliche Ungleichheiten ableiten. Und Konsequenzen für die Patienten. Oft zu ihrem Nachteil, weil jedes Krankenhaus anders ist, eine andere Strategie und Qualität hat.

Bei den katholischen Häusern darf der Chefarzt nicht geschieden sein. Als ob das Ein-fluss auf die Medizin hätte. Bei den Privaten muss er den Gewinn vor Augen haben. Das kann fragwürdige Maßnahmen bewirken. Überhaupt die Chefärzte. Bei jeder Träger-schaft haben sie einen anderen Status. Bei den öffentlichen Krankenhäusern dürften sie dem klassischen Status noch am nächsten kommen: eine Person mit Rang und Abstand zum Nächsten. Bei den Privaten einer von vielen, mit vielen ökonomischen Pflichten. Und ohne viel zu sagen zu haben. Bei den christlichen Krankenhäusern, Gott über sich und den Geschäftsführer gleich neben sich sitzend.

Die Klasse des Chefarztes, seine Qualität, ist auch nur schwer einschätzbar. Der eine hat eine exzellente Vorlaufstrecke bevor er Chefarzt wurde. Der Andere wurde es über-raschend schnell und dem hier, dem hätte man es überhaupt nicht zugetraut. Leicht zu verstehen, dass dann die Klasse der Medizin nicht einheitlich sein kann.

Das Personal im Krankenhaus macht den Unterschied aus. Die Anzahl ganz besonders. Am Personal wird gespart und immer so gerechnet, als wären alle gleich-zeitig da. Was natürlich nicht der Fall ist. Wegen Krankheit, Urlaub, 24 h- und 365 Tage-Betrieb. Mit Lücken leben und trotzdem funktionieren, das ist der Krankenhausbetrieb heute. In der Größe der Lücke liegt der Unterschied. Im Willen sie klein zu halten und in der Gemeinheit, es gar nicht zu beabsichtigen. Überall Lücken, bei Schwestern, bei Ärzten und flankierenden Mitarbeitern. Nur nicht in der Verwaltung. Nur wenn die rund läuft, dann schlägt das Herz des Betriebes. Eine nicht auszumerzende Vorstellung. Es ist ein kleines Wunder, dass die Krankenhäuser trotzdem funktionieren. Dass die Gejagten nicht schlappmachen und ihren Beruf als Berufung sehen. Dafür haben sie Beifall bekommen.

Das Humankapital ist nicht mehr als ein theoretischer Begriff. Dort, wo das Human-kapital seine stärkste Wirkung entfalten könnte, nämlich in der Nähe der Menschen, die anderen ihr Schicksal anvertrauen, ist es nur ein Kostenfaktor. Alles wird nur an Kosten gemessen, nicht an Empathie. Selten haben Schwestern, außerhalb der Routine, Zeit für ihre Patienten. Zeit für die wenigen entscheidenden Momente, in denen sie so dringend benötigt werden. Rar sind die Ärzte, die einem Patienten in die Augen schauen und dabei seine Sorgen, seinen Erklärungsbedarf, seinen Wunsch nach Beschwichtigung heraus-lesen können. Die Nähe zum Patienten macht den Unterschied, die Klasse aus. Und die ist in jedem Krankenhaus anders. Vielklassenmedizin eben.

Bei allem Für und Wider gibt es weiterhin beide Systeme, die gesetzliche und die private Krankenversicherung. Die GKV hat 72 Mio. Mitglieder. Diese können sich ihre Krankenkasse frei aussuchen und nach Belieben wechseln. Die Beiträge werden solidarisch eingesammelt. Sie kommen von den Versicherten, von den Arbeitgebern, von der Arbeitsagentur, von der Rentenversicherung und vom Steuerzahler. Alles kommt in einen Topf. Der Topf heißt Gesundheitsfonds. Die gesetzlichen Krankenkassen erhalten finanzielle Anteile aus dem Topf. Wie viel, das hängt vom Krankheitsstatus des individuellen Versicherten ab. Mit den zugewiesenen Geldern bezahlen die Krankenkassen die Leistungen der Kassenärzte und der Krankenhäuser.

Warum gibt es neben der GKV ein zweites Versicherungssystem, das nur neun Millionen Versicherte hat? Die neun Millionen haben einen privilegierten Zugang in ihr Versicherungssystem, dem sie, gänzlich unprivilegiert, nicht entkommen können. Beim Eintritt in die Versicherung, schätzt jeder einzelne das Niveau seiner gewünschten Leistungen selbst ein und zahlt dafür Einstiegsbeiträge. In seinen jungen Jahren hat der Privatversicherte allerdings übersehen, dass mit zunehmendem Alter und ansteigenden Behandlungskosten die Beiträge Jahr für Jahr höher werden. Er hat sich nicht für eine soziale, sondern für eine kommerzielle Krankenversicherung entschieden. Oder er ist in sie hineingelockt worden. Die Folgen seiner Entscheidung muss er selbst tragen. Nur Beamte sind fein raus. Der Staat übernimmt alle Kosten, trägt bis auf einen kleinen Eigenanteil das finanzielle Risiko. Dem Privatversicherten, der nicht den Staat im Rücken hat, droht bei Einkommensverlusten, Erwerbslosigkeit oder bescheidener Rente der wirtschaftliche Ruin.

Unverändert profitieren die Ärzte und die Krankenhäuser vom Systemunterschied. Der Privatversicherte hat sich verspekuliert. Er hat das falsche Versicherungssystem gewählt. In seinem ist kein Nichtversicherter, kein Dauerkranker, kein Arbeitsloser, kein Obdachloser, kein Flüchtling, kein Asylsuchender. Keiner aus der Solidargemeinschaft der gesetzlich Versicherten. Da sich die privaten Krankenversicherungen nicht an der Solidargemeinschaft beteiligen, nicht in den Gesundheitsfonds einzahlen, kann auch kein Mitglied solidarische Unterstützung vom privaten System erwarten.

Die PKV ist ein eigenwilliges Konstrukt. Krankenhäuser, angestellte und niedergelassene Ärzte sind scharf auf die Privatversicherten. Die Honorare, die sie erhalten sind Extrageld. Geld außerhalb der Budgets. Außerhalb dessen, was in Budgetverhandlungen mit der Kassenärztlichen Vereinigung oder den Krankenkassen vereinbart wurde. So etwas wie Lotteriegewinne. Folglich ist es mehr als logisch, dass die Nutznießer, Ärzte und Krankenhäuser, den Fortbestand der PKV verteidigen. Auch die Mehrzahl der PKV Mitglieder selbst. Auf die neun Millionen Privatversicherten wollen die interessierten politischen Parteien, die Lobbyisten, die Pharma- und die Medizintechnikbranche nicht verzichten. Die einen könnten Wählerstimmen verlieren, die anderen Erlöse.

Folglich hat das Nebeneinander von gesetzlicher und privater Krankenversicherung Befürworter und Kritiker auf den Plan gerufen. Die Befürworter der PKV erkennen in ihrem Fortbestand die Pluralität der freiheitlichen Gesellschaft. Außerdem unterstütze die PKV mit den höheren Vergütungen die Existenz mancher Arztpraxis. Gäbe es nur die Einnahmen der GKV Patienten, dann stünde so manche Praxis schlecht da. Da muss schon die Frage erlaubt sein, ob diese Arztpraxen nicht aus anderen Gründen existenz-gefährdet sind.

Kritiker des Nebeneinanders zweier Versicherungssysteme sehen das Solidarprinzip ausgehebelt. Womit sie rechthaben dürften. Aber nur dann, wenn sie Solidarität wirk-lich verstehen. Die Privatversicherten, würden in Relation zu ihren höheren Einkommen, zu niedrige Beiträge einzahlen. Der GKV würden dadurch Mittel in beträchtlicher Höhe vorenthalten. Was natürlich Unsinn ist. Wären die Privatversicherten mit einem hohen Einkommen in der GKV, dann würden auch sie nur den Höchstbeitrag zur GKV bezahlen. Mehr nicht. Eine merkwürdige Definition von Solidarität, wenn Krankheit bei einem hohen Einkommen mehr kosten muss, als bei einem niedrigen. Krankheit hat nur einen Preis, das Leben.

Ein anderes kritisches Argument lautet, dass die Versicherten mit niedrigeren Ein-kommen ein höheres Krankheitsrisiko hätten. Deshalb würden sie die GKV über-proportional belasten. Versicherte mit chronischen Krankheiten würden allein schon wegen der steigenden Beiträge die PKV meiden. Das setzt allerdings voraus, dass sie vor dem geplanten Eintritt in die PKV erahnen, später einmal chronisch krank zu werden. In der Summe hätte die PKV daher das größere Klientel mit niedrigerem Krankheits- und Versicherungsrisiko. Das ist irgendwie unlogisch. Warum sollten Privatversicherte weniger krank sein? Rauchen sie weniger? Trinken sie weniger Alkohol? Haben sie weniger Stress? Erkranken sie seltener an Krebs? Wer befeuert das Märchen von den vermeintlich besseren Risiken? Risiko bleibt Risiko. Die Unterteilung in gut und schlecht gibt es nicht.

Der Streit über das unsolidarische Nebeneinander von GKV und PKV, in bestehender Form, zieht seit Jahren durch die politischen Parteien. Jede Partei hat dazu ihre eigenen Ideen. Weil die Vorstellungen immer mit der ideologischen Grundausrichtung der Partei konform sein müssen, kommt es zu keiner Bewegung. Egal in welcher Konstellation oder Koalition die Parteien regieren, sie verharren ideologisch zementiert. Vielleicht verändert Corona die Standpunkte? Vielleicht rücken die Kosten der Pandemie das ver-meintlich Unverrückbare zurecht? Pandemie bedingt musste der staatliche Zuschuss in den Gesundheitsfonds von 14 auf 30 Mrd. Euro erhöht werden. Und welche Generation soll das bezahlen?

11.3 Die Krankenversicherung für alle

Der Schritt, die GKV und die PKV auf einen Nenner zu bringen, könnte unter dem Druck von Corona gelingen. Eine Basiskrankenversicherung, die für alle Bürger gleich ist, wäre eine solidarische Lösung. Das Prinzip: jeder Versicherte zahlt den gleichen Betrag für die gleiche medizinische Leistung. Die Beiträge werden in einem Staatsfonds gesammelt.

Das geänderte Verfahren wäre schon deshalb möglich, weil unser derzeitiges Krankenversicherungssystem längst nicht mehr das ist, was es einmal war. Es wird behauptet, das deutsche System sei beitragsfinanziert. Im Gegensatz zu anderen europäischen Ländern, wie England oder Dänemark, die ein steuerfinanziertes System hätten. Diese scharfe Trennung gibt es längst nicht mehr. Die Bezeichnung beitragsfinanzierte Krankenversicherung trifft am ehesten noch für die Gruppe der Berufstätigen zu, bei der die Arbeitgeber einen Teil der Beiträge mittragen.

Derzeit ist der Staat mit Steuermitteln in der GKV und in der PKV allgegenwärtig. In der GKV durch die Beiträge, die in den Gesundheitsfonds fließen. In der PKV mit den Beiträgen für das Heer der Beamten und Staatsdiener. Außerdem wird gern übersehen, dass die Finanzierung der Krankenhäuser über die Steuermittel der Länder abläuft. Folglich haben wir ein Mischsystem aus beitrags-, und steuerfinanzierten Anteilen. Ein System, das durch die politischen Eingriffe der letzten Jahrzehnte dermaßen verstellt wurde, dass eine Neujustierung, eine Rückstellung auf null, an der Zeit ist. Corona hat die Finanzierung des Gesundheitssektors endgültig verzerrt, weil ständig irgendwer vom Staat Geld erhält.

GKV und PKV müssen verschmelzen. Dafür müssen der Schmelzpunkt und die Dauer des Schmelzvorganges so gewählt werden, dass beide reibungslos ineinander übergehen. Dazu tragen die 230 Mrd. Euro Alterungsrückstellungen der PKV bei. Die gigantische Summe kann in dem Verschmelzungsprozess zweierlei verwendet werden. Einmal für die Angleichung der Arzthonorare aus GKV und PKV. Zum anderen für die Erfüllung der bestehenden PKV Verträge. Die medizinische Leistung muss nicht angepasst werden. Die war bisher schon in beiden Systemen gleich. Mit dem kleinen Unterschied, dass die Leistung in der PKV über die Notwendigkeit hinaus abgerufen wurde.

GKV und PKV werden auf eine gemeinsame Plattform gestellt. Auf dieser Plattform stehen sämtliche Krankenversicherungen. Alle zusammen vereint, dass jede Kasse eine Krankenversicherung anbietet und managet, die im Leistungsspektrum für jeden Versicherten gleich ist.

Aus dem Gesundheitsfonds erhalten die Krankenkassen pro Versicherten den gleichen Grundbetrag. Dieser dient zur Finanzierung der Betriebskosten jeder einzelnen Krankenkasse. Die Betriebskosten werden von einer neutralen Institution, falls es so etwas gibt, ermittelt und festgeschrieben. Der Risikostrukturausgleich wird ersatzlos gestrichen. Die Leistungen der Ärzte, Psychotherapeuten und Krankenhäuser werden den Krankenkassen in Rechnung gestellt. Diese überprüfen die Rechtmäßigkeit und rufen den Betrag aus dem Gesundheitsfonds ab.

Der Gesundheitsfonds wird nach einem neuen Modus gespeist. Bekanntlich ist die Krankenversicherung in Deutschland nicht ausschließlich beitragsfinanziert. Ein hoher Anteil ist steuerfinanziert. Dieser Anteil wird vergrößert. In Zukunft soll, für kleine und mittlere Unternehmen, der Arbeitgeberanteil an der Krankenversicherung vollständig entfallen. Den übernimmt der Steuerzahler, wenn der Arbeitgeber nach Tarif entlohnt. Kleine und mittlere Unternehmen sind das wirtschaftliche Rückgrat im Land und verdienen deshalb die Unterstützung, die sie bisher nicht erhalten haben. Im Übrigen kommen sie bereits für die Beiträge in die berufsgenossenschaftliche Unfallversicherung auf.

Die Aktien großer Unternehmen, Dax Unternehmen, sind überwiegend in internationalem Besitz. 65 bis 70 % halten ausländische Anleger. Die Aktiengewinne werden der einheimischen Wirtschaft entzogen und international reinvestiert. Genannt werden 25 Mrd. € jährlich. [1] Damit die Entnahmen nicht zulasten des deutschen Gesundheitssystems gehen, soll der Arbeitgeberbeitrag zur Krankenversicherung von den Dax Unternehmen geleistet werden. Das gleiche gilt für internationale Multimedia, Social Network und IT Branchen. Für die in Deutschland beschäftigten Mitarbeiter muss der Arbeitgeberanteil an der Krankenversicherung geleistet werden.

Ein Phänomen in der derzeitigen GKV sind hohe Beitragsrückstände. Insgesamt 7,8 Mrd. € zum Jahresende 2017. Die höchsten Rückstände fielen auf die freiwillig gesetzlich Krankenversicherten. Ihr Rückstand belief sich auf 6,2 Mrd. €. [2] Warum können die freiwillig gesetzlich Versicherten die Prämien nicht bezahlen? Wahrscheinlich, weil sie am Rande der Existenz wirtschaften, oder einen wenig ertragreichen privaten Job haben. Mit der oft gelobten, hohen Beschäftigungsquote in Deutschland scheint es nicht weit her zu sein, wenn Kleinstunternehmer nicht einmal ihre Krankenversicherung bedienen können. Weil die Beitragsrückstände die PKV und die GKV betreffen, könnte eine Erhöhung des Steueranteils an der Krankenversicherung das Dilemma der Rückstände mildern.

Das Basisgeschäft aller Krankenversicherungen soll die Versicherung für Jedermann werden. Der Umfang der medizinischen Leistungen soll bei allen gleich sein. Obendrauf können die Krankenversicherungen Extraleistungen anbieten und verkaufen. Darin haben sie die Möglichkeit, sich zu unterscheiden. Mit den Zusatzangeboten können sie in den Wettbewerb eintreten. Darin können sie innovativ sein. Sie können ihr Gesundheitsverständnis, mit einem Programm eigener Prägung, zur Marke machen. Mit besonderer Betonung von Prävention, mit digitalen Produkten zur Überwachung von Vitalfunktionen. Oder mit Gesundheitstourismus und Stabilisierungsprogrammen für das Älterwerden. Mental oder körperlich ausgerichtet.

Ein weiteres Angebot könnte die gehobene Unterbringung neben einem Standardkrankenhaus sein. Eventuell mit gesonderter pflegerischer und ärztlicher Betreuung. Der medizinische Standard ist für alle gleich. Sonderleistungen in Sachen Unterbringung, Verköstigung und Betreuung können mit einem Zusatzvertrag und zusätzlichen Kosten erworben werden. Damit dürfte der zu erwartende Vorwurf von Gleichmacherei und Staatsmedizin widerlegt sein. An den Extrakosten wird sich zeigen, wie viele Krankenkassen am Markt bestehen können.

Um die Erneuerung der Krankenversicherung umzusetzen, brauchen wir eine politische Entscheidung, die frei von Ideologien und Traditionen ist. Außerdem müssen wirtschaftliche Einflussnahmen und lobbyistische Druckmittel abgewehrt werden. Im Bundestag, muss sich eine starke Fraktion formieren. Eine Fraktion, für die das Gesundheitssystem, über Parteigrenzen hinweg, als gemeinschaftliche Aufgabe gesehen wird. Corona soll dafür kein Vorwand sein. Aber ein Anlass, darüber nachzudenken, ob die

Zeit jetzt nicht reif ist für eine Krankenversicherung, die jeden gleichstellt. Nur im Zugang zur Medizin. Nicht in seinen Komfortansprüchen. Die kann sich dazukaufen wer glaubt, dass es sein muss. Basismedizin für alle, Extras für extra Ansprüche.

Wir stehen vor einem Berg gigantischer Ausgaben. Geld was wir in die medizinische Bewältigung der Pandemie gesteckt haben. Geld, dass wir uns von zukünftigen Generationen geborgt haben. Wir, die jetzige Generation, wir müssen die Schulden des Gesundheitssystems abtragen. Weil wir fair sein wollen stellen wir das Gesundheitswesen auf den Prüfstand. Das Krankenversicherungssystem, die Arztpraxen, die Krankenhäuser, alles wird einer kritischen Bewertung unterzogen. Das erste Ergebnis ist die Krankenversicherung für alle und jeden.

Literatur

1. Der Tagesspiegel 2018: Nr. 23 444
2. Dtsch Arztebl 2018: 115(3): 55

Die Krankenhäuser nach Corona 12

Die deutsche Krankenhauslandschaft ist mysteriös. Jedes Haus macht was die Träger-
schaft will. In der Corona Krise arbeiten einige am Limit. Einige arbeiten wie immer.
Andere haben auf Sparflamme und Corona Bereitschaft geschaltet. Außer den stark
beanspruchten, klagen alle über Verluste und schauen erwartungsvoll auf den Staat.
Angeblich arbeitet die Hälfte der deutschen Krankenhäuser nicht kostendeckend. Im
Bemühen zu überleben, oder wie es heute heißt am Markt zu bestehen, werden abstruse
Behandlungsspezialitäten hineingenommen. Diese Angebote entsprechen überhaupt
nicht der wohnortnahen Grundversorgung. Sie sollen nur Geld einbringen, um das
Überleben des Krankenhauses zu sichern. Der Bundesgesundheitsminister schüttet zu
Corona Zeiten die jammernden Krankenhäuser mit Geld zu. Mit verlorenem Geld. Nach
der Krise muss er per Gesetz die Kompetenz erhalten, die deutsche Krankenhausland-
schaft neu zu strukturieren. Es darf nur zwei Kategorien geben. Basiskrankenhäuser
und Spezialkrankenhäuser. Die Basiskrankenhäuser sollen gemäß der Bevölkerungs-
dichte verteilt werden. Wo zu viele sind, werden welche geschlossen. Wo eine Lücke ist,
wird ein Neues gebaut. Die bisherigen Trägerschaften werden in das Verteilungssystem
eingebunden. Jeder Euro der in die Umwandlung investiert wird kommt vom Staat und
bleibt in seinen Händen. Die Basiskrankenhäuser behandeln Basiserkrankungen. Ein
Katalog definiert ihr Aufgabenspektrum. Spezielle Erkrankungen werden in Spezial-
krankenhäusern behandelt. Auch die werden nach einem Plan aufgestellt. Für beide
Kategorien gibt es neben der Aufgabenstellung definierte Personalstrukturen und eine
Finanzierung, die dem Auftrag entspricht.

Es stimmt, wir haben ein beneidenswertes Gesundheitssystem. Beneidenswert auch
deshalb, weil sich darin gut verdienen lässt. Corona lehrt uns, dass Spanien besonders
heftig von Sars-CoV-2 heimgesucht wurde. Dass die Krankenhäuser an ihrer Belastungs-
grenze angekommen sind und dass das Personal bis zum Anschlag arbeitet. Nach dem
Abflauen der ersten Welle gingen die spanischen Ärzte auf die Straße und beklagten ihre

© Der/die Autor(en), exklusiv lizenziert durch Springer-Verlag GmbH, DE, ein Teil von
Springer Nature 2021
U. Hildebrandt, *Aus Corona lernen,* https://doi.org/10.1007/978-3-662-63556-8_12

niedrige Bezahlung. Ein spanischer Assistenzarzt verdient netto eintausend fünfhundert Euro. In Deutschland verdient er das Dreifache.

Einige deutsche Krankenhäuser werden unter Corona stark gefordert. Es sind die großen Häuser in den Städten oder die Spezialkrankenhäuser für Infektions- und Lungenkrankheiten. Einige Krankenhäuser arbeiten wie immer. Andere haben auf Sparflamme und Corona Bereitschaft geschaltet. Außer den stark beanspruchten, klagen alle über Verluste. Auch das ist das deutsche Gesundheitssystem, das Klagen über entgangene Erlöse. Daseinsvorsorge und Gemeinwohl sind offensichtlich Reminiszenzen an frühere Zeiten. Warum das so ist? Weil wir uns in der Gesundheitswirtschaft befinden. Mit Gesundheit verdienen, ist das Geschäftsprinzip. Die Krankheit ist dabei nur Mittel zum Zweck.

Die Gesundheitswirtschaft gestattet den Krankenhäusern alles. Wenn die Träger oder die Betreiber der Krankenhäuser den Sprung in den Krankenhausplan eines Bundeslandes geschafft haben, dann liegt alles Weitere in ihren Händen. Mit Methode, Markterfahrung, Beziehung zu Politikern und Trickserei verkaufen sie die Leistungen, die ihnen die größten Erlöse garantieren. Jedes Krankenhaus macht sein eigenes Geschäft. Keines spricht sich mit einem benachbarten ab. Wir können dieses oder jenes nicht. Könnt ihr das machen, damit die Bevölkerung nicht bis in das dritte, noch weiter entfernte fahren muss. Es gibt keine Abstimmung untereinander, weil es kein Miteinander gibt. Die Politik heißt das auch noch gut, weil sie denkt, dass daraus ein gesunder Wettbewerb entsteht. Ein kranker Wettbewerb ist entstanden! Nicht die Versorgung der Bevölkerung steht im Fokus, sondern der Vorteil für die Betreiber des Krankenhauses. So kommt es, dass einige gut dastehen und andere dahindümpeln.

Die deutsche Krankenhauslandschaft ist von Traditionen geprägt. Sie ist strukturlos, zufällig und für manche Patienten sogar lebensgefährlich. Weil Dinge gemacht werden, die das Krankenhaus nicht beherrscht. Oder Maßnahmen, die gar nicht erforderlich sind. Weil Erlösziele festgelegt werden, die mit Stückzahlen in der Industrie vergleichbar sind. Die Vorgaben im Krankenhaus haben nur andere Bezeichnungen. Sie heißen Schweregrad und Case Mix Index.

Krankenhäuser haben eine merkwürdige Aura. Entweder sie werden von Patienten überlaufen oder gemieden. Droht ihnen die Schließung, dann ist das Krankenhaus auf einmal wichtig. Bürger, die es gemieden haben, wollen es unbedingt erhalten. Lokalpolitiker geraten in Bedrängnis, weil mit der Schließung ihre Wiederwahl gefährdet ist. Und die potenziellen Käufer des Krankenhauses liegen schon auf der Lauer.

Angeblich arbeitet die Hälfte der deutschen Krankenhäuser nicht kostendeckend. In dem Bemühen zu überleben, oder wie es heute heißt, am Markt zu bestehen, werden abstruse Behandlungsspezialitäten hereingenommen. Diese Angebote entsprechen überhaupt nicht dem Auftrag der Wohnort nahen Grundversorgung. Sie sollen nur Geld einbringen um das Überleben des Krankenhauses zu sichern. Ein Beispiel sind Bandscheiben-, Gefäß,- oder Schönheitsoperationen. Ein Angebot, das auf dem dünn besiedelten Land niemand braucht. Was die Menschen hier brauchen ist ein Krankenhaus das die medizinischen Maßnahmen beherrscht, die häufig erforderlich sind und einen bestimmten Schweregrad nicht überschreiten. Diese müssen allerdings so vergütet werden, dass das Krankenhaus davon leben kann. Und genau das ist derzeit nicht der Fall. Es gibt nur eine Lösung. Es muss ein Krankenhausplan her, der über die Kompetenzen der Länder hinausgeht. Der Plan muss sich über alles Bestehende hinwegsetzen. Über Traditionen, Besitzverhältnisse, Trägerschaften und über festgefahrenes Denken. In erster Linie muss er sich über die Zuständigkeit der Länder hinwegsetzen.

Jetzt, zu Corona Zeiten, greift der Bund vorübergehend in das Tagesgeschäft der Krankenhäuser ein. Er ist dazu berechtigt und macht es angemessen, weil die Menschen von einem Virus bedroht sind. Corona macht möglich, dass auf Zeit Betten freigehalten und geplante Behandlungen verschoben werden. Wenn Corona vorbei ist, dann sollte das BMG seine ganze Kraft darauf verwenden, die deutsche Krankenhauslandschaft neu zu gestalten. Das Ziel muss eine flächendeckende Basisversorgung mit Krankenhäusern vor Ort sein. Und zusätzlich die punktuelle Versorgung mit Spezialkrankenhäusern. Dänemark hat es vorgemacht und die Funktionalität des Konzeptes unter Beweis gestellt. Was für die sechs Millionen Einwohner in Dänemark ein Erfolgsmodell wurde, lässt sich auch für die 80 Mio. hier im Land umsetzen.

Wir müssen die Krankenhausstruktur in Deutschland kategorisch ändern. Analog zur Bevölkerungsdichte, müssen Deutschland weit, Basiskrankenhäuser aufgestellt sein. Sämtliche Trägerschaften sind in das Verteilungsmuster eingeschlossen. Die Träger können weiterhin die bisherigen Betreiber der Krankenhäuser bleiben. Vorausgesetzt sie erfüllen die neuen Vorgaben. Überzählige Krankenhäuser werden geschlossen. Wo Lücken auf der Landkarte sind, werden neue Krankenhäuser gebaut. Den Umbau in die neue Struktur der flächendeckenden Basiskrankenhäuser finanziert der Steuerzahler. Er wird dadurch Miteigentümer. Bisher gilt, dass die Länder die bauliche und funktionale Grundstruktur der Krankenhäuser bezahlen und den Trägern übertragen. Was de facto schenken bedeutet. Diese Schenkung wird per Gesetz beendet.

Die Basiskrankenhäuser haben den Auftrag medizinische Basisleistungen zu erbringen. In ihrem medizinischen Spektrum sind sie breit aufgestellt. Die Behandlungspalette beinhaltet die häufigsten Erkrankungen aus den Bereichen Innere Medizin, Chirurgie, Gynäkologie, Urologie und HNO. Die medizinische Breite ist gewährleistet, aber die Komplexität und der Schweregrad sind begrenzt. Dafür sind sie überall auf kurzen Wegen erreichbar. Und finanziell so ausgestattet, dass sie nicht nach utopischen medizinischen Leistungen greifen müssen. Was ihnen auch untersagt ist.

Über den Basiskrankenhäusern stehen die Krankenhäuser der Spezialversorgung. Sie werden ebenso nach einem Verteilungsschlüssel aufgestellt. Sie übernehmen höherwertige medizinische Aufgaben. Sie sind zahlenmäßig wesentlich geringer vorhanden. Für ihre höherwertigen Aufgaben werden sie personell und apparativ ausgestattet.

Die Unterteilung in zwei Kategorien von Krankenhäusern hat einen unstrittigen Vorteil. Die Finanzmittel und das spezialisierte Personal werden dort eingesetzt wo es sein muss. Höherwertige Qualifikation ist da vorhanden wo sie gebraucht wird. Aufwendiger Geräte- und Materialeinsatz wird nur dort vorgehalten wo er erforderlich ist. Die Universitätskliniken werden in die Struktur der Spezialversorgung eingebunden.

An das neue System der zwei Kategorien von Krankenhäusern muss die Finanzierung angepasst werden. Die von allen Seiten kritisierten Fallpauschalen müssen deshalb nicht abgeschafft, aber neu definiert und bemessen werden. Die derzeitige Höhe der Fallpauschalen reicht nicht aus. Das ist bekannt. Wegen dieses Dilemmas halten die Krankenhäuser das Personal knapp und greifen nach Behandlungen die nicht gerechtfertigt sind, oder für die sie kein Know-how haben. Auch das ist bekannt.

Die Finanzierung der beiden Kategorien muss sich an ihrem Auftrag messen. Beide müssen mit den Mitteln ausgestattet sein die für den wirtschaftlichen Betrieb und für die Erfüllung der medizinischen Aufgaben erforderlich sind. Für den ärztlichen Bereich und den Pflegebereich muss ein Personalschlüssel gelten.

Der laufende Betrieb der Krankenhäuser wird mit einer Betriebskostenpauschale und mit den Fallpauschalen für die medizinische Leistung finanziert. Es versteht sich von selbst, dass die Komponenten in den beiden Krankenhauskategorien unterschiedlich groß sind. Mit der Komponente Betriebskosten wird der laufende Betrieb finanziert. Die Personalkosten sind darin enthalten. Mit der Komponente medizinische Behandlung wird der Aufwand der medizinischen Maßnahmen erstattet.

Am System der Fallpauschalen sollte aus mehreren Gründen festgehalten werden. Der Umgang mit ihnen ist eingeübt. Sie lassen sich leicht verändern: bei Fehleinschätzung der Vergütung, bei geänderten Materialkosten, bei neuen Behandlungsmethoden und anderen unvorhergesehenen Anpassungen.

Man kann mit Sicherheit davon ausgehen, dass ein anderes, ins Spiel gebrachte Finanzierungskonzept ebenfalls eine Welle der Kritik auf sich ziehen würde. Jedes neue Finanzierungssystem beginnt mit neuen Tücken. Das System der Fallpauschalen ist, für die Vergütung der medizinischen Leistung, bis ins kleinste Detail bekannt. Also kann es mit einem überarbeiteten Konzept leicht verändert werden. Es muss deshalb nicht abgeschafft werden. Wer ideenlos argumentiert die Fallpauschalen seien schlecht trägt nicht zur Lösung bei.

Die Pflege nach Corona

13

Auf dem ersten Gipfel der Pandemie angekommen erhielten die Pflegenden Applaus. Zurecht. Corona platzte mitten in den „Pflegenotstand" hinein. Die Wahl des Begriffes könnte von einer Werbeagentur stammen. So griffig ist er. Doch was bedeutet er? Grundsätzlich müssen wir die Altenpflege von der Krankenhauspflege unterscheiden. In der Altenpflege stehen Zuneigung und Empathie ganz oben. Aber die Zeit fehlt. Weil die Anzahl der Pflegenden knapp bemessen ist. Der Grund dafür ist die Pflegewirtschaft. Ähnlich wie die Gesundheitswirtschaft ist der Pflegebereich ein Wirtschaftszweig geworden. Längst haben Private Equity Firmen das Geschäft der Pflege für sich entdeckt. Wer in Not ist, der muss zahlen. Die Lobbyisten der Pflegewirtschaft können wieder einen Erfolg verbuchen. Das Pflegestärkungsgesetz beschert den Betreibern der Altenpflegeheime bezahlte Pflegestellen. Drei Faktoren müssen geändert werden. Die Pflege braucht mehr tariflich bezahlte Stellen. Weniger Dokumentationspflichten und eine öffentliche Wertschätzung des Berufes. In der Krankenhauspflege arbeiten Menschen mit hoher Qualifikation und speziellem Wissen. Das brauchen sie, weil die Aufgabengebiete vielfältig sind. An den aktuellen Brennpunkten, den Covid-19 Intensivstationen, ist das Personal knapp. Der Pandemie geschuldet. Vor der Pandemie verfolgten die Krankenhäuser die Strategie der Maximalbelegung. Auf Teufel komm raus musste jedes Bett belegt werden. Gemanagt von einem geradeso ausreichenden Pflegepersonalpool. Das war schon der Skandal. Nur reichte der nicht bis an die Öffentlichkeit. Corona öffnet uns erst jetzt die Augen. Was muss getan werden? Die Umstrukturierung der Krankenhäuser in Basis und Spezial muss erfolgen. Das führt zum Schließen zahlreicher Häuser und macht zusätzliches Personal für die bestehenden Häuser verfügbar. Die Aufgaben und die Indikationen der Krankenhäuser müssen auf den Prüfstand. Das qualifizierte Personal muss für definierte medizinische Aufgaben da sein. Nicht für Bettenbelegungsstrategien.

Auf dem ersten Gipfel der Pandemie angekommen, erhielten die gestressten Pflegenden verdienten Applaus. Zurecht, weil sie ungeschützt ihre Arbeit weitergemacht

U. Hildebrandt, *Aus Corona lernen,* https://doi.org/10.1007/978-3-662-63556-8_13

haben. Ihre Aufgabe Schutzbedürftige zu versorgen mussten sie ohne Schutzkleidung und ohne Schutzmasken leisten. Das taten sie ohne Protest und ohne Rückzug. In anderen Berufsgruppen ergriffen viele die Flucht vor Corona.

Corona platzte mitten in den „Pflegenotstand" hinein. Ein Begriff, in den sich alles was mit Pflege zu tun hat, reinpacken lässt. Die Wahl des Begriffes könnte von einer Werbeagentur stammen. So griffig ist er. In der Bezeichnung Pflegenotstand bringt jeder seine Meinung, seine Absichten, seine Ablehnung unter. Die ewigen Experten, die alles wissen, die schon immer gewarnt haben und sich jetzt bestätigt sehen. Die Beschäftigten in der Pflege, die die Arbeitsverdichtung tagtäglich spüren und nichts dagegen ausrichten können. Und diejenigen, die den Begriff schlicht ablehnen, weil sie mit der Pflege gut verdienen.

Grundsätzlich müssen wir die Altenpflege von der Krankenhauspflege unterscheiden. Die beiden haben absolut nichts miteinander zu tun. Es sind zwei getrennte Welten. Die Aufgaben und die Anforderungen an die Pflegenden liegen weit auseinander. Weil das so ist, geht die Neuordnung der Pflegeausbildung, die alles in einen Topf wirft, weit am Ziel vorbei.

13.1   Die Altenpflege

In der Altenpflege stehen Zuneigung und Empathie ganz weit vorn. Wer mit alten Menschen nicht umgehen kann, sich nicht in sie einfühlen kann, ist fehl am Platz. Altenpflege ist kein Job, sondern eine Aufgabe an unterstützungsbedürftigen Menschen. Dafür braucht es Zeit, Geduld und Hingabe. In der Altenpflege fehlt die Zeit. Das ist das große Manko. Die Zeit fehlt, weil die Anzahl der Pflegenden knapp bemessen ist. Daraus entsteht die Formel, die den Zustand in den Altenheimen treffend beschreibt. Keine Leute, keine Zeit, keine Pflege, die zufriedenstellt. Beide nicht. Die Pflegenden nicht und die Gepflegten auch nicht.

Dabei sind die Bedürfnisse der Bewohner eines Pflegeheimes bescheiden. Essen, Trinken, Schlafen und ein bisschen Abwechslung. Die Mahlzeiten unterbrechen den Alltag, führen andere Bewohner mit an einen Tisch, geben Anlass zu Gesprächen. Wenn für den Schlaf das Bett gut zurechtgemacht ist, dann ist das die Krönung. Ein Umstand fehlt noch. Ein menschlich sehr bedeutsamer, weil er die Intimität berührt. Die Empfindsamkeit mit der die Menschen sehr unterschiedlich umgehen. Es ist der Umgang mit den Ausscheidungen. Es sind die Nähe und die Sensibilität die das Verhältnis der beiden, Pfleger und Gepflegter auf eine angenehme Ebene stellen. Oder auf eine sehr unangenehme. Ein absolut bestimmender Punkt im Pflegealltag.

Für diese Aufgaben braucht man Menschen mit Verständnis. Wer seinen Pflegeauftrag verstanden hat, der hat die wichtigste Hürde der Ausbildung zum Altenpfleger genommen. Medizinische Kenntnisse, wie sie im Krankenhaus gebraucht werden, sind hier nicht erforderlich. Ein alter Mensch braucht vor allem Unterstützung. Weil die Kräfte nachgelassen haben, die Beweglichkeit eingeschränkt ist, oder die Fähigkeit seine

Körperfunktionen zu beherrschen. Weil die Natur des Alterns das so eingerichtet hat, muss zur Bewältigung Beistand geleistet werden. Auf den Punkt gebracht ist das alles was zu tun ist.

Diese große, oft unterschätzte Aufgabe, erfährt nicht die Anerkennung, die ihr zusteht. Weder von der Gesellschaft, noch in der Vergütung. Der Gesetzgeber hat mit einer Reihe von Pflegestärkungsgesetzen versucht, Abhilfe zu schaffen. Der große Durchbruch wurde nicht erreicht. Der Grund dafür ist die Pflegewirtschaft. Ähnlich wie die Gesundheitswirtschaft ist der Pflegebereich ein Wirtschaftszweig geworden. Ein Terrain, auf dem sich Geld verdienen lässt. Längst haben Private Equity Firmen das Geschäftsfeld der Pflege für sich entdeckt. Sie sind dabei, das Terrain weiter abzustecken. Die Gesellschaften wachsen. Sie kaufen von kleinen Betreibern ein Pflegeheim nach dem anderen und machen daraus ein großes Ding. Die Kleinen sind Könner in Sachen Pflege. Weil sie den Dienst an den alten Menschen respektvoll ausüben, können sie mit dem erlösgetriebenen Wirtschaften der Großen nicht mehr mithalten. Die Nichtskönner in der Pflege machen es sich noch einfacher. Sie packen sich mit Subventionen voll, machen ihr Geschäft und verabschieden sich aus der Pflegebranche.

Wer in Not ist, der muss zahlen. Das hat schon so manche Branche reich gemacht. Denn Hilflosigkeit ist ein lukratives Geschäftsmodell für die Anbieter von Notlösungen. Es klappt beim Geld Verleihen, bei aussichtslosen Krankheiten, bei Immobilienverkäufen und vielen anderen Tricksereien. Weil Notsituationen kosten, lässt sich mit der Altenpflege viel Geld verdienen.

Das Geldverdienen klappt besonders gut, wenn der Staat einen Teil der Pflegestellen bezahlt. Die Lobbyisten der Pflegewirtschaft können einen weiteren Erfolg vermelden. Das Pflegepersonal-Stärkungsgesetz, PpSG, beschert den Betreibern der Altenpflegeheime 13 000 bezahlte Pflegestellen. Nicht die Besitzer der Heime bezahlen die Stellen, sondern die Krankenkassen. Lange wird es nicht mehr dauern, bis die Krankenkassen melden, dass ihre Töpfe leer sind.

Der Umbau der Gesellschaft erfordert einen zunehmenden Bedarf an Pflegeplätzen. Denn die sozialen Strukturen alter Prägung bröckeln. Das Auffangen in der Familie, das Miteinander mehrerer Generationen, es wird weniger. Stattdessen entwickelt sich das Alleinsein zum Standard. Auf dem Boden des gesellschaftlichen Wandels gedeiht und sprießt die Pflegewirtschaft. Vollkommen dereguliert. Ohne Vorschriften, ohne Stellenschlüssel. Der Pflegemarkt ist gesetzlos. Wo nichts reguliert ist, macht jeder seine Regeln selbst. Standards werden selbst entworfen, Ergebnisse selbst bewertet. Das Personal wird auf dem Billigmarkt für Arbeitskräfte rekrutiert. Was dabei rauskommt, dringt in regelmäßigen Abständen an die Öffentlichkeit, erweckt Empörung und verschwindet hinter der nächsten Aufgeregtheit.

Corona hat die Altenpflege kurzzeitig ins Scheinwerferlicht gerückt. Hat gezeigt, dass die ungeschützten Pflegenden die schutzlosen Alten nach besten Kräften weiterbetreuen. Aus Verantwortung und Pflichtgefühl. Dafür erhielten sie Applaus und 1000 € Pflegebonus. Den hat der Staat bezahlt, jedoch nicht die Besitzer der Pflegeeinrichtungen. Die bleiben in der Deckung und warten ab, bis das Gewitter der Pandemie abgezogen ist. Danach scheint wieder die Sonne und das Geschäft kann weitergehen.

Der Notstand ist nicht die Pflege selbst, sondern die Art des Umgangs im Pflegealltag. Zwei Stellschrauben sollte der Gesetzgeber neu justieren. Vorrangig eine kräftige Umdrehung in Richtung Personalschlüssel. Ohne ausreichendes Personal ist die Pflege nicht möglich. Für die Grundbedürfnisse des zu Pflegenden darf es keine Kompromisse geben. Sichtbare Unzulänglichkeiten wie das Wundliegen müssten die Alarmsirenen laut aufheulen lassen. Es ist zu befürchten, dass sie nicht gehört werden. Weil Corona die Sirenen an vielen Ecken zum Heulen bringt. Die zweite Schraube, die verstellt werden muss, ist der Dokumentationswahnsinn. Die Politik feierte die Klassifizierung in fünf Pflegestufen als bahnbrechende Neuerung. Mit der Stufe sind der Pflegeanspruch und der Pflegeumfang definiert. Und damit auch die Kosten und der Aufwand. Warum muss dann noch jede Handreichung einzeln dokumentiert werden? Warum müssen Tabellen ausgefüllt und Kreuzchen gemacht werden? Erst die Dokumentation, dann die Pflege. Erst den Erlös absichern, dann die Leistung hinterher schieben. Das fordert der Gesetzgeber. Er muss seinen Fehler korrigieren. Dokumentation ist oft nichts anderes als dokumentierter Betrug. Die Betrüger finden immer einen Weg im Geschäftsmodell Pflege. Wenn die Pflegestufe festgelegt ist, dann ist der Pflegeumfang vorgegeben. Es braucht keinen zusätzlichen Nachweis von Einzelleistungen. Für die Dokumentation wird die Zeit missbraucht, die für die Pflege dringend nötig ist.

Wenn, irgendwann einmal, der öffentliche Gesundheitsdienst ertüchtigt ist, dann kann er kontrollieren, ob die Pflegestufe und der Pflegeaufwand in Übereinstimmung stehen. Die Regierung hat einige Milliarden Euro für die Aufrüstung der Gesundheitsämter genehmigt. Nach dem Abflauen der Pandemie müssen die Ämter zeigen, dass sie ihre angestammten, vernachlässigten Aufgaben, endlich vollständig erfüllen.

Die ärztliche Betreuung in den Alten- und Pflegeheimen obliegt den Hausärzten. Die haben entweder vereinbarte Zeiten, oder kommen, wenn sie gerufen werden. In der Abstimmung zwischen ihnen und den Verantwortlichen der Heime harkt es oft. Dass das Alten- oder Pflegeheim der Endpunkt des Lebens ist, wird von uns froh Dahinlebenden gern übersehen. Dass die Lebensfunktionen nachlassen oder ausfallen, ist jedoch unausweichlich. Das Unausweichliche stellt sich schleichend oder unvermittelt ein. Es ist Teil des Lebens. Auch unseres, wenn wir dran sind. Wer in den Heimen die Verantwortung trägt, muss seine Mitarbeiter darauf vorbereiten. Das funktioniert hier, aber dort nicht. Bei geringen Anlässen den Notarzt zu rufen, muss anfechtbar sein. Die betreuenden Hausärzte müssen stringente Anweisungen hinterlassen. Es kann nicht toleriert werden, dass das Pflegepersonal von sich aus, allein gelassen, aus Verzweiflung eine Krankenhauseinweisung veranlasst. Das ist Aufgabe des Haus- und Kassenarztes, der für den individuellen Pflegefall die Verantwortung übernommen hat. Das hin und her Pendeln zwischen Klinik und Heim beweist, dass die Organisation der Betreuung nicht klappt. Die KVen stehen in der Pflicht, nicht die Pflegekräfte.

Der Altenpflege fehlt die Anerkennung, weil das Altwerden nicht herbeigesehnt wird. Für jeden von uns ist das Leben ein Hürdenlauf. Erst Kind sein, dann Erwachsen werden. Lernen, ein Auskommen finden, eine Beziehung aufbauen oder es sein lassen. Das schaffen wir alles selbst, oder mit Unterstützung unserer Familie. Die hat jeder, egal in welcher Gestalt sie sich zeigt. Ganz am Ende kommt die Lebensphase, die über eine lange Strecke nicht in Sicht war. Die uns langsam aus dem Horizont entgegenkommt. Und sich unverhofft wie eine undurchdringliche Wand aufbaut. Das alt sein.

Von Anderen abhängig sein zu müssen, ist kein schöner Gedanke. Wir lassen den trüben Gedanken einfach nicht zu. Das Unvorhergesehene tritt trotzdem ein. Plötzlich ist es da, das Gefühl, sein Leben nicht mehr mit eigener Kraft meistern zu können. Die zwingende Einsicht, Unterstützung annehmen zu müssen. Mit einem Mal schätzen wir eine übersehene Berufsgruppe, die nur dann Beachtung findet, wenn sie dringend benötigt wird. Können wir das ändern?

Ganz bestimmt. Mit angemessener Bezahlung, sagen viele. Kein Widerspruch, weil die Bezahlung sehr unterschiedlich ist. Meistens willkürlich und gezielt niedrig. Das sei Sache der Tarifpartner. Ja, wenn sie nur Partner wären. Und wenn es Tarifverträge gäbe. Der Gesetzgeber muss regulierend in die Pflegewirtschaft eingreifen und die Rahmenbedingungen der Entlohnung neu festlegen.

Mit dem Begriff Altenpflege kommen wir nicht weiter. Alt klingt abgenutzt, unbrauchbar, für nichts mehr gut. Wie könnte dieses Berufsbild umbenannt werden? Andere Berufszweige haben sich auch umbenannt. Aus Lehrling wurde Auszubildender. An diese Bezeichnung mussten wir uns erst gewöhnen. Es hat etwas gedauert, funktioniert aber. Die Alten werden in anderen Kulturen mit Würde behandelt und für ihre Lebensleistung geehrt. Wie wäre es mit der Umbenennung von Alt in Senioren? Die Bezeichnung Seniorenpflege, schließt positive Assoziationen ein. Respekt, Verantwortung, Bewältigung von Herausforderungen, Hinnahme von Entbehrungen. Jeder Senior hat seine eigene Lebensgeschichte. Darunter sind gute und schlechte, glückliche und unglückliche. Strich drunter. Jedes Leben soll in Würde zu Ende gehen.

Für diese Aufgabe müssen wir junge Menschen gewinnen. Dafür muss geworben werden, am besten schon in den Schulen. Den Jugendlichen soll die Pflege im rechten Licht gezeigt werden. Beide Bereiche müssen zur Darstellung kommen. Die Pflege im Krankenhaus und die im Seniorenheim. Es muss gezeigt werden, dass die Pflege ein anspruchsvoller Berufszweig ist. Wer die Empathie in den Vordergrund stellt und mit einer einfachen Ausbildung ans Ziel kommen will, der ist in der Seniorenpflege am richtigen Platz. Wer sich für eine Position in der komplexen, technischen Welt der Krankenhausmedizin berufen fühlt, für den ist die breite Palette der Krankenhauspflege der richtige Ort. Die Schulen sollten bereit sein, speziell geschulten Pflegeprofis, für einige Stunden im Jahr eine Präsentationsplattform zu gewähren. Auf freiwilliger Basis. Große Krankenhäuser mit eigener Pflegeschule könnten die Aufgabe übernehmen.

13.2   Die Krankenhauspflege

Ohne die Zuneigung für Menschen funktioniert auch die Pflege im Krankenhaus nicht. Darüber hinaus erfordert sie zusätzliche Qualifikationen. Es gibt einfache Aufgaben und es gibt Aufgaben, die Expertise verlangen. Besondere Fähigkeiten, spezielles Wissen, eine spezielle Ausbildung. Je nach Einsatzgebiet ist das Anforderungsprofil ein anderes. Im OP-Bereich, auf den Intensivstationen, bei der Dialyse, bei der Chemotherapie, bei der Transplantation. Jeder Bereich hat eine eigene Aufgabenbeschreibung. Auf jeder Position divergiert das Wissen. Die Schwestern und Pfleger im Krankenhaus sind Spezialisten. Sie arbeiten auf hohem Niveau und decken sehr spezielle und vielfältige Bereiche ab.

Laut Bundesagentur für Arbeit sind in der Kranken- und Altenpflege 1,6 Mio. Menschen sozialversicherungspflichtig beschäftigt. Zur Überraschung aller ist die Zahl der Pflegebeschäftigten nicht gesunken, sondern bis 2018 um 12 % angestiegen. [1]

Das permanente Reinschlagen, in die eitrige Wunde namens Pflegenotstand, hat die Koalitionäre der aktuellen Regierung weichgeklopft. Im Koalitionsvertrag wurden ad hoc 8000 bezahlte Pflegestellen zugesichert. Aus Prestige- und Machergründen legte der Bundesgesundheitsminister noch einmal 5000 drauf.

Unter Pflegenotstand wird gern und publikumswirksam das Fehlen von Pflege-stellen als alleinige Ursache gesehen. Das ist falsch, weil die Gründe vielfältig sind. Einer ist der Dokumentationswahnsinn im Krankenhaus. Warum werden die Kranken-hausleistungen in Form von Fallpauschalen vergütet? Weil der Fall, die Behandlung einer bestimmten Krankheit, einen definierten, pauschalen Umfang hat. Dass jede Einzelmaßnahme während der Behandlung zusätzlich dokumentiert werden muss, ist purer Unfug. Für diesen Unfug wird Tag für Tag mindestens eine erfahrende Schwester aus der Stationsarbeit abgezweigt. Würde der Dokumentationswahnsinn entfallen, gäbe es dieses Stück vom Kuchen namens Pflegenotstand nicht.

Hinter dem Pflegenotstand, eigentlich der Pflegemisere, verbirgt sich ein weiteres Phänomen. Eines, das von den Trägern der Krankenhäuser geflissentlich missachtet wird. Reinhard Busse, Professor für Management im Gesundheitswesen an der TU Berlin, lässt sich nicht blenden. „Dass wir zu wenig Personal am Krankenbett haben, liegt daran, dass wir so viele Krankenhausfälle haben." In Deutschland gäbe es mehr Pflege-personal pro 1000 Einwohner als im Durchschnitt der EU-Länder. Die hohen Fallzahlen in den Krankenhäusern würden das Pflegepersonal binden. Darin läge das schlechte Betreuungsverhältnis begründet. [2]

Recht hat er. Corona hat seine Zahlen bestätigt. Die Krankenhäuser sind im August 2020 nur zu 70 % belegt. Seit Jahren wird darauf hingewiesen, dass wir in der Summe zu viele Krankenhäuser mit zu vielen Krankenbetten haben. Dieser Umstand hat eine weitere Krankenhauslogik, einen weiteren Automatismus zur Folge. Leere Betten müssen belegt werden. Also wird stationär aufgenommen wer mit einer scheinbaren Erkrankung die Schwelle des Krankenhauses überschreitet. Weil ja immer jemand da ist, ist die Hemmschwelle niedrig. In anderen Fällen ist der lückenhafte Notdienst der Kassenärzte der Treiber ins Krankenhaus. Die Krankenhausfalle schnappt dann zu. Am Ende haben wir Patienten in den Krankenhäusern, die da nicht hingehören. Es sind beide, die mit zu vielen Krankenhauspatienten die Pflegeengpässe verursachen. Die Kassenärzte und die Krankenhausbetreiber.

Der sogenannte Pflegenotstand im Krankenhaus ist ein hausgemachtes Problem. Neben zu vielen Patienten, die nicht ins Krankenhaus gehören, ist es das Gewinnstreben der Krankenhäuser. Auslöser sind die Renditeziele der privaten Krankenhausketten. Wegen der pauschalierten Erlöse muss am Personal gespart werden. Anders sind große Gewinne nicht möglich. Arzt- und Pflegestellen müssen so knapp wie möglich gehalten werden. Ausfälle durch Krankheit sind dann schwer zu kompensieren. Das führt zu den bekannten Engpässen, die mit dem Begriff Verdichtung der Arbeit beschönigt werden.

Die Ursachenforschung im heftig kritisierten Pflegealltag zeigt weitere Schwachstellen auf. Die Krankenhäuser legen im Wirtschaftsplan die Zahl der stationären Patienten fest. Defizite bei Einweisungspatienten werden kompensatorisch über eigene Aufnahmen aus den Ambulanzen ausgeglichen. Die Notwendigkeit für einen stationären Aufenthalt wird passend gemacht. Mit einer konstruierten Begründung. Weil das Haus voll sein muss. Leere Betten darf es nicht geben. Zu Urlaubszeiten sollten eigentlich weniger Patienten im Krankenhaus sein. Weil das Personal auch in die Ferien geht. Das war einmal. Heute muss der Betrieb in Volllast durchlaufen. Wie ein Hochofen, der nie ausgeht. Immer mit voller Patientenlast.

Das wahre Gesicht der Pflegemisere sieht so aus. Die Personalzahlen in der Krankenhauspflege liegen am Rande der Funktionsfähigkeit. Ausfälle durch Krankheit, Überlastung, Urlaub, Abgang, Mutterschaft, Elternzeit, werden nicht, oder bestenfalls teilweise kompensiert. Das Pflegepersonal arbeitet durchgängig am Anschlag, am Rand seiner Kräfte. Dienstpläne haben keine Gültigkeit. Die Planung des privaten Lebens wird durch Rückrufe an den Arbeitsplatz torpediert. Diesem Beruf heute noch Attraktivität zu bescheinigen, fällt schwer.

Angesprochen auf nicht besetzte Pflegestellen, haben die Funktionäre der Deutschen Krankenhausgesellschaft immer die gleiche Antwort. Der Pflegemarkt sei leergefegt. Stimmt tatsächlich. Bei den Konditionen, die sie bieten, ist es auch kein Wunder, dass sich niemand für den Pflegeberuf ausbilden lässt. Der Verein der Krankenhäuser, die DKG e. V., eigentlich fürs Gesundwerden gedacht, hält seine dahinsiechenden Häuser nach Kräften am Leben. Kein noch so überflüssiges, von Patienten gemiedenes, vom Niveau abgekoppeltes Krankenhaus, darf aufgegeben werden. Zugunsten des Erhalts gelten dann keine Regeln mehr. Keine Mindestmengen, keine stichhaltigen Gründe für eine stationäre Behandlung, kein medizinischer Standard. Hauptsache das Krankenhaus bleibt in Betrieb und macht etwas mit den Patienten. Irgendeine überflüssige medizinische Maßnahme.

Hätten wir ein Ordnungssystem, einen Plan für die Dichte und die Standorte von Krankenhäusern, dann hätten wir das Pflegepersonal, das wir brauchen. Aus dem Bestand. Weil eine Großzahl von Krankenhäusern überflüssig ist. Das Personal aus aufgegebenen Krankenhäusern stünde für sinnvolle Tätigkeiten an sinnvoll aufgestellten Krankenhäusern zur Verfügung.

Der Zugang zum Krankenhaus muss an der Indikation zur stationären Behandlung festgemacht werden. Das hat für die Krankenhäuser zu gelten und für die einweisenden Ärzte gleichermaßen. Die Grauzone der unbegründeten stationären Aufnahme, Einweisung und Behandlung, kann durch ein einfaches Instrument ausgehebelt werden. Dafür muss nur der Schritt in die Zukunft gemacht werden. Der Schritt voraus ist die Digitalisierung der medizinischen Entscheidung. Direkt bei der stationären Aufnahme der Patienten. Durch den Einsatz dessen, was die Einen künstliche Intelligenz nennen und die Anderen als digitale Unterstützung betrachten. In der praktischen Ambulanztätigkeit eines Krankenhauses ist es die Kooperation von Arzt und Computer. Das ist kein Wettbewerb, sondern die Kombination von Fähigkeiten. Mensch und Maschine, Arzt und Computer arbeiten zusammen, um eine Entscheidung zu treffen. Mit der Unterstützung von Algorithmen, die den Weg weisen. Die Algorithmen werden aus der Summe des medizinischen Wissens gebildet und fortlaufend aktualisiert.

Das Humankapital Mensch, sein sinnvoller Einsatz und die Unterstützung durch die Maschine, die ihm beim Lernen und Entscheiden hilft, das zusammen ist das Instrument zur Beseitigung der Pflegemisere. Es ist nicht das weitere Aufstocken von Personal. Mehr Personal räumt mit dem Dokumentationswahnsinn nicht auf. Es sorgt aber weiterhin für das krampfhafte Auffüllen der überzähligen Krankenhausbetten.

Wenn Mangel besteht, ist Geld ein gängiges Mittel gegen den Mangel. Die einfachste Lösung den Pflegemangel zu beheben wäre Geld. Jedenfalls in den Augen derjenigen, denen sonst nichts einfällt. Gemessen an der Ausbildung, den Aufgaben und der Bedeutung, ist der Pflegeberuf im Krankenhaus schlecht bezahlt. Keine Frage. Einfach nur Geld reinpumpen, wenn es verfügbar wäre, ist keine Lösung auf Dauer. Geld zieht Menschen an. Mehr Geld würde vorübergehend einen Zulauf in den Pflegeberuf auslösen. Aber nicht von Dauer. Die Fluktuation wäre groß. Wenn das Umfeld nicht stimmt, dann hilft Geld gar nichts. Dann wird auch dem Geld der Rücken gekehrt.

Deswegen braucht der Pflegeberuf im Krankenhaus eine Aufwertung, eine öffentliche Anerkennung. Mit einem Griff in die Geldschublade ist es nicht getan. Die Anerkennung, systemrelevant zu sein, verdampft mit der Angst vor der pandemischen Krise. Die Wertigkeit der Krankenpflege, die Unabdingbarkeit für den Krankenhausbetrieb, muss wieder ein Schwergewicht sein. Die Krankenpflege muss eine hoch anerkannte Profession werden. In der Pandemie hat sie bewiesen, dass sie geschlossen dasteht und durchhält. Ganz anders als viele Lehrer, die sich im Homeoffice versteckt haben.

An dieser Stelle ist eindeutig der Gesetzgeber in der Pflicht. Die einzige Lösung ist ein Stellenschlüssel. Eine Richtzahl für Pflegekräfte, die die Krankenhäuser ohne wenn und aber einzuhalten haben. Um diese Entscheidung haben sich in den letzten Jahrzehnten alle gedrückt. Ganz vorn die gemeinsame Selbstverwaltung in Gestalt der Deutschen Krankenhausgesellschaft e. V. und der gesetzlichen Krankenkassen. Und natürlich der Gesetzgeber, der die Entscheidung scheinheilig der Selbstverwaltung überlassen hat. Allein die Genannten zusammen, sind verantwortlich für das, was heute als Pflegenotstand bezeichnet wird. Die Schuldzuweisungen werden in den Reihen der Verantwortlichen hin und her gespielt. Ein unwürdiges Spiel. Wenn dieses Theater einmal beendet ist, Ordnung in die Standorte der Krankenhäuser und deren Personalstruktur eingebracht ist, dann ist es an der Zeit, die Aufgabe angemessen zu entlohnen. Weiterhin Geld in das Chaos zu stecken, um die Gemüter zu besänftigen, ist nicht der richtige Weg. Erst die Ordnung in der Krankenhausstruktur, dann das Geld. Nicht umgekehrt.

Die KVen und die Betreiber der Krankenhäuser sagen, Corona hätte die Patienten davon abgehalten „dringend notwendige" Behandlungen durchführen zu lassen. Tatsache ist, dass Corona die Menschen nachdenklich gemacht hat. Sie haben die Arztpraxen erst aufgesucht, nachdem sie über ihre Befindlichkeit nachgedacht haben. Nicht vorher, nicht unüberlegt, nicht mit der Nonchalance, dann frag ich mal eben den Arzt. Corona rückt in das Bewusstsein, was vorher verdrängt wurde. Die Patienten wissen, was ihr Übergewicht, ihr Blutzuckerspiegel, ihr Bluthochdruck und die Unregelmäßigkeiten ihres Pulses ihnen bedeuten. Sie sind achtsam. Sie meiden die Arztpraxen nicht. Ganz im Gegenteil, sie suchen sie gezielt auf. Was den Arztpraxen fehlt, sind die beliebigen Konsultationen. Die Arztbesuche ohne Sinn und Zweck. Weniger Patienten in den Praxen, bedeutet automatisch weniger Einweisungen in die Krankenhäuser. Das entstehende Loch ist zu begrüßen, weil es die Bedürfnisse für Medizin ordnet und reell macht. Am Ende der Pandemie werden wir genauer wissen, in welchen Situationen wir den Arzt und das Krankenhaus tatsächlich benötigen. Wir sind gespannt auf die Analysen und Ergebnisse.

Literatur

1. Dtsch Arztebl 2018: 115 (20–21) 812
2. Dtsch Arztebl 2018: 115 (14) 310

Ressourcenverschwendung in der Medizin 14

Die Industrie beliefert die medizinischen Einrichtungen mit abgepackten Verbrauchs-materialien. Anders als bei den Lebensmitteldiscountern sind die steril verpackt. Früher wurden die Kompressen in einer Metalltrommel steril aufbewahrt. Man nahm heraus, was man brauchte. Heute sind Kompressen einzeln oder in Gruppen von fünf verpackt. Jede Größe einzeln. Fünferpakete werden oft nicht gebraucht, aber wegen einer einzigen benötigten Kompresse geöffnet. Der Rest wird entsorgt. Also weggeworfen. Die Wegwerf-mentalität im Gesundheitssektor hat gigantische Ausmaße angenommen. Katheter jeg-licher Art werden für den einmaligen Gebrauch produziert und danach weggeworfen. Die Verpackung und der Inhalt. Alles ist aus Plastik. Die Hersteller verbieten die zwei-malige oder wiederholte Anwendung. Aus vorgeschobenen hygienischen Gründen. Vieles ließe sich wieder sterilisieren. In der Corona Krise verwenden wir ungeheure Mengen an Masken, Schutzanzügen, Handschuhen, Teststäbchen, Spritzen, usw. Für den Moment muss das sein. Danach müssen wir Vermeidungsstrategien entwickeln. Wir müssen Plastik reduzieren. Am besten wäre es unverzichtbares Plastik biologisch abbaubar zu machen. Start-ups, wir rufen euch.

Wer älter ist und früher als Patient oder Besucher im Krankenhaus war, erinnert sich bestimmt an den Verbandswagen. Der stand üblicherweise im Flur einer Station. Oft abgedeckt mit einem weißen Tuch. Weis, die dominierende Farbe im Kranken-haus. Wenn damit gearbeitet wurde, oder wenn die Abdeckung weg war, dann konnte man sehen was oben auf dem Verbandswagen draufstand. Eine quadratische, verchromte Metallkiste. Die Verbandstrommel. Daneben ein enges röhrenartiges Metallgefäß, oben offen, mit einem langen zangenähnlichen Instrument darin. Das sah man nur, wenn eine Schwester es benutzte. Ebenso zwei Halbliter Metallflaschen mit Drehverschluss. In einer das Wundbenzin, in der anderen der Äther. Schließlich noch eine größere Dose mit brauner Salbe. Perubalsam, eine Paste, die eitrig belegte Wunden säubern kann. Hinter den Türen des Verbandswagens gab es zwei Fächer mit Krankenhaus typischen

Utensilien. Zusätzliche Instrumente, Metallschalen, diverse Tücher und weiteres Verbandsmaterial. Mit dem, was auf dem Wagen drauf und drin war, wurde das gleiche Behandlungsergebnis erzielt, wie mit den heutigen Materialien zur Wundbehandlung.

Zwischen gestern und heute liegen etwa 30 Jahre und eine gigantische Menge an Verpackungsmaterial. Die heutigen Patienten werden verbandstechnisch nicht besser behandelt als damals. Anders ist nur die Ausrüstung des Verbandswagens. Äther, Wundbenzin und Perubalsam sind abgeschafft. Stattdessen gibt es andere Lösungen und Salben in anderen Behältnissen. Aber mit einem vergleichbaren Wirkungsspektrum Die Verbandstrommel von früher macht den größten Unterschied. In der Trommel lagen große und kleine Kompressen, große und kleine Tupfer, steril nebeneinander. Mit der Zange wurde herausgenommen, was benötigt wurde. Heute sind die Kompressen einzeln, oder in Gruppen von fünf oder zehn abgepackt. Große extra verpackt, kleine extra eingeschweißt. Beim heutigen Verbandswechsel werden idealerweise nur die Packungen geöffnet, die auch benötigt werden. Oft reicht eine einzige Kompresse. Wenn keine einzeln verpackte Kompresse vorhanden ist, dann wird eben mal ein Fünferpack geöffnet, eine entnommen und die Restlichen verworfen. Weggeworfen, weil die geöffnete Packung als unsteril gilt. In Afrika und sicher auch in weiteren Ländern der Erde gibt es nach wie vor Verbandstrommeln. Die erfüllen ihren Zweck, wie vor 30 Jahren bei uns.

Warum muss alles einzeln verpackt werden? Die Scheibe Käse im Supermarkt, genauso wie die einzelne Kompresse im Krankenhaus. Weil sich niemand darüber Gedanken macht. Im Krankenhaus ist die Sterilität das Totschlagargument. Weil alles steril zugehen muss, hat Unsterilität keine Chance. Das nutzen die Hersteller von Materialien, die im Krankenhaus eingesetzt werden, gnadenlos aus. Nur nicht zweimal benutzen! Das macht das Geschäft kaputt. Damit ja niemand auf die Idee kommt, ein einfaches Utensil oder eine wieder befüllbare Flasche zweimal zu benutzen, steht ein Warnhinweis drauf. Nur für den einmaligen Gebrauch bestimmt. Sterilisieren nicht erlaubt. Und dann noch der Wink mit dem Rechtsanwalt. Bei Wiederverwendung übernehmen wir keine Verantwortung.

Einmal verpacken, einmal verwenden und ab in den Müll. Das zieht sich durch unser ganzes Leben. Dagegen kann man etwas unternehmen. Ein Beispiel ist die Aluminiumdose für Getränke. Pfand drauf und schon kommt die Dose zurück. Nicht für die Wiederbefüllung, aber für die geordnete Wiederverwertung des Rohstoffes. Auf den Etappensieg folgte die nächste Verschwendung. Die Aluminiumkapsel für eine einzige Tasse Kaffee. Oder die millionenfache Einmalverwendung von Kaffeebechern aus Plastik. Warum? Weil der Einmalbecher unser Leben so cool macht? Oder weil er unser Nachdenken, mit dem Kaffee, herunterspült?

Gegen die Materialvergeudung im Gesundheitswesen muss ebenfalls der Aufstand geprobt werden. Der Anlass ist da. Corona. Momentan haben wir noch eine Entschuldigung parat. Wir müssen dem Virus Paroli bieten. Dazu sind die Masken unentbehrlich. Die ein Cent Masken des Krankenhauses, die jetzt 60 Cent pro Stück kosten. Weil die ehemaligen Kommunisten Chinas jetzt Kapitalisten sind und uns über den Tisch ziehen. Wir müssen klein beigeben, damit wir die Pandemie überstehen. Weil wir nicht in der Lage sind, Masken zum Preis von einem Cent selbst herzustellen. Neben den Kaffeebechern liegen jetzt auch noch die Gesichtsmasken auf der Straße herum. Wenn wir mit der Pandemie durch sind, dann packen wir die maßlose Verschwendung der Ressourcen als Ganzes an. Einen Kaffeebecher darauf. Aber einen wieder verwendbaren.

Warum packt niemand den gigantischen Verbrauch der Einmalmaterialien im Krankenhaus an? Wegen der Sterilität. Die soll bleiben. Aber anders. Dass es geht, beschwört der Freiburger Krankenhaushygieniker Professor Daschner seit Jahrzehnten. Und er beweist es. Die Desinfektion der Räume, Flächen und kritischen Bereiche eines Krankenhauses hat er hartnäckig hinterfragt. Und Empfehlungen abgegeben. Ohne Desinfektion geht es nicht. Aber mit dem gezielten Einsatz, am passenden Ort, in der zutreffenden Dosis, zum richtigen Zeitpunkt. Wir folgen ihm, weil er Recht hat.

Die Materialien zum einmaligen Gebrauch überschwemmen die Krankenhäuser. Für jede Neuerung gibt es Argumente. Vordergründig sind sie so getrimmt, dass keiner widersprechen kann. Dafür sorgen die Marketingleute und die Influencer. Die Influencer für Musik, Mode, Kosmetik, Lifestyle und Meinung sind hinlänglich bekannt. Die Influencer in der Gesundheitswirtschaft weniger. Es gibt sie. Weil sie überzeugt sind von dem, was sie propagieren. Weil es sie bekannt und vielleicht auch anerkannt macht. Und weil sie damit verdienen. Wie viel, sagen sie nicht. Weil sie nämlich Ärzte sind und nur neue Behandlungsmethoden bewerben. Es gibt sie in fast allen medizinischen Bereichen. Vor allem dort, wo mit invasiven oder minimal-invasiven Methoden gearbeitet wird. Darunter sind Katheter, Sonden oder Instrumente zu verstehen, die nur ein einziges Mal bei nur einem Patienten verwendet werden.

Ein bekanntes Beispiel ist der Herzkatheter. Jeder weiß, dass er Leben rettet. Weil er Leben rettet, ist der Preis zweitrangig. Der Katheter darf kosten, was er will. Es sei denn, es kommt ein Konkurrenzprodukt auf den Markt, das billiger ist. Dass das nicht passiert, verhindert der Markt mit seinen Methoden. Der verhindert auch, dass sich niemand darüber Gedanken macht, ob man einen Herzkatheter sterilisieren und mehrfach verwenden könnte. Das geht bestimmt. Aber dann kann die Firma nur noch wenige Katheter verkaufen. Der Herzkatheter, der Lebensretter, ist ein Hightech Instrument. Seiner Bedeutung angemessen, ist er aufwendig verpackt. Es ginge bestimmt auch einfacher und trotzdem steril. Aber der Influencer soll schon spüren, dass er etwas ganz Besonderes auspackt.

Das Operieren ist heutzutage minimal-invasiv. Nicht eine einzige Klinik in Deutschland, lässt auf ihrer Internetseite aus, dass sie die Technik des Operierens durch kleine Öffnungen beherrscht. Man könnte den Eindruck gewinnen, dass nur noch so operiert wird. Wer nicht minimal-invasiv operiert, der kann zumachen. Die jahrelange Werbung der Krankenhäuser hat uns Patienten eingebläut, dass es andersherum völlig antiquiert ist. Sehr oft funktioniert das Operieren allerdings immer noch nur nach alter Väter Sitte.

Hinter dem minimal-invasiven Operieren steckt eine mächtige Industrie. Die der Medizintechnik. Innovative Ärzte und die Industrie haben die Technik der kleinen Schnitte gemeinsam vorangetrieben. Teilweise zum Vorteil von uns Patienten, teilweise allein zum Vorteil der Hersteller. Früher, der Rückblick muss sein, früher waren chirurgische Instrumente ausschließlich aus Stahl. Sie wurden sterilisiert und für den nächsten Patienten wiederverwendet. Heute sind sie aus Kunststoff und werden nach dem einmaligen Gebrauch weggeworfen. Heute sagt man entsorgt. Das soll dazu verleiten, dass alles mit rechten Dingen zugeht. Weil die Einmalinstrumente aufwendig verpackt sind, fällt doppelter Müll an. Instrument und Verpackung fliegen in die Tonne. In der klassischen Chirurgie wird das Instrument und auch die Verpackung wiederverwendet. Das Instrument kommt in eine Metallkiste. Das Ganze wird dann sterilisiert.

Eines der innovativsten chirurgischen Instrumente wurde in den 1960er Jahren von einem Russen erfunden, gebaut und mit Erfolg eingesetzt. Es ist aus Stahl und kann in der Hand des geübten Chirurgen zwei Darmenden aneinanderklammern. Das Klammernaht Gerät, AKA-2, macht sehr präzise das, was der Chirurg ansonsten mit Nadel und Faden macht. Zwei Enden des Darmes aneinandernähen. Ein Amerikaner, dessen Firma Kühlschränke herstellt, sah das Instrument und baute es nach. Aus Plastik mit einem bisschen Metall. Aus dem Instrument, für den einmaligen Gebrauch bestimmt, wurde die damals bedeutendste medizintechnische Firma, Autosuture. Eine Neuerung der Firma folgte auf die nächste. Jedes Produkt zum einmaligen Gebrauch bestimmt. Eine unglaubliche Ressourcenverschwendung!

Der Gipfel der Verschwendung ist die robotische Chirurgie. Nicht in der Menge des verbrauchten Materials. Die ist noch überschaubar. Aber in dem völlig überzogenen Anspruch, eine bestimmte Operation, allein durch den Einsatz des Roboters besser zu können. Der Operationsroboter ist ein Monstrum mit vier Armen. An den krakenartigen Armen sind die Instrumente befestigt. Der Chirurg lenkt die Arme mit einem Joystick. Die Arme der Krake sind mit sterilen Plastikhüllen überzogen. Das Plastikmaterial und die sündhaft teuren Spezialinstrumente werden am Ende der Operation weggeworfen. Entsorgt wie wir heute sagen. Die Operation mit dem Roboter ist bestenfalls spektakulär. Die Ergebnisse sind nicht besser als die minimal-invasive Chirurgie ohne den Roboter. Die Klinik, die den Roboter angeschafft hat, sonnt sich im Glanz der Innovation. Die Chirurgen wähnen sich extrem fortschrittlich. Für das bisschen Glanz und Pseudofortschritt wird viel Geld ausgegeben, viel Operationszeit vergeudet und viel Müll produziert.

Die Industrie getriebene, innovative Medizin setzt auf den Verbrauch von Materialien, die ständig nachgekauft werden müssen. Das ist das Geschäft. Begierde wecken, ausprobieren lassen und nachordern. Um diesen Prozess in Gang zu setzen und am Laufen zu halten, muss das Marketing auf Hochtouren laufen. Die Influencer unter den Ärzten drehen mit am Rad. Am Ende weiß kein Anwender mehr ob das notwendig ist. Ganz oft ist es nur pure Verschwendung von Ressourcen.

Wissen Sie, was ein Kit ist? Ein Kit ist in der Medizin ein fertiger Bausatz, ein Paket für eine medizinische Maßnahme. Zum Beispiel für eine Wundversorgung. Von außen betrachtet ist es ein Päckchen aus festem, grünem Papier. Mit zwei Handgriffen wird das Päckchen geöffnet. Mit einem professionellen Griff werden die Papierseiten so nach außen umgeschlagen, dass die Innenseiten eine sterile Ablage bilden. In dem Päckchen

ist eine Plastikschale. Darin liegen Kompressen verschiedener Größe, Desinfektionsmittel in einem Plastikfläschchen, eine Plastikpinzette und eine kleine Pflasterrolle.
Eventuell noch ein Paar Latexhandschuhe. Das ist der Kit. Das nötige Zubehör, um
eine Wunde zu versorgen. Genommen wird, was gebraucht wird. Der Rest wird weggeworfen, entsorgt, wie es so schön heißt.

Einmalmaterialien im Krankenhaus sind der Hit schlechthin. OP-Mäntel, OP-
Abdeckungen und Kittel auf den Stationen waren ursprünglich ausschließlich aus Baum-
wolle und wurden nach Gebrauch gewaschen, zusammengelegt und sterilisiert. Heute
gibt es das auch aus Kunststoff, Papier oder Papier anteiligen Materialien. Zum einmaligen Gebrauch bestimmt. Natürlich mit schwergewichtigen Argumenten unterlegt.
Das Waschen der Baumwolltextilien benötige Unmengen an Wasser und chemischen
Substanzen. Alles umweltschädlich. Und was ist mit der Produktion und Vernichtung
der Einmalmaterialien? Schweigen im Krankenhausflur! Wenn es biologisch abbaubaren
Kunststoff gäbe, dann würde die Menge der Plastikverpackungen bestimmt weiter
anwachsen. Also müssen wir Plastik vermeiden, wo immer es möglich ist. Oder uns ganz
von Plastik verabschieden.

Vielleicht ist Corona ein Anlass, um über den immensen Verbrauch von
Einmalmaterialien in der Medizin nachzudenken. Der Augenblick ist günstig, weil wir
unüberschaubar große Mengen an Masken, Kitteln, Abstrich Stäbchen und Laborröhr-
chen benötigen. Das muss für den Moment sein. Danach sollten die Ideen sprudeln. Wie
wäre es mit Start-ups, die die Verbrauchsmaterialien ins Visier nehmen. Damit lässt sich
bestimmt Geld verdienen. Die Idee ist nicht neu. An biobasierten und kompostierbaren
Kunststoffen wird schon lange gearbeitet. Bisher ohne valide Ergebnisse.

Die Kunststoffe unserer Zeit, zum Beispiel PVC, Polyvinylchlorid, sind Erdöl basiert.
Weil chemische Prozesse nicht umkehrbar sind, lässt sich PVC nicht rückentwickeln.
Plastik bleibt Plastik, weil der Grundstoff chemisch umgewandelt wurde. Obwohl Erdöl
unaufhörlich gefördert wird, ist der Vorrat leider noch nicht zu Ende. Wenn es kein Erdöl
mehr gäbe, dann gäbe es auch kein Erdöl oder Erdgas basiertes Plastik mehr. Leider sehr
theoretisch.

Für den Antrieb unserer Autos benötigen wir noch das Erdöl. Unsere geliebten SUVs,
Porsches und Lamborghinis fahren mit Erdöl basiertem Benzin. Auf die Technik und
den Anblick der schönen Autos wollen wir nicht verzichten. Müssen wir nicht, wenn sie
vom Strom aus Batterien angetrieben werden. Der Strom muss grün sein, mit Windkraft
erzeugt. Und für die Batterien muss es Recycling Konzepte geben.

Aber das Teufelszeug Plastik müssen wir loswerden. Die Wälder, Flüsse, Meere und
Strände sind voll davon. Von den 6 Mrd. t Plastik, die seit ihrer Herstellung auf den
Markt gebracht wurden, sind nur 20 % recycelt oder verbrannt worden. 5 Mrd. t Kunst-
stoff sind vergraben, liegen auf Deponien oder schwimmen im Meer. Die Erfinder des
Kunststoffes würden sich im Grab herumdrehen, wenn…

Die Medizin braucht und missbraucht Einwegprodukte und Einwegverpackungen.
Die meisten Einwegverpackungen gehen allerdings auf das Konto der Lebens-
mittelindustrie. Man könnte es sich einfach machen und sagen, ohne geht es nicht.

Die brauchen das genau so wie die Medizin. So kommen wir nicht weiter. In beiden Bereichen nicht. Die einen müssen sich bei Infusions- und Dialyseschläuchen umbesinnen, die anderen bei PET Flaschen. PET, Polyethylenterephthalat, und andere Lebensmittelverpackungen machen 60 % aller Verpackungen aus. Der Verzicht auf Einkaufstüten aus Plastik und die ersten Läden, die Lebensmittel ohne Verpackung anbieten, sind nur ein kleiner Schritt.

Vielleicht verfolgt jemand einen neuen Ansatz? Zum Beispiel für Infusionsschläuche. Die sind ein Massenartikel. Sie sind unersetzbar und werden nach Gebrauch vernichtet. Das gleiche gilt für Dialyseschläuche. 100 000 Menschen in Deutschland brauchen die Blutwäsche. Jeder 150 Mal im Jahr. Das sind 15 Mio. Schlauchsysteme im Jahr. Wenn die kompostierbar wären, oder auf eine andere Art biologisch abgebaut werden könnten, wäre das nicht genial?

Weil wir uns an die praktischen Eigenschaften der Kunststoffe gewöhnt haben, wünschen wir uns Materialien mit Gebrauchseigenschaften, die ihnen ähnlich sind. Aber sie müssten durch andere Methoden, als aus Erdöl, gewonnen werden. Die Quelle des Materials darf nicht fossilen Ursprungs sein. Die Rohstoffe müssen erneuerbar sein. Sie müssen wachsen, weil wir sie ernten wollen. Nicht alle wachsen auf dem Feld, einige werden im Labor hergestellt. Weil sie trotzdem natürlichen Ursprungs sind, nennen wir sie Biostoffe. Die Hersteller sprechen von bioabbaubaren Polymermaterialien.

Eine dominierende Rolle spielt Polylactid, PLA. Der Biostoff PLA kommt aus erneuerbaren Rohstoffen. Zum Beispiel aus der Vergärung von Milch oder Molke. Er ist chemisch aus vielen aneinander gebundenen Milchsäuremolekülen aufgebaut und biologisch wieder abbaubar. Unter industriellen Kompostbedingungen vollzieht sich der Abbau innerhalb weniger Monate. In der Natur dauert er etwas länger. PLA wird für Verpackungen und in der Medizintechnik verwendet. Bisher aber nur in kleinen Mengen.

In der Chirurgie wird PLA als selbstauflösendes Nahtmaterial eingesetzt. Fäden, die vom Körper resorbiert werden. Zum Teil sind auch Nägel und Schrauben aus dem resorbierbaren, sich selbst auflösenden Material. Diese Biomaterialien haben nichts mit Kunststoffen zu tun. Bisher sind es nur Fäden und Schrauben. Es müssten daraus Schläuche für Infusionen und für die Dialyse werden. Start-ups macht euch auf den Weg.

Bis es so weit ist, müssen wir den Einmalmaterialien und den aufwendigen Verpackungen den Kampf ansagen. Bisher ist der Preis das Argument. Eine Verbandstrommel zu sterilisieren sei teurer, als abgepackte Kompressen bei einem Händler zu kaufen. Die restlichen Kompressen der Trommel würden im Laufe der Entnahmen unsteril. Bei einzeln verpackten Kompressen wäre das nie der Fall. Der Denkansatz ist falsch, weil das Verpackungsmaterial und seine Vernichtung, in der Argumentation unberücksichtigt bleibt. Die Krankenhäuser müssten ihre Verbrauchsmaterialien wieder selbst sterilisieren. In den Mengen, die sie für kurze Zeitabstände benötigen. Der Umwelt zuliebe. Dieser Gedanke muss Einzug erhalten. Umweltgesichtspunkte müssten Vorrang vor Einkaufspreisen haben. Das muss in die Vorhaltekosten der Krankenhäuser eingerechnet und finanziert werden.

Die Müllvermeidung muss für die Krankenhäuser ein Klimathema werden. Der Müll der Krankenhäuser, Verpackungen und Einmalmaterialien eingeschlossen, wird bei 1000 Grad von Spezialfirmen verbrannt. Daraus entstehen giftige Gase, die in weiteren Schritten gefiltert und anderweitig abgebaut werden müssen. Was bleibt sind die Kohlenstoffdioxid Emissionen. Weil wir den CO_2 Ausstoß verringern müssen, müssen wir an jeder Schraube drehen. Auch an der Müllproduktion der Krankenhäuser. Für 4,4 % der globalen Treibhausgase, CO_2 eingeschlossen, ist der Gesundheitssektor verantwortlich. In dieser Rechnung sind die Krankenhäuser enthalten. Die Emissionen des weltweiten Gesundheitssektors sind größer, als die des Flugverkehrs und der Schifffahrt zusammen. Wenn das kein Aufruf zum Handeln ist. Jeder kleine Beitrag zählt. [1]

Literatur

1. Dtsch Arztebl 2020: 117(4): 166

Die Muttersau 15

In unserer kindlichen Vorstellung lebt die Landsau in einem geräumigen Stall auf trockenem Stroh. Das war einmal. In Deutschland leben 25 Mio. Schweine in Fabrik ähnlichen Gebäuden auf Beton oder Spaltböden. Ihr jämmerliches Leben beginnt in einer Ferkelfabrik. Wider ihren Willen wird die Muttersau dreimal im Jahr vom Veterinäreber besamt. Zu Tausenden werden Ferkel produziert. Nach sechs Monaten ist das Schweineleben zu Ende. Bis dahin haben sie Sojaschrot aus Südamerika gefressen und ihr genormtes Schlachtgewicht erreicht. Die riesige Schweineherde produziert riesige Güllemengen. Diese können die Äcker und Wiesen nicht aufnehmen. Corona zeigt uns ein weiteres Phänomen in der Lieferkette. Den Schweinestau. Wegen Infektionsherden in den Zerlegebetrieben stauen sich schlachtreife Schweine in den Mastfabriken. Die Öffentlichkeit erkennt, welche Effekte die Massentierhaltung und die Massenproduktion von billigem Schweinefleisch haben. Eine Greta aller Muttersauen muss dem zerstörerischen Kreislauf ein Ende setzen. Weil es nur eine Lösung gibt: weniger Schweine. Importierte Sojabohnen tragen zur Zerstörung der Wälder Südamerikas bei. Überproportionale Schweinehaltung, durch Sojanahrung erst möglich gemacht, produziert Unmengen an Gülle. Die Nitrate der Gülle gelangen in das Grundwasser und gefährden Schwangere und Säuglinge.

15.1 Glückliche Landsau, gequälte Fabriksau

Sie kann einem leidtun. In unserer kindlichen Vorstellung liegt sie auf sauberem Stroh, in einem trockenen, geräumigen Stall. Die Stalltür ist weit offen, Sonnenstrahlen und ein sanfter, warmer Lufthauch dringen ein. An ihren Zitzen hängen rosige Ferkel und saugen sich voll. Die Muttersau ist glücklich, der Bauer ist froh. Die Geschichte ist ausgedacht.

Weil die Realität völlig anders ist. Wie sie ist, das hat uns Corona gezeigt. Nie wären wir auf die Idee gekommen, uns mit der Aufzucht von Schweinen zu beschäftigen. Dank Corona wissen wir Bescheid. Den Bauernhof mit der offenen Stalltür gibt es vielleicht hier und da noch. Auf einem Erlebnis-Bauernhof. Dort, wo Familien aus der Stadt ihren Kindern die heile Welt des Landlebens zeigen. Das Landleben von heute ist Fabrikleben. Die Muttersau unserer Tage vegetiert in einer dieser Zuchtfabriken, zusammen mit hunderten anderer weiblicher Leidensgenossinnen. Das nennt sich nach wie vor Landwirtschaft, ist aber kalte Produktionswirtschaft. Der Landwirt von heute ist Techniker, Elektriker und Unternehmer in Personalunion. Sein Gefühl zu Muttersauen drückt sich in Normen wie Tragzeit, Gewicht und Anzahl der Ferkel aus. Darüber bestimmt er und niemand sonst. Der Eber kommt auf zwei Beinen daher und hat einen grauen Kittel an. Er heißt Tierarzt, macht die Besamung und verabreicht die Antibiotika gleich mit. Er kommt viermal im Jahr. Und viermal hinterher wirft die Muttersau. Um die Kleinen kann sie sich nicht kümmern, weil sie sich in dem engen Gatter aus Beton und verzinktem Stahl nicht umdrehen kann. Legen ist fast nicht möglich, auf der Seite liegen schon gar nicht. Weil die Muttersau ihre Kleinen nicht sehen kann, ist die Trennung von ihnen auch nicht so schmerzlich. Außerdem hat sie ja bald neue. Die Landsau wirft höchstens zweimal im Jahr. Die Fabriksau muss auf viermal kommen. Die Landsau darf leben, mit ihren Ferkeln herumtollen, sich im Schlamm neben dem Stall suhlen und mit der Schnauze in der Wiese graben. Die Fabriksau muss ihre Zeit abstehen und auf den Viehtransporter warten. Wissen das die Kunden vor der Fleischtheke?

Sie wissen es nicht.

In Deutschland werden im Jahr circa 25 Mio. Schweine gehalten. Oder heißt es gezüchtet? Bei der gigantischen Menge und den gnadenlosen Bedingungen der Aufzucht, ist produziert wohl die zutreffende Bezeichnung. Laut Tierschutz-Nutztierhaltungsverordnung, TierSchNutztV, stehen einem Schwein von 50–110 kg Gewicht mindestens 0,75 Quadratmeter zur Verfügung. Auf weniger als einem Quadratmeter kann kein Mensch schlafen. Angeblich sind die Schweine intelligent. Aber zum Protest gegen die winzige Stallfläche reicht es nicht. 2,4 Mio. t Schweinefleisch werden exportiert. Eine nüchterne, ungeheuerliche Zahl, hinter der noch steht, dass Deutschland der weltgrößte Exporteur von Schweinefleisch ist. [1]

15.2   Importierte Sojanahrung, transportierte Gülle

Was die 25 Mio. Schweine fressen, das kann in Deutschland gar nicht wachsen. Also muss Futter eingeführt werden. In großen Mengen und natürlich kostengünstig. Agrarfirmen in Nord- und Südamerika liefern das günstige Tierfutter. Sie haben sich auf den Anbau von Sojabohnen spezialisiert. In Südamerika werden dafür große Flächen des Regenwaldes gerodet. In Brasilien wird fortwährend Savannenwald abgebrannt um die Anbaufläche für Sojabohnen zu vergrößern. Das hat vermehrten Kohlendioxid Ausstoß zur Folge und verschlechtert die Klimabilanz der Erde. Es soll nicht unterschlagen werden, dass sich die größten deutschen Lebensmittelhändler, in einer gemeinsamen Deklaration, gegen die Abholzung der Wälder wenden. [2]

Die 25 Mio. Schweine fressen nicht nur Sojaschrot aus Brasilien, sie produzieren auch Unmengen an Gülle, ein Gemisch aus Kot und Urin. In der Landwirtschaft spielt Gülle seit ewig die Rolle des natürlichen Düngers. Die Gülle wird deshalb auf den Feldern und Wiesen ausgebracht. Das Gleichgewicht stimmt, solange die Tiere mit dem Futter aus heimischer Produktion ernährt werden. Die Massentierhaltung ist jedoch nur durch zusätzliches, importiertes Futter möglich. Durch den Import von Sojaschrot können mehr Tiere ernährt werden, als die heimischen Äcker und Wiesen als Futter hergeben. Es fällt aber mehr Gülle an, als Äcker und Wiesen aufnehmen können. Damit haben wir das Problem mit der Gülle. Weil die Massentierhaltung der Schweine in Niedersachsen und NRW ihren Schwerpunkt hat, haben die das größere Gülleproblem. Zum Glück gibt es findige Unternehmer die daraus ein Geschäft machen. Sie fahren die Gülle dahin, wo es weniger Massentierhaltung gibt. Für Geld natürlich, aber bestimmt nicht nach Bayern.

Aus der Überdüngung mit Gülle entsteht das nächste Problem. Bei übermäßiger Ausbringung von Gülle, gelangen die darin enthaltenen Nitrate, die Salze der Salpetersäure, in das Grundwasser. Die Pflanzen der Äcker und Wiesen können den Überschuss der Nitrate nicht aufnehmen. Das wiederum hat zur Folge, dass der Nitratgehalt im Trinkwasser den Grenzwert von 50 mg/l überschreitet. Das widerspricht der Trinkwasserverordnung und verletzt EU Recht. Bereits 2014 leitete die EU, wegen überhöhter Nitratwerte im Grundwasser, ein Verletzungsverfahren gegen Deutschland ein. Für Erwachsene ist Trinkwasser mit einem erhöhten Nitratgehalt nicht gefährlich. Anders bei Schwangeren und Babys. Durch Stoffwechselprozesse entstehen aus Nitraten Nitrosamine und Nitrit. In höheren Konzentrationen können diese den Sauerstofftransport der roten Blutkörperchen nachteilig beeinflussen.

Bleiben wir bei den 25 Mio. Schweinen in Deutschland. Weil die Mastschweine, bereits nach 6 Monaten, ihr Schlachtgewicht von 110 kg erreicht haben, ist damit ihr Leben jäh zu Ende. So will es die Wissenschaft der Schweinezucht. „Jüngere Schweine nehmen in der Regel mit relativ wenig Futter schnell zu. Sie benötigen etwa zwei Kilogramm Futter, um ein Kilogramm Fleisch anzusetzen. Mit zunehmendem Alter wird die Futterverwertung eines Schweines immer schlechter. Ein fünf bis sechs Monate altes Schwein benötigt schon etwa fünf Kilogramm Futter, um ein Kilogramm Fleisch anzusetzen. Irgendwann ist für Landwirte also ein Punkt erreicht, an dem es sich nicht mehr rentiert, die Tiere weiter zu füttern. Dies ist in der Regel nach sechs Monaten der Fall. Entscheidend für den optimalen Schlachtzeitpunkt sind immer die aktuellen Futterkosten. Werden Schweine zu lange gemästet, steigt außerdem der Fettanteil am Schlachtkörper. Das bedeutet aber Abzüge bei der Bezahlung, denn Fleisch mit einem erhöhten Fettanteil ist bei den Verbrauchern nicht gefragt." [3] Übrigens, das deutsche Hausschwein kann 15 bis 20 Jahre alt werden. Wenn man es in Ruhe leben lässt.

15.3   Zu viele Schweine machen Tönnies groß

Weil das Schwein aus der Mastfabrik nach einem halben Jahr geschlachtet werden muss, kommen wir auf 50 Mio. geschlachtete Schweine pro Jahr. Zwei bis drei Millionen Schweine aus den Nachbarländern kommen noch dazu, weil das Schlachten in Deutschland so prima funktioniert. Und wir sind angekommen bei Tönnies. Der wird als die Krönung des ganzen Schweineübels dargestellt. Völlig zu Unrecht. Er produziert die Schweine nicht, er räumt nur auf, was wegmuss. Jetzt zu Corona Zeiten ist das deutlich geworden. Wegen eines Corona Zwischenfalls in einer seiner Schlachtfabriken, schließt die Landesregierung von NRW in Panik alle seine Betriebe. Und was passiert? Ein unverantwortlicher Rückstau von schlachtreifen Schweinen tritt ein. Die Medien berichten davon und holen schockierte Züchter vor die Mikrophone. Die können es nicht fassen. Die Sechsmonatsschweine fressen weiter das teure Futter. Gegen alle Verbraucherwünsche setzen sie zudem das schädliche Fett an. Die Manager von Aldi und Lidl sind schockiert. Das ist Verrat an ihren gesundheitsbewussten Kunden.

Dabei macht Tönnies nichts anderes, als die Jahre zuvor. Er gibt Menschen aus anderen EU Ländern Arbeit. Weil die Bulgaren und Rumänen, vom Arbeitgeber Tönnies keine Kenntnis haben, schalten sich Vermittler ein. Die wissen, wie man in Deutschland an Arbeit kommt, und sie kennen die Gesetze. Zum Beispiel den § 631 im Bürgerlichen Gesetzbuch. Damit es Tönnies einfach hat, schließen sie mit ihm und den Arbeitern einen Werkvertrag. Der regelt, welche Leistung die Arbeiter zu welchem Preis abliefern. Eine einfache Sache. Tönnies, der ja auch noch Präsident eines Fußballvereins war und viel am Hals hat, nimmt die Zuarbeit dankbar an. Die Vermittler bringen die Arbeitskräfte in die Orte seiner Schlachtfabriken. Allein hätten sie die nie gefunden. Wer kennt schon Rheda-Wiedenbrück, noch dazu in Bulgarien. Die Bewohner von Rheda-Wiedenbrück sind den Neuankömmlingen dankbar und stellen ihnen Wohnungen zur Verfügung. Es stehen viele leer, weil die Möbelindustrie nicht mehr so floriert. Es sind nicht immer die besten. Naja, wer Arbeit sucht und findet, muss Kompromisse eingehen. Die Jobs bei Tönnies sind scheinbar sehr verlockend, denn es kommen mehrere Tausend von weit her. Einige bringen ihre Familie mit. Es wird eng in den Unterkünften, man rückt zusammen. Enger als einem lieb ist. Die Vermittler suchen weitere Wohnungen, aber die Rheda-Wiedenbrücker haben alles hergegeben. Wenn es eng wird, sucht man Trost unter seinesgleichen und verzichtet freimütig auf die kulturellen Angebote der Stadt. Annäherung an das Gastgeberland muss auch nicht unbedingt sein. Schließlich ist der Aufenthalt nur auf Zeit gedacht. Über die Arbeit spricht man ungern. Mit wem auch. Keiner hier versteht rumänisch oder bulgarisch. Einkaufen geht auch ohne Sprachkenntnisse. Und das schöne Schweinefleisch gibt Tönnies für seine geschätzten Mitarbeiter günstig her.

Mit einem Mal geschieht Unvorhergesehenes. Einige der Arbeiter werden getestet. Es wird Speichel abgestrichen. In einem Schlachtbetrieb der Konkurrenzfirma soll sich ein Virus ausgebreitet haben. Zum Glück nicht bei Tönnies. Die Arbeit geht ihren gewohnten Gang. Bis wieder Unvorhergesehenes eintritt. Unter den Tönnies Mitarbeitern soll das

Corona Virus jetzt doch grassieren. Wieder wird getestet und völlig überraschend wird es bei 1500 Menschen nachgewiesen. Nur einer weiß, wie das Virus in die Fleischfabrik gelangen konnte. Wochenendurlauber sollen es aus Rumänien oder Bulgarien mitgebracht haben. Die Medien überschlagen sich bei der Suche nach dem Schuldigen. Einer ist es immer und der muss doch zu finden sein. Es stellt sich heraus, dass es keine Person ist, sondern etwas Abstraktes. Es ist der Werkvertrag. Der ist an allem schuld. Es gibt ihn seit ewigen Zeiten, er wird in vielen Branchen angewandt, aber in der Fleischindustrie gebärdet er sich teuflisch. Er ist für alles verantwortlich. Für die schlechte Entlohnung, für die kalten Fabrikräume, für die warmen Kantinen, für die schlechten Wohnungen und für die miserable Hygiene. Das ganze Tönnies Imperium ist eine Agarplatte, auf der das Virus Sars-CoV-2 wütet. Der Arbeitsminister reagiert umgehend und lässt seine Referenten einen neuen Gesetzestext basteln. Im Jahr 2021 ist Schluss mit den Werkverträgen. Der Landkreis stellt hohe Metallzäune auf und kaserniert die Behausungen der Tönnies Mitarbeiter. Mitfühlende Rheda-Wiedenbrücker reichen kleine Präsente durch den Zaun.

Aus heiterem Himmel steht das Unternehmen Tönnies am Pranger. Früher waren die Politiker voll des Lobes. Wegen der Gewerbesteuer und der guten Taten für den Landkreis. Tönnies hat so viel Gutes getan. Er hat die Politiker in den Logen des Fußballvereins bewirtet. Nicht nur mit Mettbrötchen. Spielplätze, Kitas und vieles andere wäre nicht möglich, wenn Tönnies nicht gespendet hätte. Mit den Arbeitern seiner Werkvertrag-Partner hat er Wohnungen belegt und den Besitzern Mieteinnahmen beschert. Jetzt wenden die sich von ihm ab, weil sie nicht wollen, dass ihre Bruchbuden im Fernsehen gezeigt werden.

Die Schlachtpause hat etwas Gutes. Die Schweine leben länger, ihre Halter geraten in Not und denken über die Maschinerie der Fleischproduktion nach. Hoffentlich denken sie nach. Es täte ihnen gut und uns auch. Seit Jahren wächst und wächst die Fleischproduktion. Angeblich, weil der Verbraucher das will. Wer weiß das so genau? Fortwährendes Wachstum ist noch keine Willensbekundung des Verbrauchers. Doch, sagen die Lebensmittelhändler. Der steigende Umsatz gibt uns recht. Und noch ein Argument: der Verbraucher hat Anspruch auf günstiges Schweinefleisch. Das ist neu, dass der Verbraucher Ansprüche anmelden kann. Ja, kann er. Im Konkurrenzkampf der großen Lebensmittelhändler ist der Preis von Schweinefleisch eine scharfe Waffe. Woche für Woche wird damit gekämpft. Eine Rabattschlacht folgt auf die nächste. Bald kostet Schweinefleisch gar nichts mehr. Den Eindruck muss man gewinnen, wenn man in den Anzeigen liest, dass schon wieder ein Stück vom Schwein zwanzig Prozent billiger verkauft wird.

Wir denken viel zu klein. Das bisschen Rabattschlacht auf dem deutschen Markt ist nur ein Teil des Geschäftes. Corona zeigt uns, was sonst noch läuft. Das ganze Schwein wollen wir nicht essen. Nur die guten Stücke und das, was auf dem Grill gut aussieht und was in die Wurst passt. Den Kopf und die Füße können andere haben. Halt, die Schweinshaxe bleibt hier. Die Klauen und die Ohren können die Chinesen essen. Tönnies hat es geschafft, das in China loszuwerden, was wir hier nicht wollen. Er hat dafür eine besondere Lizenz ergattert. Doch die Wochenendurlauber aus Bulgarien haben ihm dann doch das Geschäft vermasselt. Die Quarantäne bei Tönnies hat sich bis nach China rumgesprochen. Jetzt wollen sie seine Klauen nicht mehr.

Groß denken ist das Geschäft der Produzenten, klein denken ist die Welt des Verbrauchers. Wie viel Fleisch ist gut für uns? Weniger, als wir derzeit essen. Im Durchschnitt isst jeder Deutsche 60 kg Fleisch im Jahr. Das ist doppelt soviel, wie die Ernährungswissenschaft empfiehlt. 300 bis 600 g Fleischprodukte pro Woche sollten nicht überschritten werden. Damit ist alles gemeint, Wurst und Schinken eingeschlossen. Übermäßiger Fleischkonsum birgt verschiedene gesundheitliche Gefahren. Generell sind das ein erhöhtes Darmkrebsrisiko, Herz-Kreislauf-Erkrankungen und Diabetes. Wollen wir das vorbehaltlos akzeptieren? Wenn nicht, dann müssen wir etwas dagegen tun. Die einfachste Lösung ist weniger Fleisch zu essen. Das setzt Aufklärung voraus. Doch dagegen hat die Fleischindustrie Scheinargumente: hochwertiges Eiweiß, Mineralien und sonst noch etwas. Alles drin im Fleisch und von jungen, gesunden Menschen beworben. Die Werbung lullt uns ein. Wir probieren einmal und dann noch einmal. Und schon sind wir Konsumenten eines neuen fleischhaltigen Produktes. [4]

Wie unrealistisch, geradezu absurd, unsere Einstellung zu Fleisch ist, zeigen die Fleischersatzprodukte: veganes Schnitzel, veganes Hack, vegane Grillwurst, vegane Burger. Wollen wir das wirklich, oder will das nur die Werbung und die Nahrungsmittelindustrie, die hinter der Werbung steht? Es geht darum, den Kunden einzufangen, der auf vegetarischen Abwegen ist. Fleisch lässt der Verbraucher sich nicht verbieten. Aber neugierig, wie er nun mal ist, probiert er die Ersatzprodukte. Da ist alles drin, was gesund ist. Eiweißreiches Soja, frisches Grün von der Petersilie und Blutersatz aus roter Bete. Sieht so aus wie Fleisch und mit ein bisschen Fantasie schmeckt es auch so. Man braucht sehr viel Fantasie!

15.4 Weniger Schweine, mehr Tierwohl, weniger Fleisch

Ist Corona der richtige Zeitpunkt, um über die Schweineproduktion nachzudenken? Ja! Was wir brauchen, ist eine Greta der Muttersauen. Eine, die dem Eber die Leviten liest. Bei den Muttersauen geht nämlich die Misere los. Gegen die Besamung wider Willen können sich die Muttersauen nicht wehren. Dabei muss ihnen geholfen werden. Zuerst muss die Größe der Ferkel-Zuchtanstalten verringert werden. Die Höfe, in Wahrheit die Fabriken für Ferkelzucht, müssen auf bäuerliche Dimensionen rückgeführt werden. Die Ferkelzucht muss natürlichen Charakter haben. Gemeint sind Ställe mit Auslauf und Böden mit Stroh. Die Muttersau, muss für ihre Kleinen, Mutter sein dürfen. Höchstens einmal im Jahr darf der Eber, der Tierarzt, Zutritt haben. Das Tierwohl braucht kein Siegel, es muss gelebt werden. Die reduzierte Zahl der Muttersauen und die Einschränkung der Besamungsfrequenz sind der Schlüssel für alles was folgt. Das muss die Greta aller Muttersauen durchsetzen. Eine muss es tun, egal wie sie heißt.

Aus weniger Ferkeln, dafür gesünderen und glücklicheren, werden weniger Schweine. Die müssen Auslauf haben. Es muss kein Eichenwald sein. Eine Wiese reicht. Wenn ein flacher Tümpel dabei ist, umso schöner. Die Nahrung muss aus Europa kommen. Gern auch Eicheln aus Spanien. Etwas Iberico darf dabei sein. Schweinenahrung, die von Flächen kommt, für die Wald, Savanne oder andere Naturflächen gerodet, abgebrannt oder anderweitig verändert wurden, ist verboten. Über das Schlachtgewicht muss nachgedacht werden. Das 110 kg Schwein muss nicht die Norm sein. Tierwohl schlägt sich im Erzeugerpreis nieder. Und genau das soll sein. Schweinefleisch muss wertvoll sein. In einem neuen Verständnis seinen Preis wert sein. Dem Verbraucher muss erklärt werden, dass Schweinefleisch kein Alltagsprodukt ist, sondern etwas Wertvolles. Was Wert hat, wird geschätzt. Das Geschätzte muss nicht täglich verfügbar sein. Neben dem Wert des Schweinefleisches muss dem Verbraucher der Wert auf seinen Verzicht deutlich gemacht werden. Er muss verstehen lernen, dass der tägliche Konsum von Fleischerzeugnissen für seine Gesundheit abträglich ist. Das ist alles nicht neu. Die Kenntnis ist nur nicht verbreitet. Es muss aufhören, Lügen zu verbreiten. Dass Verbraucher mit niedrigem Einkommen nur mit billigem Schweinefleisch über die Runden kommen, gehört in die Kiste mit den falschen Nachrichten.

Wenn in Deutschland nur so viele Schweine gehalten werden, wie mit hiesigem Futter ernährt werden können, dann tragen wir dazu bei, dass die Landnahme im Amazonas Gebiet Brasiliens eingedämmt wird. Dort und im südlich daran anschließenden Savannengebiet Cerrado liegen die Viehweiden und Soja Felder für das Exportgeschäft. Durch illegale Rodung wird die Anbaufläche vergrößert. Die Europäische Union importiert 13,6 Mio. Tonnen Soja aus Brasilien. Außerdem kommen bis zu 40 % der europäischen Rindfleischimporte aus Brasilien. Zurecht sagen Universitätsforscher aus Belo Horizonte, dass die Handelspartner Brasiliens, die solche Importe dulden, ebenfalls Verantwortung für die Rodungen tragen. Die Europäer fördern indirekt die daraus resultierenden Emissionen von Treibhausgasen.

Man muss sich nur den zerstörerischen Kreislauf ansehen und schon ist klar, dass es nur eine Lösung gibt: weniger Schweine. Importierte Sojabohnen tragen zur Zerstörung der Wälder Südamerikas bei. Überproportionale Schweinehaltung, durch Sojanahrung erst möglich gemacht, produziert Unmengen an Gülle. Die Nitrate der Gülle können von den Pflanzen nicht vollständig aufgenommenen werden. Sie gelangen in das Grundwasser. Nitrat haltiges Grundwasser gefährdet unsere Gesundheit.

Wenn wir diesen Kreislauf unterbunden haben, falls wir es je schaffen, droht uns bereits der nächste. Die psychologisch getrimmte Werbung der Nahrungsmittelindustrie will uns erneut manipulieren. Wieder mit Soja. Dieses Mal nicht als Tierfutter, sondern als Fleischersatz. Alles vegan, jedes Stück Fleisch auf dem Teller. Alles auf der Basis von Soja. Der Raubbau der Regenwälder geht weiter, wenn wir uns täuschen lassen. Wir müssen deshalb höllisch aufpassen, dass wir nicht von einer Sojafalle in die nächste laufen.

Die Greta aller Muttersauen muss den Shutdown der Schweineproduktion ausrufen. Wir werden die Folgen überstehen. Schweine, die nicht produziert werden, müssen nicht geschlachtet werden. Das hat weniger Tönnies zur Folge. Die Werkverträge werden bestimmt nicht abgeschafft. Sie werden nur durch eine andere Variante ersetzt. Findige Juristen arbeiten daran. Wenn wir eine Greta haben, wird es hoffentlich eine neue Realität in der Schweinemast geben. Eine Greta, die den Umfang der Aufzucht einschränkt und die Haltung und die Schlachtung artgerecht macht. Wenn das gelingt, müssen wir Corona danken.

Literatur

1. https://www.praxis-agrar.de/tier/schweine/schweinehaltung-in-deutschland/
2. https://www.wwf.de/themen-projekte/landwirtschaft/ernaehrung-konsum/fleisch/soja-als-futter-mittel/
3. https://www.landwirtschaft.de/landwirtschaft-verstehen/haetten-sies-gewusst/tierhaltung/wann-ist-ein-schwein-schlachtreif
4. https://www.helmholtz.de/gesundheit/wie-viel-fleisch-ist-gesund/

Die Digitalisierung in der Medizin kommt nicht voran. Die KVen präsentieren nach acht Jahren Vorbereitungszeit ihre einheitliche Telefonnummer 116 117 als großen Wurf. Wer will, kann sich in der Warteschleife davon überzeugen. Eine weitere Sensation ist der elektronische Medikamentenplan. Er löst das Gekritzel auf der Medikamentenschachtel ab. Das größte Ereignis ist die deutsche Gesundheitskarte. 2006 sollte sie verfügbar sein. Jetzt gibt es sie. Damit ist bereits alles über ihre Funktion gesagt. Dabei könnte sie so hilfreich sein. Wenn die Gesundheits- und Krankheitsdaten dessen, auf den sie ausgestellt ist, geordnet abgespeichert wären. Zu befürchten ist, dass irgendwann einmal ein Wust an Einzelbefunden, Untersuchungsergebnissen und elendig langen Kolonnen von Laborergebnissen darauf zu finden ist. Dabei ist das Potenzial der Gesundheitskarte gigantisch. Sie kann das Zusammenspiel von Patient, Arzt und Krankenkasse auf eine Plattform setzen. Zum Vorteil aller Beteiligten. Zum Beispiel so: Ein Patient geht zu einem Arzt, bei dem er bisher nicht war. Der Arzt liest die Gesundheitskarte des Patienten aus und verschafft sich einen Überblick. Er befragt den Patienten, untersucht ihn und leitet davon eine Diagnose ab. Die Daten gibt er in den Computer. Der ist mit der Krankenkasse des Patienten verbunden. Computer und Arzt stimmen die weiteren Schritte gemeinsam ab. Daraus resultiert die zielgenaue apparative Diagnostik und die Vermeidung von Doppeluntersuchen. Im Gegenzug kann der Arzt, wegen der Plausibilität seiner Aktionen, unbeschränkt viele Patienten behandeln.

Die Kassenärztlichen Vereinigungen haben zwei tolle Neuerungen umgesetzt. Sie haben acht Jahre gebraucht, um ihre kindisch umworbene Rufnummer 116 117 in allen KV Bezirken Wirklichkeit werden zu lassen. Die KV Schleswig–Holstein hat es zuerst geschafft, die KV Berlin zum Schluss, acht Jahre später. Das ist noch keine Digitalisierung, aber ein Schritt voran. Die zweite sensationelle Leistung der Kassenärzte ist der Medikamentenplan. Den gibt es erst, seit sie dafür eine Gebühr abrechnen dürfen. Vorher bestand die unentgeltliche Leistung darin, dass der Arzt mit Kugelschreiber auf die Medikamentenschachtel schrieb, wann eine halbe oder ganze Tablette zu schlucken sei. Es ist nicht schwer, sich vorzustellen was passiert, wenn ein nicht besonders pillenwilliger Patient vier verschiedene Schachteln vor sich liegen hat. Von einem mental geschwächten ganz zu schweigen. Da kann schon mal das eine oder andere Organ zu wenig oder zu viel Wirkstoff abbekommen.

Auf eine längst fällige Neuerung wartet man besser nicht mehr. Auf die elektronische Gesundheitskarte. Sie ist ein Drama in unendlich vielen Akten, weil darauf unzählbar viele Akteure ihre Interessen abspeichern wollen. 2006 sollte sie verfügbar sein. Es gibt sie zwar, aber bis auf wenige Daten des Versicherten ist nichts drauf. Die elektronische Gesundheitskarte dient den Krankenhäusern und den Kassenärzten für die Abrechnung ihrer Leistungen bei den Krankenkassen. Die Patienten haben nichts davon. Sie wissen nicht, was darauf abgespeichert ist. Nämlich nichts. Nicht ihre Diagnose, nicht ihr Behandlungskonzept, nicht ihre Untersuchungsergebnisse. Einfach nichts. Für dieses Nichts wurde soviel Geld ausgegeben, dass keiner wissen will wie viel es ist. Weil es nur peinlich ist. Die Frage, wer die Karte verhindert hat, ist einfach zu beantworten. Alle, die bisher damit befasst waren. Sie aufzuzählen könnte unvollständig sein. Einen Versuch ist es wert. Beteiligt waren oder sind: Roland Berger, das Fraunhofer Institut für Arbeitswirtschaft und Organisation, IBM, SAP, Sagem Orga, Gematik, Datenschützer, Krankenkassen, Ärzteverbände und sämtliche Bundesministerien für Gesundheit seit 2003.

Dabei könnte die Karte so sinnvoll sein. Für die Krankenkassen, für die Krankenhäuser, für die Ärzte und natürlich für die, auf die sie ausgestellt ist, die Patienten. Leider ist alles nur Wunsch und Vision. Mit einer ganz einfachen Variante wäre schon gedient. Wenn die behandelnden Ärzte die Konsultation eines Patienten, in Stichworten, festhalten würden. So etwas gibt es nämlich nicht. Heute geht man zum Arzt, hört zu, gelobt Besserung und geht wieder. In der Hand hat man nichts. Kein Schriftstück, keine Erklärung für einen Medikamentenwechsel, keine Bestätigung der neuen Diagnose. Keine Gesundheitskarte, auf der das Ergebnis des Arztbesuches festgehalten ist. Vielleicht gibt es wieder ein neues Rezept. Dieses Mal für gelbe Tabletten. Bisher waren die braun. Die Krankenhäuser sind längst einen Schritt weiter. Sie geben dem Patienten eine Kopie des Arztbriefes. Man versteht nicht alles, was da drinsteht. Man hat aber ein Dokument über den eigenen Zustand. Das Dokument kommt in die Mappe und wird aufbewahrt.

Die Ärzte würden am meisten von der elektronischen Gesundheitskarte profitieren. Viele Patienten wechseln den Hausarzt. Der weiß dann nicht, was der neue Patient hat und fangen von vorn an. Neue Diagnostik, neue Blutabnahme, neue Medikamente. Das kostet und wäre vermeidbar, wenn es die Karte gäbe. Gibt es aber nicht. Ärzte überweisen sich gegenseitig die Patienten. Zum Beispiel, um Unklarheiten durch einen Facharzt abklären zu lassen. Der könnte dann seinen Befund direkt auf die Karte übertragen. Für den Patienten wäre es fast wie Weihnachten, wenn er, auf einer für ihn bestimmten Sektion der Karte, seinen Behandlungsstatus lesen könnte. Alles Konjunktiv, keine Realität.

Welchen Nutzen so eine elektronische Gesundheitskarte für die Krankenkassen hätte, verraten die nicht. Ist auch nicht zu erwarten. Immerhin stehen einhundert gesetzliche Krankenkassen im Wettbewerb. Eine Spur von diesem Wettbewerb, bekommen einige Versicherte mit. In Form von Prämien oder Boni. Aber nur, wenn sie sich an die Gesundheitskonzepte ihrer individuellen Krankenversicherung halten. Dafür müssen sie, über dem Handgelenk, ein Bändchen mit Chip tragen. Der Chip registriert, wie viele Schritte sie gehen, wie viele Stockwerke sie steigen, wie viele Tafeln Schokolade sie essen. Das gibt Punkte oder Abzüge und als Dank ein T-Shirt mit dem Logo der Krankenkasse.

Vorausgesetzt, dass es die Karte einmal kann, könnte die Digitalisierung in der Medizin so aussehen. Fangen wir ganz vorn an. Ein Krankenversicherter ist im Besitz der elektronischen Gesundheitskarte und geht, wegen einer Erkältung mit Fieber, erstmalig zu einem Allgemeinarzt. Der untersucht ihn, nimmt Blut ab und verschreibt digital ein Medikament. Auf seinem Praxiscomputer und gleichzeitig auf der Karte des Patienten, hinterlegt er die Diagnose und seine Leistung. Der Patient geht mit der Karte in eine Apotheke und holt sich sein Medikament ab. Zeitgleich mit dem Arztbesuch des Patienten, geht eine Meldung vom Computer des Arztes an die Krankenkasse des Patienten. Darin steht der Anspruch des Arztes auf die Vergütung. Die Krankenkasse prüft den Anspruch mit einer speziellen Software, wartet bis zum Monatsende und erstattet dem Arzt seine Leistung.

Die elektronische Gesundheitskarte ist nur ein Abklatsch dessen, was die Digitalisierung im Gesundheitswesen noch leisten kann. Nämlich die Vermeidung von Doppeluntersuchungen, die Sicherung der Diagnose, die Selektion der zutreffenden Therapie, das Streichen unzulässiger Maßnahmen, die Vergütung der Arztleistung. Und vor allem das, was wir in Corona Zeiten gelernt haben. Dass nämlich allein die wissenschaftliche Begründung zählt.

Die wissenschaftlich basierte Digitalisierung kann so ablaufen. Ein Patient geht in die Arztpraxis wegen neu aufgetretener Beschwerden. Der Arzt liest die Gesundheitskarte des Patienten aus und macht sich ein Bild seiner Vorerkrankungen. Die Karte ist automatisch mit dem Computer der Krankenkasse des Patienten verbunden. Arzt und Patient führen ein Gespräch. Daran schließt sich eine Untersuchung an. Der Arzt gibt seine Ergebnisse in den Computer ein und formuliert daraus eine Arbeitsdiagnose. Zur Absicherung der Diagnose beabsichtigt er eine weiterführende Diagnostik mittels Computertomographie. Die Absicht gibt er in den Computer ein. Seine Eingabe liest der Computer der Krankenkasse und teilt mit, dass die beabsichtigte Computertomographie vor sechs Wochen bei einem anderen Arzt schon erfolgte. Gleichzeitig übermittelt er das Ergebnis. Der Arzt liest es, leitet davon die Anwendung eines Medikamentes ab und verschreibt es dem Patienten digital. Der holt sich, mit seiner Karte, das Medikament in einer beliebigen Apotheke ab.

Ein anderer Patient hat eine komplexe Krankengeschichte. Er geht wieder einmal zum Arzt. Der aktiviert die Gesundheitskarte des Patienten und verschafft sich einen Überblick. Der Arzt möchte eine Röntgenuntersuchung veranlassen. Er ist mit dem Computer der Krankenkasse des Patienten in Verbindung. Der meldet dem Arzt, dass die geplante

Röntgendiagnostik nicht zielführend sei. Deshalb würde die Krankenkasse dafür die Kosten nicht übernehmen. Stattdessen schlägt der Computer eine andere Untersuchung vor und begründet warum. Der Arzt folgt dem Vorschlag und veranlasst die Untersuchung bei einer Spezialpraxis.

Was bedeutet das? Dass die Ärzte von den Krankenkassen beaufsichtigt werden, an ihrer langen Leine hängen? Nein, das bedeutet es nicht. Es bedeutet, dass das medizinische Wissen digital so abgespeichert ist, dass daraus logische Schlüsse gezogen werden können. Der Computer der Krankenkasse macht genau das, was Medizinstudenten in ihrem Studium erlernen. Erst die Anamnese, die Befragung des Patienten. Dann die Untersuchung, dann die Diagnostik und am Ende die Therapie. Die Befragung und die Untersuchung macht der Arzt und gibt das Ergebnis in den Computer ein. Daraus wird die Diagnose abgeleitet. Um die sicher stellen zu können, müssen eventuell Blut- oder apparative Untersuchungen, wie Röntgen und Ultraschall erfolgen. Welche das sind, lernen bereits die Medizinstudenten. Was sich zwischenzeitlich geändert hat, das weiß der Computer.

Zurück zum Jetzt. Was bei dem Patienten schon gemacht wurde, meldet der Computer der Krankenkasse. Was fehlt und sinnvoll wäre, das teilt der Computer dem Arzt mit. Der nimmt das Blut ab, lässt es untersuchen und veranlasst eine Ultraschalluntersuchung. Nach einer Woche kommt der Patient zurück in die Praxis. Auf seiner Gesundheitskarte ist der Ultraschallbefund hinterlegt. Die Laborergebnisse sind auch da. Der Arzt sichert mit den Ergebnissen seine Arbeitsdiagnose. Der Computer der Krankenkasse hat diese Informationen ebenfalls erhalten. Und er hat noch viel mehr. Er hat das Wissen aller möglichen Differenzialdiagnosen abgespeichert. Das bedeutet, er kann die gestellte Diagnose mit anderen abgleichen, die eventuell auch infrage kämen. Er macht in Sekundenschnelle das, was Medizinstudenten in sechs Jahren erlernen müssen. Er kommt zu dem Ergebnis, dass eine andere Krankheit ausgeschlossen ist. Er empfiehlt ein weiteres Medikament. Weil der Computer weiß, welche Medikamente der Patient bereits nimmt, gleicht er gegenseitige Wechselwirkungen ab. Fazit: der Arzt hat mit Unterstützung des Computers eine solide Diagnose gestellt und dem Patienten eine sichere Therapie verordnet.

Das klingt kompliziert und riecht nach Gängelung. Die Kassenärzte werden aufschreien, wenn sie erfahren, dass ihnen die Krankenkassen ins Handwerk pfuschen. Sie werden ihre Meinung ändern, wenn sie erkennen, welche Vorzüge die digitale Medizin für sie bereithält. Bis es so weit ist, muss noch Vorarbeit geleistet werden. Das erwähnte Programm, auf den Rechnern der Gesetzlichen Krankenkassen, muss noch geschrieben werden. Dazu müssen sich Informatiker und die Vertreter sämtlicher medizinischer Fachgesellschaften an einen Tisch setzen. Das wird eine Aufgabe für die Universitätskliniken sein. Das Programm muss so gestaltet sein, dass neue medizinische Erkenntnisse und Behandlungskonzepte eingepflegt werden können. Das Programm muss zentral gespeichert werden. Also bei den Krankenkassen, die ja die Beiträge ihrer Versicherten verwalten und die Leistungen der Ärzte bezahlen.

Das BMG muss dafür ein Gesetz auf den Weg bringen. Der Steuerzahler muss sich finanziell beteiligen. Die medizinischen Fachgesellschaften müssen sich auf einen gemeinsamen Nenner einigen und dabei ihre Profilierungshürden locker überspringen. Die Ärztefunktionäre müssen sich in Zurückhaltung üben. Alle müssen sich einig sein, dass ein Desaster wie die Gesundheitskarte nicht noch einmal passieren darf.

Wenn das Programm existiert, funktioniert es so: zwischen den Arztpraxen und den Krankenkassen besteht ein digitales Band. Darüber werden Befunde ausgetauscht, Diagnose- und Therapieempfehlungen vermittelt und es wird die Vergütung geregelt.

Für die Ärzte hat das Programm diesen Effekt: über die Verbindung zum Computer der Krankenkassen werden ungeeignete diagnostische Maßnahmen und Wiederholungen bereits durchgeführter Untersuchungen, geblockt. Was der Zentralcomputer nicht freigibt, wird dem Arzt finanziell nicht erstattet. Das gilt auch für Laboruntersuchungen, Überweisungen an andere Ärzte und Verordnungen, wie Physiotherapie. Der Arzt wird in seiner Arbeit vom Computer unterstützt. Durch Empfehlungen in der Diagnostik, bei der Therapiewahl und in der Nachsorge. Die Leistungen, die der Arzt erbringt, werden monatlich von den Krankenkassen erstattet. Weil sich der Arzt in die Plausibilität des Computerprogramms einfügt, sind unsinnige Untersuchungen und falsche Therapien weitestgehend ausgeschlossen. Weil das Programm ständig auf den neuesten Stand des medizinischen Wissens gebracht wird, praktiziert der Arzt hochaktuell. Für die stringente Einhaltung der Computervorgaben wird der Arzt belohnt. Das Budget, die Begrenzung seiner Leistungen, wird abgeschafft. Er kann so viele Patienten behandeln, wie er will. Er bestimmt damit sein Einkommen selbst. Bis heute sind ihm Grenzen auferlegt, die es dann nicht mehr gibt.

Die Krankenkassen können damit rechnen, dass Mehrfachuntersuchungen wegfallen und die Behandlungen einheitlich nach neuesten medizinischen Standards durchgeführt werden. Umwege in der Behandlung und untaugliche Behandlungsversuche werden abnehmen. Die Kosten für Medikamente werden nicht ansteigen, wie bisher. Zum einen, weil die Freigabe für die Verordnung, auf neuesten wissenschaftlichen Prüfungen basiert. Zum anderen, weil der Computer weiß, welche Kombinationen von Medikamenten wirkungslos oder schädlich sind. Das Computerprogramm des medizinischen Wissens bremst nicht. Es ordnet ein, bahnt den Weg der Diagnostik und stuft die Therapie ab. Entweder konservativ, eventuell minimal invasiv oder mit allen Mitteln der operativen Intervention.

Für die Patienten hat die Digitalisierung im Gesundheitswesen eine weitere Neuerung im Vorteilspaket. Die Überweisung zum Facharzt entfällt. Bei Plausibilität kann der Patient selbst entscheiden, in welche Praxis er geht. Ein Beispiel: der Patient bemerkt, dass sein Puls unregelmäßig ist. Das Empfinden wird stärker, der Patient fühlt seinen Puls und ist sich sicher. Er geht aus eigenem Anlass direkt in eine kardiologische Praxis und lässt sich dort abklären. Der Kardiologe ruft seine Gesundheitskarte auf, verschafft sich einen Überblick, schließt die Befragung an und führt einige Untersuchungen durch. Auskultation des Herzens, EKG, eventuell Belastungs-EKG. Dann noch eine Blutabnahme. Die Daten gibt er in den Computer ein. Der Computer der Krankenkasse des Patienten liest die Eingaben mit. Er meldet dem Arzt zurück, dass der Patient, aus eigener Entscheidung, zurecht die kardiologische Praxis aufgesucht hat. Er legitimiert damit das Erscheinen ohne Überweisungsschein. Das bedeutet für den Kardiologen, dass er seine Leistungen abrechnen kann. Aufgrund der bisherigen Untersuchungen hält der Kardiologe die Durchführung einer Herzkatheter Untersuchung für notwendig und zielführend. Das gibt er in den Computer ein. Der meldet zurück, dass die Untersuchung indiziert, also medizinisch notwendig ist. Das ist keine Willkür des Computers und auch keine Bevormundung des Arztes. Es ist die Leitlinie der Fachgesellschaft für Kardiologie, die in dem Programm enthalten ist. Hätte die Leitlinie einen Therapieversuch mit einem Medikament vorgeschlagen, das den Rhythmus des Herzens beeinflusst, dann wäre die Katheter Maßnahme nicht vergütet worden. Der Patient bekommt einen Termin für die Herzkatheter-Untersuchung.

Ein anderes Beispiel. Ein Mann mittleren Alters kann seine Harnblase nur noch in kleinen Portionen entleeren. Von der Prostata hat er schon einmal etwas gehört. Also ruft er in einer urologischen Praxis an und lässt sich einen Vorstellungstermin geben. In der Praxis läuft das Prozedere wie gehabt ab. Auslesen der Gesundheitskarte, Befragung, Untersuchung, Blutabnahme. Der Urologe kann in seiner Praxis eine Ultraschalluntersuchung vornehmen aber keine Spiegelung der Harnröhre und der Blase. Die hält er jedoch für notwendig. Der Computer der Krankenkasse stimmt zu. Nach wenigen Tagen kommt der Patient mit dem Befund zurück in die Praxis. Harnröhre, Harnblase, beide Harnleiter und Nieren sind in Ordnung. Es wird eine Störung in dem Nervensystem, das die Entleerung der Harnblase steuert, vermutet. Der Computer empfiehlt die Überweisung des Patienten zu einem Neurologen. Gleichzeitig meldet er dem Urologen, dass seine Leistungen bis hierhin und nicht weiter vergütet werden. Der Patient bekommt einen Termin bei einem Neurologen.

Was bedeutet das? Es bedeutet, dass Patienten auch ohne Überweisung einen Facharzt aufsuchen können. Wäre es der falsche, würde der Facharzt das dem Patienten mitteilen und ihn gar nicht erst untersuchen, geschweige denn behandeln. Aus einem einfachen Grund. Weil er dafür von der Krankenkasse kein Geld bekommt.

Die Digitalisierung in der Medizin, ermöglicht den Patienten einen freien Zugang zu den Arztpraxen und Spezialisten, die sie im Bedarfsfall benötigen. Auf den Überweisungsschein müssen sie nicht mehr warten. Die Ärzte profitieren durch die Anbindung an den Computer, der bei den Krankenkassen stationiert ist, von dem gesammelten medizinischen Wissen. Die Einbindung in das Computerprogramm lenkt sie durch den Diagnosedschungel und sucht aus mehreren Möglichkeiten die geeignete Therapie. Weil ihre Tätigkeit von plausiblen, wissenschaftlich begründeten Vorgaben mitentschieden wird, entfällt die Budgetierung. Das bedeutet, dass ihre Tätigkeit nicht durch Patientenkontingente begrenzt ist. Sie können so viele Patienten behandeln, wie in ihre Praxen kommen. Die Krankenkassen verwalten die Beiträge ihrer Versicherten. Bei Bedarf rufen sie Gelder aus dem Gesundheitsfonds ab und vergüten damit die Leistungen der Ärzte. Anders als bisher, müssen sie nicht tolerieren, dass Mehrfach-

untersuchungen und ungeeignete Behandlungsmethoden das angesammelte Beitrags-
volumen des Gesundheitsfonds abschmelzen.

Falls wir tatsächlich in eine Zeit steuern, in der es selbstfahrende Autos, fliegende
Taxis und Lieferungen durch Drohnen gibt, dann könnten auch die Arztpraxen ein
anderes Gesicht haben. Zum Beispiel dieses. Sie betreten durch einen Torbogen die
Praxisräume. Beim Durchtritt werden sie gescannt, ohne dass sie das spüren. Nach der
Anmeldung betreten sie einen laborartigen Raum und stecken ihren blanken Unterarm
in eine Röhre. Per Ultraschall wird die Arterie oberhalb ihres Handgelenks lokalisiert,
betäubt, angestochen und es wird Blut entnommen. Das Blut gelangt in ein Analysegerät.
Sie gehen in den Warteraum, vertreiben sich die Zeit vor dem Monitor ihres Sessels
mit einem Programm eigener Wahl. Aus einem Automaten entnehmen sie ein Wunsch-
getränk. Spätestens nach dreißig Minuten werden sie in den Besprechungsraum des
Arztes gebeten. Der hat ihren Ganzkörperscan, die Darstellung ihres gesamten Körpers
in dünnen Scheiben, auf dem Monitor betrachtet. Die auffälligen Befunde hat das Ana-
lyseprogramm bereits herausgerechnet und aufbereitet. Die zeigt ihnen der Arzt und
erläutert die Konsequenzen. Die Laborbefunde liegen auch vor. Der Scan und die Laborbefunde ergeben eine Diagnose. Daraus leitet sich eine Behandlungsoption ab, die der
Arzt mit ihnen bespricht.

Sollen wir uns auf die Zukunftsmedizin freuen? Wir warten erst einmal ab, ob es
überhaupt gelingt, die Digitalisierung der jetzigen Möglichkeiten zu erreichen.

Die zweite, dritte und vierte Welle

17

Wir reiten die Pandemiewellen wie die Surfer. Nur ist die große Welle nicht die, die wir uns wünschen. Wir testen uns. Unsere Durchhaltefähigkeit und unseren Infektionsstatus. Das Testen muss Regeln haben. Ziellosigkeit kostet Geld und bringt nichts. Was machen wir mit den Urlaubsrückkehrern, was mit den Touristen, was mit den Geschäftsleuten und den Pendlern? Freiwilligkeit klingt nach Vertrauen. Schafft aber Testlücken. Flugreisende kann man gezielt testen. Bahn- und Autoreisende nicht. Wir stoßen ständig an Grenzen. Deshalb gilt eins. Abstand halten ist sicherer als Testen. Weil wir Abstand halten schwindet unser Aktivitätsdrang. Wir kommen zur Besinnung, denken nach, strukturieren uns. Wir kommen mit weniger gut hin. Nach der ersten großen Welle haben wir uns den Sommer gegönnt. Mit einer Reise ans Meer, mit Sonne und Unbeschwertheit. Und mit Kontakten. Dann kam die nächste Welle. Höher, schwerer zu nehmen. Die Politik verlangt, dass wir die Welle brechen. Mit Zurückhaltung und Einschränkung unserer Kontakte. Das machen wir, weil wir wissen, dass uns am Ende die Impfkampagne herausholt.

Das Testen auf Sars-CoV-2 Viren ist zum Gebot der Stunde erklärt worden. Wie gehen wir damit um? Bringt viel Testen viel Sicherheit? Nein! Testen bringt Klarheit für den Moment. Nicht mehr. Diese Momente müssen definiert werden. Aus mehreren Gründen. Weil das Testen eindeutig Grenzen hat. Eine logistische Grenze ist das verfügbare Personal, das den Test durchführt. Eine apparative Grenze ist die Anzahl der geeigneten Labore, die den Test qualitativ angemessen ausführen. Eine selektive Grenze sind die Personen, für die der Test zielführend ist. Und nicht zu vergessen, es gibt natürlich finanzielle Grenzen. Wer soll das bezahlen? Der Einzelne, die Krankenkassen, der Steuerzahler? Alle, aber nicht eine Gruppe allein.

Wenn Einzelpersonen, aus eigenem Antrieb in Risikogebiete reisen, dann kann der Staat bei ihrer Rückkehr einen Test verlangen. Auch das leuchtet ein, weil der Test die Allgemeinheit vor Ansteckung schützten kann. Über das Bezahlen, kann man getrennter

U. Hildebrandt, *Aus Corona lernen*, https://doi.org/10.1007/978-3-662-63556-8_17

Meinung sein. Jeder zahlt selbst, klingt vernünftig. Weil er trotz Warnung in ein Risikogebiet gereist ist. Der Staat zahlt, das hören viele gern. Dann sollten sie aber darüber
nachdenken, dass am Ende doch der Steuerzahler, also auch sie selbst, die Rechnung
begleichen.

Wird der Test angeordnet oder gefordert, dann hat das eine juristische Dimension.
Die Juristen fragen wir besser mal nicht. Die geben uns zu viele abweichende Antworten
zum gleichen Sachverhalt. Wir versuchen es mit der Alltagslogik. Wenn eine Firma einen
Mitarbeiter in ein amtlich benanntes Risikogebiet schickt, dann kann sie, nach seiner
Rückkehr, von ihm einen Test verlangen. Den Test bezahlt die Firma. Das ist logisch,
weil im Infektionsfall die ganze Firma in den Shutdown versetzt würde. Sie müsste
wegen eines einzigen infizierten Mitarbeiters Teile des Unternehmens oder den ganzen
Betrieb einstellen.

Was machen wir mit den Einreisenden, den Urlaubsrückkehrern, den Geschäftsleuten,
den Touristen? Alle gleich behandeln oder nach Herkunftsland oder Hot Spot sortieren?
Alle zu testen macht keinen Sinn. Heute negativ Getestete, können morgen Virusver-
breiter sein. Das negative Testergebnis würde falsche Sicherheit vorgaukeln, weil es nur
den Moment spiegelt.

Auf Freiwilligkeit zu setzen ist illusorisch. Es kommt niemand aus einem Risikogebiet und verabschiedet sich ohne Widerspruch für zwei Wochen in Quarantäne. Weil
Corona überall zu Hause ist, macht es auch keinen Unterschied, ob der Rückkehrer aus
einem Risikogebiet, oder aus einem Nicht-Risikogebiet kommt. Freiwillig lässt sich nur
der testen, der seine Angst vor einer Ansteckung loswerden will.

Andererseits lässt sich mit Freiwilligkeit, mit freiwilligem Testen, Politik machen.
Die bayrische Staatsregierung hat es im August 2020 getan und sich bis auf die Knochen
blamiert. Auf die Schnelle sollten alle Rückkehrer nach Bayern, auch Durchreisende
in andere Bundesländer, die Möglichkeit haben sich freiwillig auf das Virus zu testen.
Über Nacht wurden an Raststätten und Bahnhöfen Teststationen eingerichtet. Von dem
Ausmaß der Freiwilligkeit wurden die Teststationen überschwemmt, als sei ein Sommer-
gewitter über sie niedergegangen. Dabei hätte die sonst gern weitblickende weiß blaue
Regierung ahnen können, dass ein Abstrich, der nichts kostet, gern mitgenommen wird.
44 000 Rückkehrer haben den Mund aufgemacht. Allerdings wurde ihnen das Ergebnis des Abstrichs nicht vom Testlabor, sondern von den Medien mitgeteilt. Weil es ewig
dauerte. Das Testergebnis hing in den Laboren fest, weil es händisch an den Einzelnen
weitergeleitet werden musste. Wer händisch arbeitet, aber linkisch damit umgeht, sollte
als Politiker den Mund nicht so weit aufmachen wie der Getestete. Jetzt könnte man
sagen, ist ja alles freiwillig. Hätten wir nicht getestet, dann wären die eintausend positiv
Getesteten auch so eingereist. Das stimmt, wirft aber auch einen fragwürdigen Schatten
auf den Sinn und Zweck des Massentestens. Zumindest auf die Weise wie es gemacht
wurde. Politischer Aktionismus, gepaart mit dilettantischer Ausführung kommt leider nur
bei den Corona Leugnern an. Ein klassisches Eigentor.

Rückreisende mit dem Flugzeug lassen sich leicht erfassen. Individualrückkehrer
nicht. Wer mit der Bahn oder dem Auto ins Land einreist, den müsste man fragen, woher

er kommt. Aber wo? Grenzkontrollen gibt es nicht mehr. Zugkontrollen ließen sich einrichten. Dafür müssten Kontrolleure an den Bundesgrenzen in die Züge zusteigen.
So, wie vor Schengen die Zollbeamten das taten. Die gibt es aber nicht mehr. Und wir
wollen sie auch nicht mehr.

Selbst wenn es sie gäbe, würde das nicht helfen. Wegen der falschen Angaben der
Reisenden. Sagen wir doch gleich, wie es ist. Weil sie lügen, um die Quarantäne zu
umgehen. Was nun? Hat jemand eine Idee, wie Rückkehrer aus einem Risikogebiet
lückenlos identifiziert und getestet werden können?

Mit einer eindeutigen Ansage könnte Klarheit angestrebt werden. Wer in ein aus-
gewiesenes Risikogebiet reist und von dort zurückkehrt, der muss sich bei der Ankunft
testen lassen. Entzieht er sich der Anordnung, dann begeht er eine Straftat. Auf die Straftat müsste eine Geldstrafe folgen. Egal wie man es dreht und wendet. Es ist unmöglich, lückenlos genau die Einreisenden mit einem Test zu identifizieren, die das Virus
mitbringen. Der Test kann andererseits das Virus nicht erfassen, wenn der Zeitpunkt
nicht stimmt. Auf Teste zu verzichten ist jedoch auch keine Lösung. Folglich wird das
Dilemma bleiben.

Weil das so ist, liegt der bestmögliche Schutz vor dem Virus, im persönlichen Verhalten jedes Einzelnen. Der Chef des RKI hat es klipp und klar formuliert. Egal, wo man
sich aufhält, immer muss die AHA-Regel gelten. Abstand halten, auf Hygiene achten
und die Maske tragen. Die einprägsame AHA-Regel gilt für den Aufenthalt im Inn- und
im Ausland. Im Arbeitsalltag ist das Umsetzen der Regel relativ einfach, weil fast alle
darauf bedacht sind. In der Freizeit und im Urlaub ist es schwer, weil Ablenkung so
dringend nötig ist.

Würde sich jeder an die Regeln halten, dann bräuchten wir keine großangelegten Test-
reihen. Das ständige Testen hat eher den Sinn, wieder und wieder, an die Bedrohung zu
erinnern. Das kostet immens viel. Weil sie prächtig daran verdienen, werden die Krisen-
gewinner, nämlich die Tester und die Testlabore, nicht aufhören die Notwendigkeit für
Tests zu befeuern. Und die Politiker schließen sich ihnen an, weil Zurückhaltung und
Testmüdigkeit in Untätigkeit umgemünzt werden könnten. Über die Kosten denkt derzeit
niemand nach. Vorerst sollen die Krankenkassen und der Staat dafür aufkommen. Die
Schlussrechnung wird sehr viel später aufgemacht und wird uns noch überraschen.

Weil sich das weltweite Virusgeschehen noch lange halten wird, müssen die Vor-
kehrungen auf lange Sicht ausgelegt sein. Wir müssen einkalkulieren, dass sich ständig,
irgendwo in der Welt, die lokale Situation ändert. Hier flaut die Infektionsquote ab,
dort steigt sie rasant an. Das muss nicht bedeuten, dass unsere Maßnahmen, wie die
Steine beim Mühlespiel, hin und hergeschoben werden. Es bedeutet aber, dass wir hin-
sehen müssen und uns miteinander verständigen. Nach einem Jahr Pandemie sollten
die getroffenen Länder erkannt haben, dass jedes seinen Beitrag zur Überwindung der
weltweiten Krise leisten muss. Die Johns-Hopkins-Zahlen sind als Alarm, nicht als
Beruhigung zu verstehen. Wer heute niedrige Infektionsraten hat, kann morgen Hot
Spot sein. Australien im Juli 2020, war dafür ein deutliches Signal. Und eine Warnung
die wir übersehen haben. Es war die kalte Jahreszeit Australiens. Wir hatten erkennen

müssen, dass wir mit dem Anstieg der Infektionen nachfolgen, wenn es bei uns kälter wird. Genau das trat ein.

Abwarten und auf das Verschwinden des Virus zu hoffen, ist die schlechteste aller Lösungen. Was könnten wir zu Zeiten von Corona jetzt besser machen? Wir fangen bei uns an. Wir sortieren uns. Wir bringen Struktur in unseren Alltag. Das ziellose Ausbrechen und dieses Suchen nach dem Nichtalltäglichen machte uns schon zu normalen Zeiten nicht froh. Wir erkunden jetzt unsere Nähe. Unsere soziale Umgebung und das Naheliegende in unserem Leben.

Dafür müssen wir uns kein Fahrrad kaufen, wenn wir noch keines besitzen. Auf absehbare Zeit sollen neue Fahrräder Mangelware sein. Machen jetzt wieder alle das gleiche? Weg vom Billigflieger, rauf aufs Fahrrad? Diesen Trend machen wir nicht mit. Wir mögen auch das Baden in den Seen nicht. Wegen der Schlingpflanzen, wegen des Getiers im Wasser und wegen der merkwürdigen Leute am Ufer. Dann doch lieber die Strände Mallorcas. Die sind uns vertraut und wir wissen, was uns erwartet. Dann warten wir eben auf den nächsten Sommer. Was soll es.

Wir machen uns einen Plan für den nächsten Tag. Wir verbringen mehr Zeit zu Hause. Die soll sinnvoll sein. Unsere Spanischkenntnisse wollten wir längst aufbessern. Dafür fehlte die Zeit. Jetzt ist sie da. Wir wiederholen die Kurslektionen vom vergangenen Jahr. Auch wenn kein Urlaub in Sicht ist. Wegen Corona. Das stört uns überhaupt nicht. Ganz im Gegenteil. Das Spanischlernen steigert die Erwartung auf neue Erlebnisse. Die Lektionen handeln von Urlaub, von Begegnungen, von Bars, Restaurants und Ausflügen. Das tröstet uns über die Corona Tristesse hinweg.

Zwei Bücher liegen noch ungelesen im Schrank. Die nehmen wir uns jetzt vor und strukturieren damit den Nachmittag. Es tut richtig gut den Tag zu planen. Wir sind auf dem besten Weg eine Wochenübersicht zu entwerfen. Längst fällige Kontakte zu Freunden und entfernten Verwandten werden reaktiviert. Das kommt erfreulich gut an und löst teilweise großes Erstaunen aus. Ganz ehrlich, das hat auch uns erstaunt. Und gutgetan.

Unsere Exkursionen in exotische Lokale blockt Corona ab. Was kein Verlust ist. Wir können nicht koreanisch essen gehen. Peruanisch auch nicht. Weil wir in diesen Ländern noch nie waren und deren authentisches Essen nicht kennen, ist das genau gesehen auch nicht angebracht. Die setzen uns vor, was sie wollen und wir sollen glauben, es sei landestypisch.

Die Illusion des Fremden brauchen wir nicht. Wir beschäftigen uns jetzt mit dem Lokalen. Was ist gesund? Wo kommt es her? Wie wird es erzeugt? Der Wochenplan für unser tägliches Hauptgericht steht. Dafür haben wir bereits eingekauft. Wir probieren einiges aus. Neue Gerichte, einfache Zubereitungen. Die Wort- und Sachbetrügereien bei Lebensmitteln haben wir restlos satt. Veganes Schnitzel, vegane Burger, vegane Wurst. Die wollen uns nur verführen. Wir, die potenziellen Fleischverzichter sollen ihnen nicht entkommen. Aber wir lassen uns nicht linken. Sollen sie doch ihr Zeug selber essen.

Corona hat uns einiges auferlegt. Das hier machen wir freiwillig, weil es längst überfällig ist. Wir hinterfragen unsere Ernährung. Das machen wir mit dem eigenen Verstand.

Dafür brauchen wir keinen Ratgeber, keine Tabellen, keine Nährwerte. Wir fragen einfach nach. Wir sortieren die Berichte nach Wahrheitsgehalt und Werbestrategie. Aufwendigen Verpackungen gehen wir aus dem Weg. Plastik nur dort, wo es anders nicht geht. Corona hat uns beigebracht, strategisch einkaufen zu gehen, damit wir die Geschäfte nicht täglich aufsuchen. Das überzeugt uns. Ab jetzt machen wir das immer so.

Was sagen wir denen, die widerspenstig die Maske verweigern? Die die Existenz des Virus leugnen. Die uns antworten, sie würden keinen kennen, der am Virus gestorben ist. Wir sagen ganz einfach: Lest die seriösen Zeitungen, oder geht kalt duschen! Oder, euch ist einfach nicht zu helfen, weil ihr zu den Unbelehrbaren, den Uneinsichtigen gehört. Die Psychologen sind nachsichtiger. Wir sollen sie mitnehmen, lautet ihre Empfehlung. Wie das Mitnehmen geht, sagen sie nicht.

Wenn wir Corona beherrschen wollen, wir wollen es, dann dürfen wir keine Ausnahmen zulassen. Und keine Unbelehrbaren dulden. Wir müssen ihnen das Virus erklären. Niemand erhebt den Anspruch, den goldenen Weg zu kennen. Nicht die Politiker und schon gar nicht die Wissenschaftler. Wer deren Aussagen in besserwisserischer Weise kritisiert, hat die Wissenschaft nicht verstanden. Weil sie kein starres Gebilde ist. Weil sie nachfragt und sich selbst verändert. Wissenschaftler gewinnen durch eigene Arbeit Erkenntnisse. Gleichzeitig akzeptieren sie gegenteilige Aussagen, wenn sie verständlich sind. Auf den Beweis kommt es an. Wer akzeptiert, kann wissenschaftlich denken. Corona Leugner folgen stur der Idee, dass es das Virus nicht gibt. Die Existenz der Sonne leugnen sie nicht, weil jeder sie sehen kann. So einfach ist ihre Welt. Was sie nicht sehen, das existiert nicht.

Das unsichtbare Virus aufzuhalten ist unsere einzige Chance das Leben lebenswert fortzusetzen. Dabei sollten wir die unterstützen, die sowohl die Einsicht, als auch das politische Mandat für Entscheidungen haben. Diese Leute müssen die Reiserouten des Virus unterbrechen. Es darf nicht ungehindert mit dem Auto, der Bahn, oder dem Flugzeug mitreisen. Weil wir kein totalitärer Staat sind, ist auch nicht jeder Zweite ein Corona Spitzel. Also regeln wir die Sache demokratisch. Die gewählten Mandatsträger legen fest, wer wohin reisen kann. Sie legen fest, wer bei seiner Rückreise wann, wo und wie oft getestet wird. Und welche Regeln er zu befolgen hat, wenn er Virusträger ist. Wenn er sich widersetzt, droht ihm keine Strafe. Drohungen helfen nämlich nicht, nur Umsetzungen. Es wird keine Strafe angedroht, sondern umgesetzt.

Nach dem ersten Gipfel der Pandemie, waren wir an einem Punkt mit niedrigen Infektionsraten angekommen. Die Reproduktionszahl lag nahe 0,5. Zu diesem Zeitpunkt ächzte das Land, weil ein fast totaler Stillstand herrschte. Einige Virologen, oder waren es Epidemiologen, plädierten für die Fortsetzung des Stillstandes. Noch zwei Wochen durchhalten, war ihr Credo. Dann ist die Reproduktionszahl dauerhaft niedrig und die Identifizierung weniger Infizierter gelingt leichter. Das könne die Infektionsrate auf niedrigem Niveau halten. Doch der Wille zum Durchhalten war ermüdet.

Corona zu besiegen ist wie eine Wanderung in unwirtlichem Gelände. Die Anstiege sind beängstigend und steil. Das Gelände ist unübersichtlich und übersät mit unliebsamen Überraschungen. Die Einschläge kommen von oben und treffen schmerzlich. Dem kann die Ausrüstung kaum widerstehen. Es muss jedoch weitergehen. Erst muss der Gipfel geschafft werden. Dann kann ein Weilchen geruht werden. Dann kommt der mühsame Abstieg, weil die Kräfte erlahmt sind und die Moral längst schwächelt. Die dunklen Gedanken lassen sich kaum verdrängen. Noch so ein Berg, nein danke! Und wenn doch wieder einer kommt?

Die Berge müssen wir gemeinsam gehen. Wir müssen jeden ermutigen mitzugehen. Wir arbeiten daran, die Ausrüstung zu verbessern. Dann werden die Anstiege leichter. Wenn die großen Berge bestiegen sind, gibt es nur noch kleine. Die sind dann leicht zu nehmen. Die Ausrüstung ist bis dahin noch besser und die Routen sind leichter zu gehen. Wenn wir nicht loslassen, schaffen wir es. Auf diesem Weg wollen wir möglichst alle mitnehmen. Weil wir solidarisch sind.

Das Wetter, die Sonne und die warmen Temperaturen bestimmen unseren Lebens- und Aktionsradius. Mit dem Ende des Sommers endet auch der Abstand zu den Anderen. Wir haben uns über Berge, Wälder, Wiesen und Strände weit verteilen können. Jetzt rücken wir wieder zusammen. Der Sommer war echt. Echt schön. Wenig Regen, viel Sonne, warme Abende. Da ließ sich gut Abstand halten. Dann kommt der ersehnte Regen. Draußen sein wird weniger. Was bleibt ist der Wunsch zur Geselligkeit. Jetzt soll mit einem Mal Geselligkeit gefährlich sein? Weil langsam, aber stetig, das ganze Land zu einem Risikogebiet wird. Was heißt ein Gebiet? Ganz Europa ist ein einziges Risikogebiet.

Im ersten Corona Jahr, konnten wir am Ende des Sommers eine Zwischenbilanz ziehen. Wie nicht anders zu erwarten war, stieg bei den Rückkehrern die Zahl der Infizierten an. Wie auch nicht anders zu erwarten war, hing die Infektionsquote mit dem Reiseziel und dem Reisezweck zusammen. Reisende, die am Reiseziel wenig Kontakte mit Anderen hatten, kamen vermutlich Virus frei zurück. Wer Familie, Freunde und Bekannte unbegrenzt und voller Sehnsucht um sich scharte, vergaß dabei die Gefahr der Virusübertragung. Was auch verständlich ist. Aber wie damit umgehen? Alle Rückkehrer aus einem benannten Risikogebiet könnten sich unaufgefordert in Quarantäne begeben. Nach fünf oder sechs Tagen müsste ein Corona Test erfolgen. Dann könnte entschieden werden, ob der Arbeitsplatz, die Schule, die Kita wieder zugänglich wären.

Die überstrapazierte Weisheit „Vertrauen ist gut, Kontrolle ist besser" lässt sich in Corona Zeiten nur mit Einschränkungen umsetzen. Keine Behörde oder Institution, kann lückenlos überprüfen, ob die Quarantäne Pflicht eingehalten wird. Das funktioniert nur mit Gemeinsinn und Einsicht. Mit kleinen Ausnahmen. Die Schulen, Kitas und Arbeitgeber könnten und sollten abfragen, ob die Reisenden aus einem Risikogebiet zurückkehren. Wenn ja, dann könnten sie zur eigenen Sicherheit auf Einhaltung der Quarantäne dringen. Damit wären auch die Gesundheitsämter etwas entlastet.

Es sind viele Konjunktive, mit denen wir noch eine Zeitlang umgehen werden. Umso wichtiger ist die Tatsache, dass behördliche und administrative Vorgaben durchdacht und einheitlich getroffen werden. Vor allem bundesweit in einem Guss. Von den Regierungen der Länder wird ständig übersehen, dass das Arbeiten und das Wohnen oft auf zwei

Bundesländer verteilt ist. Folglich pendeln Arbeitnehmer nicht nur zwischen Arbeitsplatz und Wohnort, sondern auch zwischen zwei unterschiedlichen Corona Regelungen. Das ist absurd.

Wir haben im Sommer 2020 Corona verdrängt. Schade, dass es nur eine Corona Pause war. Wir haben keine Vorsorge getroffen, einfach nur gelebt und genossen. Das musste mal sein. Die neue Realität hat uns wieder eingeholt. Aus Enge folgt Ansteckung. Wir hätten es wissen sollen. Wir mussten uns jedoch vom Frühjahrsschock erholen. Es ist eben, wie es ist. Aber es darf so nicht bleiben. Den Sommer haben wir nicht genutzt, um uns Beschränkungen für den Herbst und den Winter auszudenken. Jetzt muss das Abstandhalten funktionieren. Ohne viel darüber nachzudenken. Wir Großen gehen unserer Arbeit nach, die Kleinen gehen in die Kita, die Größeren in die Schule. Alle gemeinsam verfolgen wir ein Ziel. Nur die nötigsten Kontakte dürfen sein.

Unsere Vorsorge darf nicht nachlassen. Nicht im eigenen Land und nicht an unseren Grenzen. Für die Infektionsausbrüche im Land haben wir einen Plan. Solange es machbar ist werden alle Kontaktpersonen einer infizierten Person ausfindig gemacht, getestet und gegebenenfalls in Quarantäne verwiesen. Und wenn der Plan nicht aufgeht. Was dann?

Er ging tatsächlich nicht auf. Ende Oktober 2020 haben wir die Zahl von 20 000 Neuinfektionen pro Tag erreicht. Das sind schlicht zu viele. Deren Kontaktpersonen ausfindig zu machen ist unmöglich. Das schaffen die Gesundheitsämter niemals. Die hohe Zahl der Infizierten ist eine Bankrotterklärung sämtlicher Bemühungen. Was wir geahnt haben wird Wahrheit. Wenn die Infektionsquote rasant ansteigt, dann lassen sich die Kontakte nicht mehr zum Ursprung der Infektionsquelle rückverfolgen. Das RKI präsentierte diese ernüchternde Erkenntnis und eine weitere Zahl. In 75 % aller Infektionen ist der Ursprung der Infektionsquelle unbekannt. Das kommt einer Kapitulation gleich. Die Gesundheitsämter können zumachen. Die Soldaten können zurück in die Kaserne, die Medizinstudenten zurück an die Bücher und die ausgeliehenen Mitarbeiter anderer Behörden zurück an ihre angestammten Schreibtische.

Weil die Kapitulation vor dem Virus keine Lösung ist, wurde die Notbremse gezogen. Bund und Länder, dieses Mal im Gleichklang, verfügten den „Wellenbrecher-Lockdown". Wie das Wort schon sagt, soll die aufsteigende Welle der Infektionen im Anstieg gebrochen werden. Brechen im Anstieg, das war die neueste Erkenntnis. Die Maßnahme funktioniert nur in der Phase des Anstiegs. Oben auf dem Gipfel sei alles zu spät. Ein Virologe, ein Epidemiologe und ein mathematisch versierter Infektiologe haben die Vollbremsung als letzten Ausweg aus der Pandemie eingefordert. Die Wissenschaft erklärt und begründet. Die Politik sieht ein und folgt. Was soll sie anderes tun? Die Bürger reagieren unterschiedlich. Besorgt, bestürzt, betroffen, einsichtig, enttäuscht, wütend, ablehnend. Die ganze Breite, das ganze Spektrum. Jeder misst die Entscheidung an seinem Istzustand, seiner Lebensphase, seiner Verlustmöglichkeit, seiner Ängste, seinem wirtschaftlichen Status. Die unterschiedlichen Reaktionen überraschen dann nicht mehr.

Zweck der Wellenbrecher Idee ist die abrupte Unterbrechung der sozialen Kontakte. Auch dafür gibt es eine Zahl. 75 % der Kontakte sollen von heute auf morgen nicht mehr erfolgen. Dafür wurden die Restaurants und Lokale komplett geschlossen. Keine Sportveranstaltungen, keine Konzerte, keine Feste, keine Fitnessstudios. Höchstens zehn Personen aus zwei Haushalten durften zusammenkommen. Auf vielen Straßen, Plätzen und Märkten muss die Alltagsmaske getragen werden. Dafür blieben die Kitas und die Schulen offen. Zunächst auch alle Geschäfte und die Kirchen, Synagogen und Moscheen. Warum bleiben die religiösen Hot Spots offen? Wir hofften, dass der Wellenbrecher nach vier Wochen seine Wirkung zeigt.

Sollte das eintreten, dann könnten die Gesundheitsämter wieder arbeiten. Wenn die Infektionszahlen niedrig sind, dann könnte die Nachverfolgung der Infizierten fortgesetzt werden. Dann könnten auch wieder Daten erhoben werden. Daten, die Rückschlüsse erlauben. Daten, die das RKI auswerten könnte. Daten, mit denen wir uns gegen das Corona Virus wappnen könnten. Weil unsere Welt ohne Daten nicht funktioniert. Es könnte, es müsste und es sollte ist leider keine Antwort. Nur Annahme und Mutmaßung. Dabei zählen doch nur die Fakten.

Kam die Idee des Wellenbrechens zu spät? Die Zahlen unterschritten nach vier Wochen Einschränkung nicht die 20 Tausend. Zwanzig Tausend Neuinfektionen an einem Tag. Warum sank die Infektionszahl nicht? Haben sich zu wenige an die Vorgaben gehalten? Hat denn keiner verstanden worum es geht? Wie dumm ist die Menschheit? Genau so dumm wie beim Thema Erderwärmung, sagen die einen. Egoistisch und uneinsichtig, sagen die anderen. Dabei funktioniert die Trendwende nur mit Einsicht und Gemeinsinn.

Weil die Einsicht nicht von allen geteilt wird reiten wir von einer Welle zur nächsten. Wegen weniger Uneinsichtiger oder Gleichgültiger. Am Anfang waren die Uneinsichtigen Einzelgänger, dann Gefolgsleute von Anstiftern. Die Wenigen sind in der Summe eine Macht. Wenige zusammen machen die kritische Menge aus, die das Virus weiter leben lässt. Weil die Wenigen permanent dafür sorgen, dass das Virus zum Überleben immer wieder einen neuen Wirt findet. Einen menschlichen Wirt, der das Virus am Leben erhält aber selbst oft daran zugrunde geht. Die Tragik ist, dass es die Einsichtigen und die Disziplinierten treffen kann.

Die Uneinsichtigen, die Gleichgültigen und die Renitenten sind die Verantwortlichen. Sie verantworten die Todesfälle, die Depressionen und die häusliche Gewalt. Sie sind mitverantwortlich für die Milliarden an Euros die der Staat zum Überleben seiner Bürger aufbringen muss. Sie sind die Treiber der Jobverluste und der Firmenpleiten. Allein sie, die Besserwisser, Selbstgefälligen und Wissenschaftsleugner sind für den Stillstand der Kultur verantwortlich. Ihretwegen werden die Schulen und Universitäten geschlossen. Sie sind für den Wissensverlust der jungen Generation verantwortlich.

Die Uneinsichtigen verursachen den Schaden und die Einsichtigen zahlen den Preis. Zu allem Überfluss wird man ihrer nicht habhaft. Sie grinsen in die Kameras, brüsten sich mit ihrer Aufsässigkeit und verhöhnen die Mehrheit. Weil sie das Recht der freien Meinung auf ihrer Seite wissen. Daraus leiten sie die Freiheit ab den Disziplinierten zu schaden. Wir sehen ein Lehrbeispiel der Demokratie. Ein schädliches. Den Holocaust zu leugnen ist eine Straftat und wird geahndet. Corona Leugner werden vom Wasserwerfer mit einem sanften Regenguss gestreichelt. Und das, obwohl Tausende von Menschen an oder mit Covid-19 gestorben sind. Ein bisschen weniger Demokratie und wir könnten den Spuk beenden. Sollen wir? Oder sollen wir an der Demokratie, so wie sie ist, festhalten? Die Verfügbarkeit des wirksamen Impfstoffes hält uns von rigiden Maßnahmen ab. Wenn es den Impfstoff nicht gäbe, dann müssten wir wohl unsere Meinung ändern. Und unsere Rücksicht aufgeben.

Neben den willentlich Unwilligen gibt es noch die freimütig Unbekümmerten. Die in einer Lebensphase stecken, die sie einfach nur genießen wollen. Das Virus kann ihnen nichts anhaben, weil sie sich stark und unbesiegbar fühlen. Aus purer Freude am Leben. Trotz der widrigen Nachrichten. Sie tragen die Maske, legen sie aber auch ab wenn ihnen danach ist. Wenn sie Freunde umarmen oder küssen. Wenn sie mit Freunden gemeinsam die Zeit verbringen. Wenn sie eine der besten Phasen ihres Lebens ausleben wollen. Wenn sie genießen was ihnen zusteht. Deshalb sehen sie sich online lieber die Botschaften ihrer Idole an, als die Studienergebnisse der Virologen. So sind sie eben. Sie, die Optimisten, die Mutmacher, die eine Krise auch braucht um wieder aus ihr herauszukommen. Weil wir nicht genau wissen, wer das Virus wo und wie verbreitet, wissen wir auch nicht wer vor ihm in Deckung gehen muss. Also entwerfen wir, verwerfen wieder und fordern diese oder jene Einschränkung. Mal geht die Einsicht mit, mal sträubt sie sich. Manchmal gibt sie auf.

Die Corona Pandemie macht Wellenbewegungen. Mit jeder Welle lernen wir dazu. Wenn die Berge niedriger werden und die Täler flacher, dann haben wir es geschafft. Am Ende nur mit der Wirksamkeit der Impfkampagnen.

Hygiene im Kopf

Corona bedroht den Körper und den Geist. Körperliche Langzeitschäden sind zu befürchten. Die Schäden am Geist sind in den Medien vielfach dokumentiert. Die Geschädigten melden sich auf Facebook und Twitter selbst zu Wort und weisen auf ihren bedauernswerten Zustand hin. Ein Vorläufer des Phänomens ist „Pegida". Seit 2014 tritt Pegida endemisch auf. Fast ausschließlich in Dresden. Ein anderer viraler Herd hat sich in Stuttgart gebildet. Die Protestaktion gegen den Bahnknotenpunkt „Stuttgart 21" führte 2010 zu massiven Ausschreitungen. Seitdem wird in Stuttgart ständig gegen alles protestiert. Das neueste Produkt ist „Querdenker 711". Eine Mischung von Leuten, die unter dem vereinenden Schirm des Corona Leugnens geistige Zuflucht finden. Sie kommen aus allen möglichen Richtungen. Politisch und weltanschaulich sind sie weit voneinander entfernt. Wissenschaftliche Erklärungsversuche prallen an ihnen ab. Vielleicht wegen eines anderen, bisher noch nicht erforschten Virus.

Corona bedroht den Körper und den Geist. Die körperlichen Schäden kommen nach und nach in Sicht. Langzeitschäden sind zu befürchten. An der Lunge sind sie in Form von Narben schon erkennbar. Narben sind Zeichen der Heilung, allerdings auf Kosten von intaktem Lungengewebe, das danach nicht mehr vorhanden ist. Weniger davon, heißt weniger Fläche für den Gasaustausch. Am Ende ist die Atmung eingeschränkt und die körperliche Leistung geschwächt. Welche Schäden das Herz, nach durchgemachter Covid-19 Erkrankung, davonträgt, das weiß noch keiner so richtig. Die Schäden am Geist sind in den Medien breit dokumentiert. Die Geschädigten melden sich auf Facebook und Twitter selbst zu Wort und weisen auf ihren bedauernswerten Zustand hin.

Das Phänomen trat 2014 erstmals bei Pegida auf. Über den Auslöser wird gerätselt. Ein Virus ist nicht dafür verantwortlich. Möglich, dass vorausgegangene Proteste gegen die Wirtschaftspolitik und eine gewisse Politikverdrossenheit dem Keimling Pegida auf die Beine geholfen haben. Die Ausbreitung von Pegida ist endemisch, mit Betonung auf Sachsen. Kleinere Verbreitungsherde in anderen Bundesländern sind bedeutungslos und erlöschen von selbst. Das rätselhafte Phänomen Pegida, „Patriotische Europäer gegen die Islamisierung des Abendlandes", tritt regelmäßig montags in Dresden in Erscheinung. Die Infizierten tragen auf einem Umzug ihre politischen Vorstellungen an die Öffentlichkeit. Sie fühlen sich von der Islamisierung, der Einwanderungs- und der Asylpolitik bedroht. Um ihren Befürchtungen Gehör zu verschaffen, benutzen sie Begriffe, die schon einmal politisch verwendet wurden. Weil die Presse das Pegida-Ansinnen auf pressetypische Weise interpretiert, kreierte Pegida dafür die Wortneuschöpfung „Lügenpresse". Dafür wurde Pegida geehrt. Mit der Auszeichnung Unwort des Jahres.

Ein anderer viraler Herd hat sich in Stuttgart gebildet. Die Protestaktion gegen den Bahnknotenpunkt „Stuttgart 21", führte 2010 zu massiven Ausschreitungen. Es schloss sich eine langwierige juristische Nachbearbeitung und eine Mediation an. Seitdem wird in Stuttgart ständig protestiert und alles reingepackt, was protesttauglich erscheint. Natürlich auch Corona. Das jüngste Produkt ist „Querdenker 711". Was die Telefonvorwahl mit Denken zu tun hat, das hat der Initiator nicht zu Ende gedacht. Er behauptet, dass es Corona nicht gibt und dass die Politiker Corona als Vorwand nutzen, um die Grundrechte außer Kraft zu setzen. Er will das Grundgesetz wieder zur Geltung bringen. Weil er das nicht allein hinkriegt, sucht er Mitstreiter. Die laufen ihm aus allen Ecken, besonders aus der rechten, in Scharen zu. Leute, die bisher nicht wussten wohin, schließen sich an. Es sind die Allesleugner, die Esoteriker mit Rechtsdrall und eine krude Mischung von Verschwörungsideologen. Angepeilte 500 000 wollten in Berlin das Grundgesetz wiederherstellen und gleichzeitig das Ende der Pandemie feiern, die sie selbst ständig leugnen. Dafür haben sie sich die symbol- und feierträchtige Straße des 17. Juni ausgesucht. Hier fanden 2008 gleich zwei Großereignisse statt. Dr. Motte feierte mit 1,6 Mio. Ravern die Liebe und der Präsidentschaftskandidat Barack Obama hielt vor 200 000 Menschen eine bewegende Rede. Die halbe Million „Querdenker" wollte den Berlinern mal zeigen, dass sie für Meinungsfreiheit, Selbstbestimmung, Rechtssicherheit und Gewaltfreiheit stehen. Das nennt man Eulen nach Athen tragen. In diesem Fall nicht tragen, sondern mit Bussen nach Berlin fahren. Freundlicherweise bot ein Verein seine Hilfe an. Der will den Untergang der Busreisebranche in Europa verhindern und half den virtuellen 500 000, mit ihren Bussen nach Berlin zu kommen. Hätten die Querdenker und der Busverein ihr Engagement ernst genommen, dann wären sie bis nach China durchgefahren um dort zu protestieren und den Bürgern von Hong Kong zur Seite zu stehen.

Gegen das Fake-Virus und gegen die Fake-Wissenschaftler zu protestieren, geht in Deutschland problemlos. Man wird von hunderten Polizisten geleitet, damit man ja nicht mit Leuten kollidiert, die Maske tragen oder Covid-19 überstanden haben. In Hong Kong würde man dafür den Schlagstock spüren und müsste sich das Tränengas aus den Augen wischen. Dann doch lieber in Berlin protestieren. Die Querdenker stellten ihre Aktion online und sorgten für eine spontane mediale Verbreitung. Die außer ihnen keiner teilte. Statt der halben Million waren es 20 000 ohne Maske, ohne Abstand und ohne Verstand. Dr. Motte brachte 1,6 Mio. Raver zusammen. Die feierten die Liebe und wurden im ganzen Land geliebt.

Jemandem Rede und Antwort stehen, setzt voraus, den Sachverhalt zu kennen. Das Netz, die sozialen Medien, pfeifen darauf. Je heftiger, je kürzer, je provokanter, umso besser. Weil die Flut der kurzen Sätze und der angerissenen Themen schier unendlich ist, muss schnell gedaddelt werden. Irgendwo bleibt man hängen. Weil das Thema anspricht, provoziert oder aufregt. Corona kann beklemmen, Nervosität und Unsicherheit auslösen. Da ist der Hinweis „stimmt nicht" oder „ist halb so schlimm" eine gesuchte und gefundene Entwarnung für die eigenen Ängste.

Der Beginn der Corona Pandemie ist die Stunde der Einsteiger. Wer von Anfang an dabei ist, hat die größten Chancen den Verschwörungsolymp zu erklimmen. Mit den Antithesen, Behauptungen und Warnungen wird die Schar der Follower größer und größer. Pseudowissenschaftliche Argumente kommen besonders gut an. Gekürzte Studienergebnisse namhafter Universitäten und Auszüge aus Publikationen erstrangiger Journale suggerieren Objektivität. Wenn auch noch die Quelle im Internet genannt ist, dann stimmt alles. Den ganzen Artikel liest nur keiner. Würde er es tun, dann würde er den Trick erkennen. Dass nämlich Auszüge aus dem Text die Aussage verzerren, manchmal sogar ins Gegenteil verdrehen. Den Schnelldaddlern entgeht die Tiefe, weil nur die Kurzversion interessiert. Und schon sind beide auf einer Linie. Der Verschwörer und der Daddler. Wenn der dann noch die Weiterleiten-Taste drückt, dann ist die Mission erfüllt. Weil die Botschaft weiterzieht.

Auf der Klaviatur der geistigen Verführung in Sachen Corona spielt das Internetportal „Swiss Policy Research" gleich mehrfach die Tasten. Es gibt sich den Anschein in der Schweiz beheimatet zu sein. Die Schweiz verbinden wir gern mit NGOs, Schokolade, Bergen und Seen. Das gaukelt uns Gediegenheit vor. Fiele einem nicht spontan die dubiose FIFA ein, dann wären wir der Seite schon auf den Leim gegangen. Dabei verheimlicht sie ihren Standort. Sie nennt weder die Urheber noch die Betreiber des Internetportals. Auch der Zweck und das Ziel der Seite sind undurchsichtig. Was beabsichtigen die Macher? Wollen sie dominierende Medien in Misskredit bringen? Jedenfalls unterstellen sie deutschen und schweizerischen öffentlich-rechtlichen Sendern, dass diese ihre Nutzer mit fragwürdigen Informationen füttern. Gleichzeitig bedienen sie sich einer pseudowissenschaftlichen Vorgehensweise. Sie geben vor, Forscher zu sein, sagen aber nicht wo und wie sie arbeiten. Mit welcher Qualifikation sie ausgestattet sind, wird ebenfalls verschwiegen. Die lange Liste an Quellen soll den Daddler beeindrucken. Das mag oft gelingen. Wer mit Begriffen, wie Forschen und Wissenschaft, überzeugen will, kommt bei den Schnellsuchern an. Echte Wissenschaftler und seriöse Journalisten lassen sich dadurch allerdings nicht täuschen.

In unseren Köpfen geht es wild zu. Drohend vorgetragene Infektions- und Todesraten aus aller Welt müssen wir verarbeiten und einordnen. Das ist ein aktiver Prozess den wir zulassen müssen. Wenn wir den Denkprozess zulassen, dann können wir verstehen. Nur aus dem Verständnis heraus lassen sich Konsequenzen ableiten und Folgen erdulden. Corona verlangt viel von uns. Davonlaufen bringt nichts. Aber wir können uns gegen das Virus wehren. Wie, das zeigen uns die Virologen, Immunologen und die Epidemiologen. Die haben jetzt das Sagen. Und wir sollten begrüßen, dass sie die Arbeit für uns machen.

Wir verstehen nämlich nichts von Viren. Einzusehen, was wir nicht verstehen, verlangt uns einiges ab.

Was allerdings einige kopflos und wütend macht, ist die Tatsache, dass eine bislang im Hintergrund agierende Medizinertruppe, aus dem Nichts heraus, die ganze Politik beherrscht. Eine Politik, die sich sonst nichts sagen lässt. Die gewöhnlich macht, was sie will. Eine Politik die Panzer verkauft, die Kohle weiter ausgraben lässt, die Migranten ins Land lässt, die die Luftverpestung und die Massentierhaltung toleriert. Und auch noch die Reichen begünstigt.

Gegen alles haben wir schon mal protestiert. Bewirkt hat es nichts. Anders mit Corona. Jetzt soll mit einem Mal, das ganze Land den Virologen nach der Pfeife tanzen. Was die Politiker von uns verlangen, das liegt uns schwer im Magen. Zumal sie uns alles verbieten. Jeden Abend schüchtern sie uns über ARD und ZDF mit den neuesten Zahlen ein. Am liebsten mit denen von der Johns-Hopkins-Universität. Eigentlich ist unter Trump alles was aus den USA kommt gefaked. Nur den Zahlen von Johns-Hopkins sollen wir vertrauen.

Der Politik zu vertrauen ist unser Dilemma. Aber was bleibt uns in der Corona Krise übrig? Sie sagen, dass sie die Gesundheit ausnahmslos aller Deutschen im Blick haben. Weil wir wollen, dass vor dem Gesetz alle gleich sind, gelten die politischen Maßnahmen für alle. Und alle haben sich daran zu halten.

Wer die Meinungs- und Versammlungsfreiheit für sich beansprucht, dafür zurecht demonstriert, aber gegen die Corona Auflagen absichtlich verstößt, hat sein Recht verwirkt. Ist das so schwer zu verstehen? Muss die Gesellschaft diesen Widerspruch zulassen? Muss sie sich bieten lassen, dass 20 000 dichtgedrängt und ohne Maske die Kontrolle über das Virus hinwegfegen. Eine Kontrolle, die die überwiegende Mehrheit der Gesellschaft durch monatelangen Verzicht und durch Rücksicht aufgebaut hat. Haben die Demonstranten auf ihrem Zug nicht bemerkt, dass sie sich manipulieren lassen? Der Blick rundum zeigt es doch. Die Mischung der Protestbewegung ist im Reagenzglas nicht machbar. Linke, extrem Rechte, AfD-Politiker, Pegida-Anhänger, B 96-Protestler. Jeder trägt seine Gesinnung mit Fahnen und T-Shirts zur Schau. Dazu Yogis, biedere und kämpferische Schwaben, Rentner, Familien mit Kindern, Esoteriker und undefinierbare geistige Tiefflieger.

Corona hat Leben zerstört aber auch Positives bewirkt. Hoffentlich ist noch eine heilende Nebenwirkung verborgen, die wir bislang übersehen haben. Eine Kraft, welche die Klarheit im Kopf wiederherstellt.

Wir wollen feiern

Die Wissenschaft versucht uns zu erklären, wer wen infiziert. Dafür produziert sie Studien. Sind Kinder gefährdet oder geht von ihnen die Gefahr aus? Was ist mit den Jugendlichen? Die haben beschlossen nicht auf die Antwort zu warten. Wenn das Feiern in den Clubs nicht möglich ist, dann eben auf der Straße vor den Kiosken und Spätis. Die Clubscene macht auf sich aufmerksam. Unter dem Motto „Für die Kultur – Alle in einem Boot" protestiert sie auf dem Landwehrkanal in Berlin gegen den Untergang der Rave- und Clubkultur. 3000 Unterstützer folgen dem Aktionsboot in Schlauchboten. Angeblich folgte auf die Aktion keine Infektionswelle. Feiern im Freien geht wohl doch. Mit Vorbehalt, sagen die Virologen. Mit Abstand, in kleinen Gruppen, in vertrauter Runde, ohne großes Tamtam.

Die Wissenschaft versucht, uns zu erklären, wer wen infiziert. Welche Virenlast dafür nötig ist und wie lange der Kontakt dauern muss. Dafür produziert sie Studien. Kluge Leute lesen die Ergebnisse und haben weiterhin Fragen. Auf die klare Aussage warten wir noch. Sind Kinder gefährdet oder geht von ihnen die Gefahr aus? Gefährdet wohl nicht. Wenn sie nicht gefährdet sind, woran liegt es? Ist ihr Immunsystem noch nicht reif für Corona, oder ist es so reif, dass es Corona locker abwehrt. Und wie sieht das bei den Jugendlichen aus? Bei denen, die die Schule hinter sich haben. Oder nahe daran sind sie hinter sich gebracht zu haben.

Diese Gruppe hat beschlossen, nicht auf die Antwort zu warten. Als alle Clubs schließen mussten, verharrten sie in einer Schockstarre. Nur für eine kurze Zeit, dann wurde es ihnen zu bunt. Wenn das Feiern in Clubs und Kneipen nicht möglich ist, dann eben auf der Straße. In den Städten vor der Bierhalle, dem Kiosk oder dem Späti. Die Treffpunkte heißen in jeder Gegend anders, erfüllen aber den gleichen Zweck. Das verdammte Virus einfach mal ausblenden. Nach der Wende waren die schicken neuen Tankstellen, in den damals als neu bezeichneten Bundesländern, die angesagten Treffpunkte der Jugend. Jetzt sind es die Spätis. Man bekommt was zu trinken, trifft Leute und ist

U. Hildebrandt, *Aus Corona lernen*, https://doi.org/10.1007/978-3-662-63556-8_19

frei. Die Erwachsenen sind nicht dabei. Oma und Opa sowieso nicht. Wen soll man also anstecken können? Leider alle. Das ist die Tücke von Corona. Corona übergeht und überspringt nicht. Corona ist ein ständiger Begleiter. Es sitzt einem im Nacken, geht mit und springt über, auf einen anderen. Dabei ist es unsichtbar und ganz häufig schmerzlos. Es kratzt nicht im Hals, erschwert nicht die Atmung und macht keinen heißen Kopf. Corona ist hinterhältig.

Bei uns startete Corona im März so richtig. Ab Mai wird es warm und alle wollen raus. Prima, sagten die Virologen, draußen verbreitet sich das Virus weniger heftig. Draußen suchen wir den Abstand. Wegen der Sonne, der aufblühenden Natur und des Dranges frei und unbeschwert zu sein. Irgendwann wird das, für einen allein, langweilig. Das Gefühl, Schönes gemeinsam zu erleben, überwiegt. Wer Freunde hat, verabredet sich. Wer keine hat, sucht Gesellschaft. Wie könnt ihr nur, entsetzten sich die Virologen. Die Antwort ist Protest. Wir sind jung, uns trifft es nicht, wir überstehen das.

Die Clubscene will ihr Geschäft endlich wieder betreiben dürfen. Aber wie? Nähe, Hitze, Körperkontakt und sprühende Ausgelassenheit, das charakterisiert das Clubleben. Eine Wohlfühloase für Corona. Weil der Drang in die Clubs so groß ist und der Wunsch zur Wiedereröffnung erfüllbar erscheint, tun sich die Clubs mit ihrer Community zusammen. In Berlin wird eine Demo mit einhundert Teilnehmern angemeldet. Unter dem Motto „Für die Kultur – Alle in einem Boot" wollen sie auf dem Landwehrkanal gegen den Untergang der Club- und Ravekultur protestieren. Das Wetter ist prächtig. 3000 Unterstützer kommen, feiern am Ufer oder in den 400 kleinen Gummibooten. Die sind aneinandergekoppelt und dümpeln parademäßig hinter dem Aktionsboot hinterher. Eine Sympathie dieses Ausmaßes, haben die Vertreter der Clubkultur nicht erwartet und so nicht gewollt. Sie entschuldigen sich und man nimmt es ihnen ab.

Nicht nur in Berlin feiert die Jugend. Die Spontanfeiern in den großen Städten schaffen es in die Schlagzeilen. Entlang des Rheinufers und auf der Reeperbahn geht es viel zu eng, aber friedlich zu. In Stuttgart ist Randale angesagt. Seit 2010 schon, aber niemand will das bemerkt haben. Was tun? Feiern auf Abstand? Ein Stehkonvent auf Abstand macht keine Laune. Das lassen wir sein. Feiern mit Maske? Und sich dabei umarmen, küssen, einander zutrinken? Wie soll das funktionieren? Das ist kein Abstand. Also doch drauf pfeifen, das Virus negieren, die schlechten Nachrichten verdrängen? Einfach nur das Jungsein genießen. Ihr Alten habt es genossen, als ihr jung ward, uns steht es auch zu. Ende!

Fragen wir doch noch einmal die Virologen. Wie ist das mit uns? Wenn wir in unserer Altersgruppe zusammen sind, nur wir, dann besteht doch keine Gefahr für andere, oder? Ihr seid nicht immer unter euch. Ihr habt Eltern, Verwandte, die ihr seht und trefft. Ist das kein Kontakt mit Älteren? Ihr habt doch einen Beruf. Da trefft ihr Mitarbeiter aus allen Altersgruppen. Habt ihr mal darüber nachgedacht? Ihr seid nur beim Feiern unter euch, sonst nicht. Die Regeln gelten für alle. Euch zu separieren funktioniert nicht, leider.

Zwischen draußen und drinnen leben, sich aufhalten, feiern, gibt es, wie wir wissen, einen Unterschied. Die Infektionscluster entwickelten sich in Räumlichkeiten. Entweder bei Festivitäten oder weil die Menschen auf engem Raum leben. Beispiele sind Schlacht- und

Landwirtschaftsbetriebe, große Familienfeiern, religiöse Feste und prekäre Wohnverhältnisse. Nach der Berliner Bootsparty gab es keinen Anstieg der Infektionsraten. Vielleicht kommt daher die Anregung, parkähnliche Areale für Partys im Freien auszuweisen. Das wäre ein Kompromiss, ein fauler allerdings. Weil der Ort ausgewiesen wäre. Wo bleibt da die Spontaneität? Die macht doch erst richtig Spaß.

Es muss eine Lösung geben. Wir können die Jungen nicht ewig hinhalten. Sich nicht ausleben zu dürfen, ist wider ihre Natur. Dann fragen wir die Experten. Heutzutage gibt es für alles Experten. Es muss doch jemanden geben, der uns aus der Bredouille hilft. So richtig will keiner Position beziehen. Das Robert-Koch-Institut hat sich dazu eindeutig geäußert. Massenansammlungen ohne Abstand sind leichtsinnig. Leichtsinnig erscheint zu schwach, sträflich könnte zutreffender sein. Sträflich ohne Strafe? Macht das Sinn? Was machen wir? Vielleicht kleinere Gruppen definieren? Klein ist zu abstrakt, das lässt sich schlecht beschreiben.

Eine Anregung wäre die Admiralsbrücke in Berlin-Kreuzberg. Die geht über einen schmalen Wasserarm. Davon gibt es viele in Berlin. Die Admiralsbrücke ist jedoch etwas Besonderes. Allein schon die Lage in Kreuzberg ist dafür ein Indiz. Die Brücke selbst ist unspektakulär. Sie ist gepflastert, nicht breit, für den Durchgangsverkehr ungeeignet. Was auch gar nicht möglich ist, weil die Jugendlichen auf dem Pflaster herumsitzen. Jeder hat eine Flasche in der Hand und nuckelt daran. Überwiegend ist Bier drin, aber auch Nichtalkoholisches. Woanders dokumentieren Schlösser am Brückengeländer irgendwelche Versprechen oder bloßes dabei gewesen sein. Auf der Admiralsbrücke machen das die Kronkorken der Bierflaschen. Die drücken sich in die Rillen zwischen den Pflastersteinen und erinnern so, zu Hunderten, an die warmen Abende im Sommer. Es sitzen die beisammen, die sowieso zusammengehören. Abstand ist nicht Gebot, sondern Vertrautheit. Der Alkohol fließt nicht in Strömen, laute Sounds gibt es nicht. Der Aufenthalt kostet nichts. Es gibt auch keine Türsteher, die den Jugendlichen den Zutritt verwehren könnten.

Die Admiralsbrücke müsste es überall geben. Wer hinschaut findet sie. Es gibt sie im Prinzip überall. Entlang des Rheins, an der Elbe, der Isar und der Alster. An oder auf Sandbänken, unter der Dorflinde, am Dorfteich. Wer sucht, der wird finden. Aber bitte mit dem Abstand, den ihr euch sowieso wünscht, weil ihr unter euch sein wollt. Dann habt ihr völlig freiwillig das gemacht, was das RKI empfiehlt. Ihr schützt euch und damit die Anderen. Auf die großen Events müsst ihr noch warten. Es wird sie irgendwann geben, weil die Medizin Lösungen findet, die dem Virus Paroli bieten. Etwas Geduld noch.

Reisen in Europa und der Welt

20

Es ist Sommer. Flugzeuge fliegen wieder, Kondensstreifen zeichnen sich ab. Deutsche Touristen testen Mallorca. Mit Correctness, ohne Billigmanier. Mit Abstand, mit Maske. Ohne Gegröle, ohne Alkoholexzesse. Aber nur die erste Flugzeugladung. Die ersten haben dazugelernt. Auf Billig- und Kurzreisen lässt sich verzichten. Das beliebige Reisen wird Vergangenheit sein. Vielleicht auch das Reisen auf Kreuzfahrtschiffen. Wie soll das funktionieren, wenn Tausende beisammen sind. Reisen hat eine neue Dimension. Auch das Fliegen. Es wird wieder etwas Besonderes sein. Sicher ankommen und sicher zurückkommen hat viel mit Infektionen zu tun. Auf dem Weg und am Ziel. Das wird unsere Reiseambitionen lenken. Weil der ungebetene Reisebegleiter, das Virus, mitreist. Heute ist es Corona, morgen ein anderes Virus.

Es ist Sommer und die ersten sechs Corona Monate sind vorbei. Vorbei wäre schön. Sie sind passiert, vorübergegangen, aber nicht zu Ende. Doch das reicht schon zum Durchatmen. Wir brauchen Aussichten und Ziele. An unseren Hoffnungen und Erwartungen hangeln wir uns lang. Der Sommer gibt uns den ersehnten Abstand vom Shutdown und vom Lockdown. Die Flugzeuge fliegen wieder, Kondensstreifen zeichnen sich ab. Die europäischen Sehnsuchtsorte erwarten uns und wir sind bereit. Die ersten zehntausend Touristen haben Mallorca getestet. Nicht die Insel, sondern die Vorbereitungen der Tourismusindustrie. Aussteigen, im Gänsemarsch und mit Abstand ans Kofferband des Flughafens gehen. Nicht das übliche Vordrängen in die erste Reihe, um dort mit breiter Schulter seine Position zu verteidigen. Jetzt ist angesagt, aus der zweiten Reihe, ganz Corona konform, das Auftauchen des Koffers abzuwarten. Der Koffer kann gern noch eine Runde auf dem Band drehen. Wir genießen unsere neue Gelassenheit. Am Rand des Kofferbandes tut sich eine Lücke auf. Behutsam nehmen wir das Gepäckstück herunter. Mit Correctness, nicht mit zur Schau getragener Vernunft. So geht es langsam voran bis zum Bus. Nur keine Hektik, keine Aerosole, keine Billigmanier. Auf den deutschen Touristen lastet die Erwartung diplomatisch zu reisen.

U. Hildebrandt, *Aus Corona lernen*, https://doi.org/10.1007/978-3-662-63556-8_20

Wir sind stolz, weil wir die Reisewelle anwerfen dürfen. Wir bringen die Normalität zurück.

Die erste Welle der Reisenden ist sanft an den Bars aufgelaufen. Mit der zweiten gibt es Ärger. Es sind immer die Gleichen. Zehn Bier und ein Eimer Sangria und schon ist es wieder so, wie im vergangenen Sommer. Wir können das ja verstehen, wenn auch mit einem zynischen Anflug von Mitleid. Die können nicht anders, die wollen endlich was abschütteln. Die unsichtbare Last, das unsichtbare Virus. Die Virologen haben es doch gesagt. Im Freien, in der Sonne, mit dem Wind vom Meer, wird alles gut. Wenn da nicht der fehlende Abstand wäre, die Verbrüderung, das Lachen, das Berühren und das Trinken aus allen Gläsern.

Das soll Urlaub sein? Das kennen wir anders. Im Urlaub gibt es was zu sehen. Mehr Mensch, mehr Körper, mehr Reize. Schöne Gesichter, viel Lächeln. Gilt das Lächeln mir? Es sind die vielen Anreize, selbst aktiv zu werden, Lust zu verspüren. Keine Chance für Parship und Co. Im Urlaub geht alles wie von selbst.

Und jetzt die neue Realität. Die bisherige Realität, Anstand im Urlaub, ging gerade noch. Jetzt aber das Neue obendrauf. Mit Abstand an der Promenade entlanggehen. Keine zufällige Nähe, keine unbeabsichtigte Berührung, kein leichter Rempler. Keine charmante Entschuldigung, kein Zufall, keine Verabredung. Nichts, was das Leben zufällig schön macht. Nur noch Augen. Mehr geben die Masken nicht preis. Wie sieht das Gesicht aus, wie die Nase, wie der Mund? Passen die zueinander? Die Augen sind sehr schön, aber was verbirgt die Maske? Wir würden es so gern sehen. Warum verbietet uns Corona Mund und Nase? Den Virologen ist das egal. Hauptsache die Aerosole werden geblockt.

Das Corona Diktat nervt gewaltig. Weil wir Touristen der leichten Art sind. Die Kathedrale von Palma sehen wir uns an, wenn wir achtzig sind. Das Hinterland kann auch auf uns warten. Oh, wie wunderschön. Diese Fernsehsendung ist nicht für uns gemacht. Soll doch wandern, wer will. Schafe und Korkeichen können uns mal. Wir wollen Menschen begegnen. Je mehr, umso besser. Wir wollen was sehen. Wir wollen Grund zum Lästern haben. Dafür müssen wir zusammen sein. Allein geht das nicht. Das ist es, was wir unter Urlaub verstehen. Zuhause ist das nicht möglich. Zuhause wollen wir niemandem zu nahe kommen, niemanden beleidigen. Hier am Strand, an der Bar, in der Gruppe, ist das nicht so ernst gemeint.

Ja, wir gehen manchmal zu weit. Wir sind zu laut, grölen herum, reden dummes Zeug. Hier darf das sein. Unter dem Schutzschild Urlaub gönnen wir uns das. Wir trinken auch zu viel. Aber das ist nur vorübergehend und unsere Freunde helfen uns, wieder aus der Misere herauszukommen. Heute helfen sie uns, morgen wir ihnen. Wir wissen, dass der Tag danach kommt. Der schmerzt, aber er gehört dazu. Weil wir wieder etwas Neues von uns erfahren haben und unsere Grenzen neu abstecken können. Im Urlaub steckt mehr Lebenserfahrung als im Alltag.

So richtig hat uns dieser Urlaub nicht gefallen. Alle waren sehr bemüht. Die Hoteliers, die Barbesitzer, die Geschäftsinhaber, eigentlich alle. Dieses Bemühtsein hat uns genervt. Überall Hinweise und Desinfektionsmittel. Kaum Leichtigkeit und

Ungezwungenheit. Wir haben viel weniger Euros ausgegeben als letztes Jahr. Wir haben weniger Alkohol getrunken und weniger Junkfood gegessen. Gekauft haben wir auch nichts. Dafür fehlte uns einfach die Stimmung. Ein bisschen tun sie uns leid, unsere Gastgeber. Sie haben lange auf uns gewartet, sie haben viel vorbereitet und sich wirklich auf uns gefreut. Auch, weil sie davon leben. Die Vorschriften haben uns gehemmt. Unsere Einsicht auch. Vielleicht auch unser Verstand. Oder ist es nur unsere Unsicherheit vor dem Virus?

Einmal Urlaub reicht. Die kurzen Wochenenden woanders, in einer anderen Stadt, die schenken wir uns. Die Kurzreisen sind pure Enttäuschung. Das brauchen wir nicht mehr. Das hin und her Gedüse mit den Billigfliegern tun wir uns nicht mehr an. Zwanzig Euro für einen Flug sind obszön. Mallorca war gut, aber es reicht jetzt. Wir fangen an nachzudenken. Was zählt? Bestimmt nicht nachzuerleben, was Bekannte und Freunde hochgepriesen haben. Bist du da schon gewesen? Da musst du unbedingt hin. Warum eigentlich? Um mit eigenen Augen zu sehen, ob es so ist, wie sie es uns erzählen. Das brauchen wir nicht mehr.

Reisen zu dürfen ist ein Geschenk. In unserer mobilen Zeit nichts Ungewöhnliches. Weite Reisen sind beliebt, aber ohne Geld nicht möglich. Um zu reisen sollte man gesund sein. Das erhöht den Genuss. Falls wirklich etwas Unvorhergesehenes eintritt, dann gibt es noch die Reiseversicherung. Die holt einen wieder zurück. Aus dem Nachbarland mit der Ambulanz. Von weit her mit dem Flugzeug. Weites Reisen war bisher gut kalkulierbar. Einen Vulkanausbruch, ein Erdbeben, einen Tsunami kann niemand vorhersehen. Wenn man da reingerät, dann ist das Schicksal. Tropenstürme haben ihre Zeiten und ziehen ihre Wege in bekannten Regionen. Wer bewusst in einen Hurrikan, einen Tornado oder in einen Lawinenhang fährt, hat das Risiko gesucht. Dem ist nicht zu helfen.

Jetzt haben wir Corona und stellen fest, dass das Virus unser beliebtes Reisen schlagartig ausbremst. Mit allem rechnen wir, mit Kriegen und mit gewaltigen Vulkanausbrüchen, die das Überfliegen unmöglich machen. Aber nicht mit einem unsichtbaren Virus. Vogelschwärme in den Triebwerken, können Flugzeuge zur Landung zwingen. Unsichtbare Corona Viren lassen sie gar nicht erst aufsteigen. Plötzlich kommt Corona daher und lähmt die ganze Welt.

Wer etwas öfter in der Welt herumfliegt, sieht Stewardessen mit Spraydosen durch die Flugzeuggänge laufen. Sie vernichten mit Pestiziden die Erreger von Malaria, Gelb- und Denguefieber. Das schreiben die Einreiseländer auf bestimmten Routen vor. Es brauchte lange, um einzusehen, dass auch die Corona Viren blinde Passagiere in Flugzeugen sind. Während Wuhan schon abgeriegelt ist, landen Flugzeuge aus China in Europa. So, als sei nichts geschehen. Die Passagiere verlassen unbehelligt das Terminal und umarmen ihre Abholer. Sprays gegen Viren gibt es nicht. Zumindest nicht solche, die den Viren ans Zeug gehen und die Passagiere und Stewardessen verschonen.

Auf das Reisen wollen wir nicht verzichten. Jede Form des Reisens hat ihre Liebhaber. Die Leidenschaft auf Kreuzfahrtschiffen zu reisen, bescherte den Reedern Jahr für Jahr Steigerungsraten. Vor dem Norovirus hat die Kreuzfahrtbranche eine Heidenangst.

Deshalb sind die Hygieneregeln auf Kreuzfahrtschiffen strenger als in normalen Krankenhäusern. Unter den Reisenden auf Kreuzfahrtschiffen gibt es wahre Fanatiker. Die wollen keine Tour auslassen. Obwohl es von allen Reisemöglichkeiten die entbehrlichste sein dürfte, leiden verhinderte Kreuzfahrer besonders. In ein, zwei Jahren wird die Psychologie dafür ein sauber definiertes Krankheitsbild vorzeigen können. Mit genauer Diagnose, aber nur einer einzigen Therapieoption. Nämlich wieder aufs Schiff gehen zu dürfen.

Wie kann das funktionieren? Die größte Hoffnung beruht auf der Wirkung der Impfstoffe gegen Sars-CoV-2. Sehr viele Biotechfirmen arbeiten daran. Obwohl weltweit Impfaktionen gegen Corona laufen droht der Kreuzfahrtindustrie die Pleite. Also muss es Alternativen geben. Erste Versuche laufen bereits. Kleine Touren mit wenigen Passagieren. Das ist nicht zukunftsfähig, damit lassen sich die Kosten der Kreuzfahrt nicht einfahren. Die Minireisen verfolgen nur den Zweck, dass das Kreuzfahren nicht aus den Köpfen weicht und die Schiffsschrauben nicht einrosten. Es ist ein Spiel auf Zeit, mit einem erwartungsvollen Blick auf die Erfolge der Impfaktionen. Wenn es nicht gelingt, dann ist Schluss mit der Kreuzfahrt.

Auf den riesigen Containerschiffen kann man sich aus dem Weg gehen. Auf 300 m Länge begegnen sich die zwanzig Mann Besatzung eher zufällig. Im Kasino des Schiffes, dürfte mit Mundschutz und Abstand, die Ansteckungsgefahr gebannt sein. Auf Kreuzfahrern ist Abstand halten schier unmöglich. Es sind einfach zu viele auf zu engem Raum. Und taugliche Hygienekonzepte, wie sollen die aussehen? Dazu reicht die Fantasie nicht. Die Containerschiffe überleben Corona, die Kreuzfahrtriesen eher nicht. Schade um die Fanatiker, die ihre Leidenschaft aufgeben müssen.

Auf das Fliegen wollen wir keineswegs verzichten. Jedenfalls nicht auf die Langstreckenflüge. Aber die zwanzig Euro Flüge, innerhalb Europas, lassen wir sein. Denn bei den Billigsten ist die Ansteckungsgefahr am größten. Man muss nur die Erste Klasse Passagiere der Lufthansa vor Augen haben und weiß warum. Für die sind die Abstandsregeln, weit vor Corona, Realität geworden. Nicht wegen Corona, nur wegen des Prestiges. Der Schalter zum Einchecken ist mit großem Sicherheitsabstand von den Touristik Passagieren abgerückt. Schon die bloße Menge macht den Unterschied. Vornehmer Abstand hier, dichtes Gedränge dort. Dann der Wartebereich. In der Senator Lounge sitzen kleine Gruppen dezent auf Abstand. Die Touristen kämpfen in ihrer Zone um jeden freien Platz. Abstand halten ist unmöglich. Das Boarding ist Corona konform geregelt. Es beginnt mit der ersten Klasse, dann kommt Business, dann die Touristen. Im Flugzeug befinden sich die erste und zweite Klasse Passagiere quasi in Quarantäne. Den Normalfliegern ist der Zugang zu ihrem Bereich verwehrt. Dann der Flug. Während im Tourismusbereich ein ständiges Auf und Ab und Hin und Her die Aerosole verwirbelt, herrscht bei First und Business Virusflaute. Nur in dringenden Fällen geht man in den Waschraum. Alles andere erledigen die Stewardessen, die sanft durch die Gänge schweben. Immer darauf bedacht möglichst wenig Luftwirbel zu erzeugen.

Ohne das Fliegen funktioniert unsere Welt nicht. Das hat uns Corona gelehrt. Nicht weil Flugzeughersteller und Fluglinien pleitegehen, sondern weil unser weltweites

Miteinander nur gelingt, wenn das Tete-a-Tete wieder möglich ist. Menschen, die die Welt lenken und beruhigen können, müssen zusammenkommen. Videokonferenzen sind für die kleinen Dinge gut. Für das Große muss man sich begegnen. Jetzt könnte man daraus schließen, dann lasst doch die Wichtigen und die Großen zusammenkommen. Alle anderen warten, bis es wieder geht. Bis der Impfstoff das Reisen für jeden wieder möglich macht. Wenn wir abwarten, sind wir wieder dort, wo wir in den sechziger Jahren begonnen haben. Am Beginn des Fliegens für alle.

Während wir rumsitzen, ändert sich alles. Viele von den Änderungen wünschen wir uns nicht. Also hilft Abwarten überhaupt nicht. Wegen Corona müssen wir nicht kapitulieren, aber nachdenken. Zum Beispiel dieser Gedanke. Wie hätte sich das Fliegen ohne Corona weiterentwickelt? Wäre der Ausstoß von Treibhausgasen weiter angestiegen? Ganz sicher! Also haben wir nichts gelernt. Doch, wir haben gelernt, dass das Verfrachten großer Touristenmengen an entfernte Traumstrände eine Illusion ist. Das größte Flugzeug der Welt, der A 380, wird nicht mehr gebaut. Bestehende Flugzeuge werden stillgelegt. Weil der Bedarf nicht da ist. Und zwar schon vor Corona. Jetzt müssen wir noch dazulernen, dass das beliebige hin und her Fliegen absurd ist. Nur weil einige aggressive Billigfluglinien um jeden Billigflieger buhlen, muss nicht gleich die ganze Branche nachgeben und auf billig schalten. Billig ist ungesund und klimaschädlich. Billiges Fleisch in Unmengen genauso wie billiges Umherfliegen.

Was hat das Fliegen mit Corona zu tun? Sehr viel! Das erste Jahr der weltweiten Pandemie hat uns gezeigt, dass ein schnelles Ende nicht eintreten wird. Wir leben noch lange mit Corona. Weil wir leben wollen, müssen wir etwas tun. Abstand halten, ist unsere stärkste Waffe. Wir müssen das Fliegen mit Abstand möglich machen, ohne dass wir alle erste Klasse fliegen. Dafür muss das Gedränge auf den Flughäfen aufhören. Das Gedränge bei der Personenkontrolle, im Wartebereich, beim Boarding und am Gepäckband. Weil sich die Terminals nicht wie Gummi auseinanderziehen lassen, kann das Gedränge nur durch weniger Passagiere verhindert werden. Flughafenbetreiber und Fluggesellschaften haben das Hochfahren ihres Geschäftes im Visier. Das müssen sie sich schleunigst abschminken.

Das Infektionsschutzgesetz benötigt einen weiteren Paragrafen. Einen der vorgibt, wie viele Passagiere pro Quadratmeter Terminalfläche gleichzeitig vor Ort sein dürfen. Nur das macht den Abstand möglich. Und noch ein Paragraf müsste in das Gesetz eingefügt werden. Solange die WHO das Ende der Pandemie nicht ausruft, müssen Flugreisen begründet sein. Fluggesellschaften dürfen nur begründete Tickets verkaufen. Die Gründe für eine Flugreise müssten allerdings noch definiert werden. Zwei Urlaubsreisen könnten erlaubt sein. Würde der Klimaschutz eingebunden, dann könnte die Beschränkung noch stärker sein. Die Dauer bestimmt der Flugreisende. Wer zweimal Party von zwei Tagen macht und dafür das Flugzeug benutzt, hat sein Kontingent genutzt.

Im Flugzeug sind sich alle nahe. Deshalb müssen FFP2 Masken Pflicht sein. Sie sind im erhöhten Flugpreis enthalten und werden beim Boarding ausgegeben. Nur bei einer Flugzeit, länger als zwei Stunden, dürfen Getränke und Nahrungsmittel ausgegeben

werden. Das Mitbringen von Getränken und Snacks jeder Art ist den Passagieren untersagt. Wir wollen fliegen. Deshalb müssen wir aufeinander Rücksicht nehmen und Einsicht haben.

Das Beste wäre eine neue Strategie. Wir reisen weniger. Dafür erkunden wir öfter
unsere Nähe, unser Umfeld. Das Reisen soll wieder etwas Besonderes sein. Etwas,
auf das wir uns freuen können. Lange im Voraus. Das lassen wir uns auch von Corona
nicht nehmen. Wenn wir es uns recht überlegen, dann müssen wir Corona dankbar sein.
Corona sorgt dafür, dass wir unsere Vorbereitungen überlegt angehen. Nicht die Bade-
sachen und die Sommerklamotten sind das Thema, sondern der Weg zum Ziel ist es.
Sicher ankommen, sicher zurückkommen. Egal ob mit der Bahn, dem Auto oder dem
Flugzeug. Sicher reisen, heißt ohne Virus reisen. Das ist neu. Das hat uns das Virus aufgezwungen. Wir müssen das nur akzeptieren, dann geht es auch.

Reisen bedeutet abchecken. Wo will ich hin? Wie ist dort die Infektionslage? Geht
das Land, die Region, seriös mit dem Problem um? Muss ich wirklich dorthin? Es gibt
immer Gründe die dafürsprechen. Berufliche, familiäre oder schlicht unausweichliche.
Wir müssen Verpflichtung und pure Reiselust gegenüber Notwendigkeit und Risiko
abwiegen. Das ist unsere persönliche Verantwortung. Die Konsequenzen tragen allein
wir. Der Staat ist nicht für alles verantwortlich. Wenn er ein Risikogebiet ausweist, dann
hat das für uns Konsequenzen. Wenn er die Konsequenzen benennt, dann hat das Folgen
für unser Handeln. Wir haben es in der Hand.

Reisen bedeutet, dass wir noch lange mit dem unerwünschten Begleiter rechnen
müssen. Darauf müssen wir uns einstellen. Deswegen müssen wir nicht gleich völlig
darauf verzichten. Jeder einzelne reist sowieso auf eigenes Risiko. Das muss er für
sich einschätzen. Privat und beruflich. Das Reisen hatte schon immer Risiken. Hier
andere als dort. Nie überall die gleichen. Das ist jetzt anders, weil es überall in der Welt
Corona gibt. Der kleine Unterschied ist die Größe des Risikos. Niemand springt freiwillig einen Wasserfall herunter. Warum also in ein hoch aktives Pandemiegebiet reisen.
Die Menschen, die dort leben, das medizinische Personal, alle sind in höchster Alarm-
situation. Die wünschen sich aktuell keine Reisenden. Monate später kann die Situation
völlig anders sein. Weil das Reisen für bestimmte Regionen ein unverzichtbarer Wirt-
schaftsfaktor ist. In diesem Wechselspiel bewegen wir uns noch lange. Heute gefährlich,
übermorgen im Griff. Die Zeit ist schwierig für alle. Für die Regionen, die vom Tourismus leben und für die Touristen, die gern dorthin reisen.

Corona attackiert uns. Wir antworten auf die Attacke. Unbegründetes Reisen stellen
wir ein. Im eigenen Land und innerhalb Europas. Fernreisen werden noch lange
kritisch sein. Erst wenn die Welt als Ganzes ein Rezept gegen Corona hat, dann planen
wir wieder. Jetzt reisen wir nur, wenn es unbedingt nötig ist. Das ist unsere Absicht.
Getrieben von der Einsicht.

Von den Anderen lernen

21

Vor Corona fielen uns asiatische Touristen mit Gesichtsmasken auf. Auch im Sommer. Sind die krank? Nein, sie sind rücksichtsvoll. Wegen eines Sommerinfektes schützen sie ihre Umgebung vor einer möglichen Ansteckung. Das ist ihre Kultur. Das lernen die Kinder in der Schule. Wir sind weit davon entfernt, verhalten uns verstörend. Dabei kann die Maske vielmehr. Sie kann die Stimmung ihres Trägers verbergen. Wenn der das will. Sie kann ein modisches Accessoire sein. Kann die Stimmung seiner Trägerin unterstreichen. Wenn wir die Maske als Schutz vor den Viren akzeptieren, dann haben wir viel erreicht. Estland wurde 1991 von der Sowjetunion unabhängig. Die 1,4 Mio. Einwohner starteten in das digitale Zeitalter. Vom ersten Tag an. Mit dem Willen, die Verwaltung des Landes vollkommen digital aufzustellen. Während Deutschland die Wiedervereinigung vollzog, konzentrierte sich Estland voll auf das Digitale. Wir können von ihrem Vorsprung lernen. Corona ist weltweit verbreitet. Jedes Land verfolgt seinen eigenen Weg das Virus zu beherrschen. Japan konzentriert sich auf die Identifizierung von Infektionsnestern. Die Cluster werden penibel aufgespürt und analysiert. Es sei effektiver, die Verbreitung des Virus aus einer definierten Gruppe heraus zu verfolgen. Dem einzelnen Infizierten hinterherzulaufen sei ineffektiv. Vielleicht ist die japanische Kultur dafür geeignet. Unsere ist es eher nicht.

21.1 Warum die Asiaten Maske tragen

Corona hat uns dazu aufgefordert Abstand zu halten. Nicht zu unseren Liebsten, aber zu Bekannten und Fremden, die uns zu nahe kommen. Wir laufen nicht mehr schnurstracks gerade aus, sondern mäandern durch die Straßen. Dabei fällt uns auf, was wir vorher übersehen haben. Asiatische Gesichter mit Gesichtsmasken. Stimmt, das bemerkten wir schon letztes Jahr in unseren großen Städten. Vor allem in der Hauptreisezeit. Für unser

U. Hildebrandt, *Aus Corona lernen,* https://doi.org/10.1007/978-3-662-63556-8_21

Empfinden ist das befremdlich. Wie kann man bei schönstem Sommerwetter mit einer Maske im Gesicht herumlaufen. Oft so ein hellblaues oder hellgrünes Exemplar, wie es im Krankenhaus getragen wird. Ab und zu sahen wir Fernsehberichte aus asiatischen Metropolen. Wenn über Smog berichtet wurde, oder über Vulkanausbrüche. Wenn das passiert, dann leuchtet uns ein, dass eine Maske getragen wird. Wegen des Staubes, der Partikel, die das Atmen schwerer machen. Das würden wir auch so tun. Aber wir haben keine Vulkane und unser Feinstaub ist unsichtbar. Und noch nicht in unser Bewusstsein eingedrungen. Dann sind da noch die Bilder aus Tokio. Zur Rushhour werden die Pendler von Bahnangestellten in die Züge gepresst. Das ist eine hochoffizielle Angelegenheit. Die amtlichen Drücker tragen Uniform, Handschuhe und Mundnasenbedeckung. Das gibt es in Tokio schon länger. Jetzt, zu Zeiten von Corona, erinnern wir uns daran.

Das Tragen von Gesichtsmasken ist in Asien ein Ausdruck von Rücksichtnahme gegenüber den Mitmenschen. Dieses Stück asiatischer Kultur wird seit Jahrzehnten gepflegt. Es setzt Respekt voraus. Was wir als Diktat und staatliche Bevormundung empfinden, lernen in Asien bereits die Jüngsten. Zuhause und im Kindergarten. Die Enge in den Straßen und in den öffentlichen Verkehrsmitteln erlaubt kein Ausweichen. Man ist sich näher, als einem lieb ist. Und weil Epidemien häufig sind, hat die große Mehrheit längst den Übertragungsmodus verstanden. Bei dem geringsten Anflug einer Erkältung oder Grippe greifen die Bewohner Asiens zur Maske und tragen sie mit Überzeugung. Weil der Schutz der Gemeinschaft im Vordergrund steht. Wenn der Eigenschutz zweitrangig ist, dann profitieren alle. Die Asiaten haben es verstanden, wir müssen das noch lernen.

Asiaten, die in Europa leben und arbeiten, oder als Touristen unterwegs sind, haben unschöne Erfahrungen gemacht. Weil sie auch außerhalb ihrer Heimat Rücksicht üben, werden sie teilweise schräg angesehen. Von Europäern, die den Sinn des Maske Tragens nicht verstehen. Manche glauben, der Maskenträger hätte eine ansteckende Krankheit und machen einen weiten Bogen um ihn herum. Am liebsten würden sie ihm zurufen, bleib zuhause bis du wieder gesund bist. Reisen bildet, Verstehen aber auch.

In Asien hat die Maske für ihren Träger, neben der Infektionsabwehr, auch noch eine individuelle Schutzfunktion. Besonders in Japan. Nicht nur Schmutz, Pollen, Bakterien und Viren werden abgehalten, sondern auch neugierige Blicke. Glaubt ihre Trägerin nicht gut drauf zu sein, ihr Gesicht nicht vollständig preisgeben zu wollen, dann kaschiert die Maske das Gefühl der Unsicherheit. Trotz bester Gesundheit kann man sich hinter der Maske verbergen, wenn einem danach ist. Maske tragen ist unauffällig, weil es zur Kultur gehört. Wenn der Teint nicht stimmt, dann trägt die Frau eben Maske. Wenn sie nicht kommunizieren will, sich unsicher fühlt, dann ebenso. Die augenblickliche Stimmung bleibt undurchsichtig, wenn die Gesichtszüge maskiert sind. Für Freude, aber auch für Ärger. Asiaten lassen sich ungern durchschauen.

Natürlich kann die Maske auch Stimmungen unterstreichen, Botschaften aussenden und Akzente setzen. Farben, Muster und Formen können die Persönlichkeit der Trägerin betonen und Aufmerksamkeit wecken. Dann verbirgt die Maske nicht, sondern signalisiert und betont. Die Maske ist dann Botschafter. Die Mode hat längst verstanden, dass die Maske mehr sein kann, als ein nützliches Accessoire.

Zurück zu unserer Kultur. Wenn wir auf die Straße gehen, dann wollen wir optisch korrekt erscheinen. Die Frisur sollte stimmen, die Kleidung proper sein. Egal welchen Kleidungsstil oder welche Richtung wir verfolgen. Das Auftreten ist den Wenigsten vollkommen gleichgültig. Also sollte es nicht schwer sein, die Maske in unseren Alltag einzufügen. Ein Stück Stoff, das wir wie selbstverständlich bei uns tragen und hin und wieder anlegen. Aus Respekt vor unseren Mitmenschen.

21.2   Warum Estland ein digitaler Riese ist

Weil Estland eine späte Wiedergeburt hat und in die digitale Welt hineingeboren wurde. Estland wurde am 20. August 1991 von der Sowjetunion unabhängig. Das kleine Estland, mit nur 1,4 Mio. Einwohnern, startete 1992 als parlamentarische Demokratie. Estland entschied sich, in der digitalen Welt Akzente zu setzen. Das Land nennt sich deshalb stolz „E-Estonia". Der Plan ist voll aufgegangen. Seit dem Jahr 2000 haben alle Esten Anspruch auf einen Internetzugang. Weil die Verwaltung des Landes neu aufgebaut werden musste, entschied sich die Regierung von Beginn an für den digitalen Weg. Heute laufen 99 % aller staatlichen Verwaltungsleistungen über das Netz. Eheschließungen und Scheidungen sind aus ethischen Gründen ausgeschlossen. Einen Grundstücks- oder Wohnungskauf müssen die Esten beim Notar verbriefen lassen. Mehr Ausnahmen gibt es nicht.

Als Estland 1991 seine Freiheit erhielt, hatte Deutschland gerade erst die Wiedervereinigung hinter sich. Unser Aufgabenkatalog war so riesig, dass das Digitale erst einmal warten musste.

Estland setzt voll auf die Förderung des Unternehmertums. Digitale Innovationen stehen im Fokus. Daher ist nicht verwunderlich, dass Estland eine überdurchschnittliche Gründerquote aufweist. Für den Ausbau von Forschung und Entwicklung kann Estland auf den Europäischen Strukturfonds zurückgreifen. Das Land ist seit 2004 Mitglied der Europäischen Union.

Das estnische Gesundheitssystem wurde nach der Loslösung von der Sowjetunion zunächst dezentralisiert und privatisiert. Mit dem National Health Plan von 2008 wurden die Kompetenzen wieder gebündelt. Im estnischen Gesundheitssystem besteht die Pflicht zur Krankenversicherung. Es gibt nur eine einzige. Die Krankenversicherung wird von den Arbeitgebern finanziert. Sie zahlen 13 % des monatlichen Bruttolohnes in einen staatlichen Fonds. Der Arbeitnehmer entrichtet keine Zahlungen.

2005 erhielt die „E-Estonian E-Health Foundation" den Auftrag, die Digitalisierung des Gesundheitswesens voranzutreiben. [1]

2008 hatte Estland als erstes Land der Welt die elektronische Patientenakte. Das Besondere daran ist, dass sowohl die Ärzte, als auch die Patienten Zugriff auf die Patientenakte haben. Darüber hinaus können die Patienten den Zugriff auf ihre persönlichen Krankheitsdaten beschränken. Mehr als 70 % der Patienten nutzen ihre elektronische Patientenakte. Sie können auf diesem Weg Arzttermine vereinbaren oder per Internet mit dem Arzt kommunizieren. Nahezu alle Rezepte werden elektronisch verschrieben. Ein kleines Manko besteht. Ältere Menschen, die nicht in die digitale Welt hineingeboren wurden, tun sich im Umgang mit der elektronischen Akte schwer. Wahrscheinlich wie überall. Es ist das Privileg der Jungen, leicht damit umgehen zu können. Wenn sie die Patientenakte und den digitalen Arztkontakt, irgendwann ernsthaft für sich brauchen, dann ist es ein einfaches Spiel. In puncto Patientenakte von Estland lernen, wäre so einfach. Warum macht das keiner in unserem Land? Warum müssen wir den mühsamen Weg des noch einmal Erfindens gehen?

21.3   Wie die Japaner Cluster nachverfolgen?

Die ersten acht Monate mit dem Corona Virus waren holprig. Sowohl in der Erkenntnis, wie auch in den Maßnahmen. Was nicht verwundern darf. Das ist völlig normal. Reagieren kann man erst, wenn man Fakten hat. Wenn die Faktenlage dürftig ist, die Befürchtungen aber groß sind, dann wird schon mal voreilig entschieden. Auch das ist normal. Die voreilige Entscheidung hinterher einzugestehen, ist dann ehrenwert.

Die größten Widersprüche entstanden in dem Spannungsfeld von Testen auf das Virus, Nachverfolgen von Kontaktpersonen und Anordnen der häuslichen Quarantäne. Das konnte nicht gelingen, weil es dafür kein Patentrezept gibt. Nichts, was sich mit einem Gebots- oder Verbotsschild eindeutig und verpflichtend abbilden lässt. In solchen Situationen wissen viele mehr als andere und keiner das Richtige. Für die politisch Verantwortlichen ist die Entscheidung ein Vabanquespiel. Unterstützung suchen sie in der Wissenschaft oder in den Erfahrungen, die andere Länder gemacht haben. Zum Trost ist Sars-CoV-2 kein nationales Unglück, weil das Virus in der ganzen Welt grassiert. Also schaut man sich um.

Das erste Großereignis mit Laborcharakter war der Infektionsausbruch auf dem Kreuzfahrtschiff „Diamond Princess", im Januar 2020. Ein Passagier, der von Bord ging, hatte sechs Tage nach dem Verlassen des Schiffes nachweislich Sars-CoV-2. In einem der nächsten Häfen kamen japanische Behörden an Bord und wiesen das Virus bei zehn weiteren Passagieren nach. Daraufhin wurden die 3 700 Passagiere und Besatzungsmitglieder unter Quarantäne gestellt. Keiner konnte das Schiff verlassen. Wie in einem Laborversuch. 17 Tage später waren 705 Menschen infiziert. Der Reproduktionsfaktor ließ sich exakt errechnen. Jeder Infizierte hatte 15 weitere angesteckt. Die Welt lernte, was sie unter einem Cluster zu verstehen hat. Das gehäufte Auftreten einer Krankheit in einem umschriebenen Bereich. In diesem Fall die Ausbreitung der Corona Viren auf dem Kreuzfahrtschiff, das keiner verlassen durfte.

Nun ist eine Karnevalsveranstaltung, eine Kneipenfete oder eine Hochzeitsfeier nicht so hermetisch abgeriegelt wie ein Kreuzfahrtschiff. Wäre es so, dann wäre die Anordnung von Quarantäne einfach durchzusetzen. Allerdings setzt das voraus, dass alle namentlich und mit ihrer Wohnanschrift registriert sind. Das geht bei der Hochzeitsfeier, aber nicht bei der Kneipenfete. Und bei der Karnevalsveranstaltung auch nicht. Die Teilnehmer kennen sich nämlich nicht.

Setzt man den Gedanken fort, dann würde die präventive Identifizierung aller Teilnehmer die Identität eines potenziellen Virusträgers einschließen. Bei einer Veranstaltung mit vielen Teilnehmern wäre das die ideale Konstellation. Kann das funktionieren? Beim Nachweis eines Infizierten könnte man allen anderen hinterherlaufen, um sie zu testen und gegebenenfalls in Quarantäne stecken. Rein theoretisch ließe sich dadurch die Quote der Neuinfektionen senken und die Dynamik der Pandemie abbremsen. Das fällt wiederum in den Aufgabenbereich der Gesundheitsämter. Ob die in der Lage sind, potenzielle Cluster Bildungen im Frühstadium auszuspähen, ist eher fraglich. Und auch zu viel verlangt, weil sie darin keine Übung haben.

Japan soll das geschafft haben. Wird gesagt. Mit Beginn der Pandemie seien in Japan die Cluster, die Herde aus denen Infektionen hervorgingen, identifiziert und nachverfolgt worden. Dafür wurde eigens eine Arbeitsgruppe gebildet, die den Auftrag hat, die Ursachen für ausbruchsfördernde Ereignisse zu ergründen. Und Gegenmaßnahmen vorzuschlagen. Die Strategie soll erfolgreich sein. Vielleicht nicht ganz, weil im Mai und Juni 2020 die Infektionszahlen in Japan merklich anstiegen. In japanischen Publikationen wird berichtet, dass 61 Cluster identifiziert wurden. Die Infektionskette der Cluster sei bis in ihren Ursprung rückverfolgt worden. Wie das im Detail gemacht wird, wurde nicht mitgeteilt. Wie groß der Aufwand der Nachverfolgung ist, auch nicht. Vielleicht trägt die Mentalität der Japaner zum Erfolg bei.

Weil wir von Anderen lernen wollen, dachten die deutschen Meinungsführer in Sachen Corona daran, den japanischen Weg zu gehen. Nicht der einzelne Infizierte sollte ausfindig gemacht werden, sondern der Herd der Ausbreitung. Das wurde mühsam, weil die Zusammenkünfte von größeren Gruppen anwuchsen. Der Druck der Veranstalter nahm zu und die Palette der Wünsche wurde größer. Alles sollte wieder möglich werden, Sportereignisse, Kino-, und Theateraufführungen, Konzerte, Messen und Volksfeste. Jeder Veranstalter legte ein Hygienekonzept vor. Eines, das er selbst entworfen hatte und für die Zeit der Veranstaltung verantworten wollte.

Und danach, wenn die Veranstaltung vorüber ist, wenn die ersten Infizierten bekannt sind. Wenn der Veranstalter sein Ding durchgezogen hat. Wer trägt dann die Verantwortung? Nicht der Veranstalter, aber wieder die Behörden. Allen voran die Gesundheitsämter. Die sollen es wieder richten, die Nacharbeit machen. Gewinn und Renommee kassieren die Veranstalter, die Sisyphos Arbeit machen die Gesundheitsämter.

Alles verbieten geht nicht. Auf den Corona freien Tag zu warten, ist tödlich. Vernichtend für unsere Gemeinschaft, für unsere Psyche, für den Erhalt unserer Gesellschaft und das Funktionieren unserer Wirtschaft.

Jede genehmigte Veranstaltung ist ein Laborversuch. Zurecht, wenn der Versuch klug angelegt ist. Weil wir weiterkommen müssen. Alle, die an dem Ereignis teilnehmen, müssen das wissen. Der Versuch basiert auf einem Protokoll und gelingt nur, wenn das Protokoll eingehalten wird. Von allen, die an dem Versuch beteiligt sind.

Das Ergebnis des Versuches wird uns nicht in jedem Fall behagen. Dann beginnt die Ursachenforschung. An welcher Stelle wurde das Versuchsprotokoll nicht eingehalten? War es schlecht angelegt? War das Ergebnis vorherzusehen? Wäre ein zweiter Versuch unter anderen Bedingungen sinnvoll? Oder muss das Konzept vollständig neu aufgestellt werden?

Wenn eine Veranstaltung oder eine Feier, als Ausbruchsherd identifiziert ist, dann geht es darum, alle Beteiligten aufzufordern sich in Quarantäne zu begeben. Nach fünf Tagen könnte ein Virustest erfolgen und die Aufhebung des Quarantänezwanges gestattet werden. Das lässt sich entweder sehr gut oder überhaupt nicht bewerkstelligen. Wenn die Tickets der Veranstaltung online, unter Angabe des Namens, der Anschrift und der Kreditkarte verkauft werden, dann ist der Teilnehmer registriert und erreichbar. Bei einer Familienfeier dürfte es leicht sein, dem Gesundheitsamt eine Liste der Anwesenden zur Verfügung zu stellen.

Es gibt aber Feiern oder Zusammenkünfte, bei denen Menschen zusammenkommen, die das Ereignis anzieht. Das ist ein Cluster. Keiner kennt den Anderen, aber der Anlass macht sie vorübergehend zu Feierfreunden. Wie will man diese Menschen im Nachhinein in Quarantäne verpflichten oder von ihnen einen Test abverlangen. Es funktioniert nicht.

Nicht einmal die einfachsten Vorgaben wurden eingehalten. Kneipen und Restaurants registrierten die Gäste nicht. Die Gäste gaben falsche Kontaktdaten an. Die Kneipen und Restaurants hielten die Hygieneregeln nicht ein. Weil der Abstand der Tische, Plätze oder Stehmöglichkeiten nicht stimmte. Und weil das Personal und die Gäste keine Gesichtsmasken trugen.

Warum ist das so? Weil wir nicht so denken wie die Japaner. Es ist unsere erste Pandemie seit langem. Wir müssen sie uns erarbeiten. Wo wir Entspannung suchen, da wollen wir die Regeln einmal vergessen. Beim Einkaufen halten wir uns an die Maskenpflicht. Fast jeder macht mit. In den Bussen und Bahnen wuchs die Akzeptanz des Maske-Tragens. Nicht ganz freiwillig. Aber seit der Androhung eines Strafgeldes klappte das.

Vielleicht haben die Japaner einem ähnlichen Weg hinter sich. Weil sie gelernt haben, mit Naturkatastrophen und Epidemien umzugehen, macht ihnen die Corona Pandemie nichts aus. Tritt wirklich mal ein Cluster auf, dann sind sie darin geübt, die Virus Verdächtigen aufzuspüren. Wir, die Pandemie Unerfahrenen, lernen noch. Wir dürfen deshalb keine Cluster bilden und müssen uns als Einzelperson Corona gerecht verhalten.

Literatur

1. https://e-estonia.com

Ein europäisches Gesundheitssystem?

Europa will zusammenwachsen und dabei seine unterschiedlichen Kulturen bewahren. Richtig! Weil Gesundheit grenzenlos ist, hat die EU für alle Europäer die Impfkampagne eingeleitet. Können wir uns auf einen weiteren gemeinsamen Schritt verständigen? Auf einen Schritt, der im eigenen Land nicht möglich ist, weil in Sachen Gesundheit jedes Bundesland seinen Weg geht. Wir sehen uns die Strukturen der europäischen Gesundheitssysteme an und suchen nach verbindenden Elementen. Im Vergleich zum deutschen Gesundheitssystem fallen zwei entscheidende Unterschiede auf. In Italien und Dänemark ist es die weitgehende Kostenübernahme durch den Staat. In Frankreich und im nicht EU Land Schweiz der relativ hohe Eigenanteil an den Krankheitskosten. Die Franzosen und auch die Niederländer zahlen im Krankheitsfall kräftig mit. Jedes Land hat ein sehr eigenes Krankenversicherungssystem. Was mit Ausnahme von Italien und Dänemark alle vereint, ist die Selbstbeteiligung an den Krankheitskosten. Die ist in Deutschland sehr niedrig. Die anderen Länder nutzen die Selbstbeteiligung, um bei ihren Bürgern das Kostenbewusstsein zu schärfen. Darin besteht bei uns Nachholbedarf. In der Pandemie stützt jeder europäische Staat sein Gesundheitssystem mit Steuermitteln. In den Ländern, in denen primär der Staat die Gesundheit finanziert, bleibt das Geld im System. In unserem System verdienen die Gesundheitsdienstleiser kräftig mit. Wenn die Pandemie vorüber ist, dann ist auch das Geld weg. Das ändern wir. Wir lernen von unseren europäischen Nachbarn. Wir bauen unser Gesundheitssystem um. Die Notfallversorgung und die Krankenhäuser werden auf ein neues Fundament gesetzt. Bei der nächsten Epidemie oder Pandemie bleibt das Geld im System.

Die Nachbearbeitung der ersten Pandemiewelle hat den Bundespräsidenten im September 2020 nach Norditalien geführt. Um sich zu entschuldigen. Im März 2020 haben wir überreagiert. Wir haben uns auf den kleinen Maskenberg geworfen, als gelte es den Schatz der Nibelungen zu verteidigen. Von unserem Schatz gaben wir nichts ab. Keine Masken und keine Schutzanzüge. Wir hatten nicht viel, die Italiener auch nicht.

U. Hildebrandt, *Aus Corona lernen*, https://doi.org/10.1007/978-3-662-63556-8_22

Weil sie im Gegensatz zu uns viele Infizierte und schwer erkrankte Covid-19 Patienten hatten, brauchten sie die Schutzausrüstungen, die wir ihnen verwehrt haben. Wir haben uns völlig unsolidarisch verhalten. Obwohl wir die Italiener so sehr mögen. Uns gefällt alles an ihnen. Ihre lockere Art, ihre Gastfreundschaft hier und in ihrem eigenen Land. Ihre wunderschönen Landschaften, Städte, Kathedralen und die Zeugnisse der römischen Kultur. Das haben wir aus Angst vor dem Unvorhersehbaren ausgeblendet. Anstatt zu helfen, haben wir uns im Fernsehen die Särge auf den Militärlastwagen angesehen und betreten geschwiegen. Weil wir feige waren.

Jedes europäische Land geht in der Pandemie seinen eigenen Weg. Weil die politisch Verantwortlichen die Pandemie unterschiedlich einschätzen. Und weil die Gesundheitssysteme der Länder unterschiedlich aufgestellt sind. Selbst in unserem Land gehen wir unterschiedliche Wege. Weil das deutsche Gesundheitswesen Ländersache ist. Und dann sind da noch die regionalen Unterschiede von Land zu Land. Die kennen allerdings nur die Ministerpräsidenten der Bundesländer. Die Unterschiede seien jedoch so gravierend, dass eine einheitliche Gangart nicht möglich sei.

Seit ewig erfahren Eltern leidvoll die unterschiedlichen Schulsysteme. Jetzt müssen wir dazulernen, dass für die Bewältigung der Pandemie, von Mecklenburg-Vorpommern bis nach Bayern, unterschiedliche Regeln zu gelten haben. Ein Virus, viele Rezepte.

Das politische Europa wurde geschaffen, um das Leben aller Europäer leichter zu machen. Dafür wurde eine einheitliche Währung eingeführt und die Grenzkontrollen wurden abgeschafft. Wir Europäer haben uns vorgenommen, viele Dinge gemeinsam anzugehen. Tagtäglich erfahren wir, wie schwer das ist. Weil alle europäischen Länder von der Pandemie getroffen sind, sollte eine einheitliche europäische Reaktion auf das Virus naheliegen. Trotzdem macht jeder seins. Wir Deutschen wissen warum. Was in unserem Land wegen der föderalen Struktur nicht möglich ist, kann unmöglich unter den europäischen Staaten gelingen.

Niemand will, dass Europa politisch zu einem Einheitsbrei verrührt wird. Aber die allgemeingültigen Ziele müssen wir gemeinsam verfolgen. Zum Beispiel die Einhaltung der Klimaziele. Seit der Druck der Jugend dahintersteht, passiert etwas. Die Fridays for Future Bewegung zeigt uns, wo wir enden werden. Eigentlich müssten wir es selbst sehen. Drei Dürresommer und abgestorbene Fichten und Kiefern sind Zeugnis genug. Die Jugend begehrt auf, weil sie die Katastrophe ganz nahe vor Augen hat.

Die gleiche Jugend feiert aber auch Corona Partys. Wie krass ist das denn, um es in ihrer Sprache zu sagen. Das eine erkennen und dagegen aufbegehren. Das andere nicht wahrhaben wollen und sich in Feierlaune darüber hinwegsetzen. Da hilft nur eins. Miteinander reden. Die einen müssen endlich wahrhaben, dass die Klimaziele nicht verfehlt werden dürfen. Die anderen müssen lernen, dass die Pandemie jeden, auch die Jungen, hart treffen kann. Weil die Kämpfer für die Klimaziele gleichzeitig Verbreiter des Virus sein können.

Wir Europäer müssen nach dem ersten Jahr der Pandemie nationale Überlegungen zurückstellen. Der Bundespräsident hat damit angefangen. Reden ist der erste Schritt. Handeln der zweite. Oft wird der Satz wiederholt, dass Deutschland ganz gut durch die erste Phase der Pandemie gekommen sei. Andere Länder nicht so gut. Das ist nicht europäisch gedacht. Haben wir vergessen, dass wir grenzenlos sind? Es ist an der Zeit, sich gegenseitig zu unterstützen. Sich auszuhelfen. Schauen wir uns die Gesundheitssysteme unserer Nachbarn im Einzelnen an. Vielleicht finden wir verbindende Gemeinsamkeiten.

Italien Warum wurde Italien, im Norden des Landes, besonders hart von der Pandemie getroffen? Nicht wegen des Gesundheitssystems. Das ist in Norditalien stärker als im Süden. Der wirtschaftlich reiche Norden Italiens ist in der medizinischen Versorgung besser aufgestellt, als der wirtschaftlich ärmere Süden. Die Regierung strebt zwar eine einheitliche Grundversorgung für alle Bürger an, de facto bestehen aber regionale Unterschiede.

Das Gesundheitsministerium definiert die Ziele für den staatlichen Gesundheitsdienst. Die medizinische Grundversorgung ist für alle Bürger kostenlos. Verschreibungspflichtige Medikamente bezahlt das staatliche Gesundheitssystem. Bei Notfällen sind die staatlichen Krankenhäuser zuständig.

Die Regionalregierungen legen für ihren Bereich einen Gesundheitsplan fest und verteilen Gelder für die Krankenhäuser. Auf der lokalen Ebene wird der einzelne Bürger betreut. Jeder muss sich eine Gesundheitskarte ausstellen lassen, die ihm dann die freie Auswahl eines Hausarztes ermöglicht. Die lokale Gesundheitsbehörde führt Listen von Allgemeinärzten, in die sich der Bürger eintragen muss. Der Arzt seiner Wahl ist dann für ihn zuständig. Bei Bedarf erfolgt die Überweisung zu einem Facharzt. Dafür ist eine Gebühr zu entrichten. Der Termin kann dauern. Weil das so ist, wenden sich die Patienten an privat praktizierende Ärzte. Sie zahlen die Behandlung dann selbst. Es sei denn, sie hätten eine private Zusatzversicherung abgeschlossen. Dann übernimmt diese die Kosten.

Norditalien war auf die Pandemie unvorbereitet und wurde von den Ereignissen, einem Tsunami gleich, überrollt. Wahrscheinlich verbreitete sich das Virus über Geschäftsbeziehungen zu chinesischen Firmen. Die Geschehnisse schockierten uns und gaben uns Zeit zur eigenen Vorbereitung.

Frankreich In Frankreich ist die Krankenversicherung für Angestellte und Selbstständige Pflicht. Neben der nationalen Krankenversicherung gibt es noch spezielle Krankenversicherungen für Eisenbahner, Landwirte und Selbstständige. Anders als früher rechnen Ärzte und Krankenhäuser direkt mit den Krankenkassen ab.

Die Versicherten können ihren Arzt frei wählen. Bei der Wahl eines tariflich gebundenen Arztes werden die Behandlungskosten von der Krankenversicherung übernommen. Bei Privatärzten nur ein kleiner Teil. In der ambulanten Behandlung nimmt der Hausarzt eine zentrale Rolle ein. Er ist Anlaufstelle und überweist an den Facharzt.

Charakteristisch für die Krankenversicherung in Frankreich ist die hohe Selbstbeteiligung an den Kosten. Die staatlichen Behörden legen fest, welche Beiträge von den Krankenkassen übernommen werden. Wegen ständiger Änderungen sind die Anteile nur grob zu beziffern. Ambulante Behandlungen werden etwa zu 70 % übernommen, stationäre zu 80 %. Verschreibungspflichtige Medikamente zu 65 %, lebenswichtige zu 100 %. Abweichungen von der Regel gibt es bei Personen mit geringem Einkommen. Für diese gibt es darüber hinaus eine besonders günstige Krankenversicherung. Der Leistungsumfang ist derselbe wie bei den Vollzahlern.

Österreich Die Krankenversicherung ist für alle Pflicht. Das Gesundheitssystem wird durch Beitragszahlungen finanziert. Arbeiter und Angestellte zahlen 7,65 %. Die Arbeitgeber 3,78 %. Bis auf wenige Ausnahmen kann die gesetzliche Krankenversicherung nicht frei gewählt werden. Sie richtet sich nach dem Wohnort. Für jedes Bundesland gibt es eine Gebietskrankenkasse. Auch die Zugehörigkeit zu einer Berufsgruppe bestimmt die Eingliederung in eine Krankenkasse.

Die Leistungen der Krankenkassen werden durch den Gesetzgeber festgelegt. Sie sind bis auf kleine Unterschiede bei den Gebiets- und Betriebskrankenkassen fast identisch. Verschreibungspflichtige Medikamente werden bis auf eine Rezeptgebühr voll übernommen. Allgemein- und Fachärzte schließen mit den Krankenkassen einen Vertrag ab. Die ambulante Behandlung durch diese Ärzte wird von den gesetzlichen Krankenkassen erstattet. Das gleiche gilt für den stationären Aufenthalt im Krankenhaus. Eine Verpflegungspauschale von 10 € pro Tag zahlt der Patient selbst.

Eine private Krankenversicherung gibt es nicht. Allerdings gibt es Wahlärzte, die von den Krankenkassen unabhängig sind. Hier zahlt der Patient seine Rechnung selbst. Er kann sie bei der Pflichtkrankenkasse einreichen. Diese erstattet 80 % von dem Betrag, der bei der Behandlung durch einen Kassenarzt angefallen wäre.

Die besonderen Leistungen durch die Wahlärzte in Praxis und Krankenhaus, sowie die Unterbringung im Einzelzimmer, können durch den Abschluss einer Zusatzversicherung, genannt Sonderklasse, hinzugebucht werden.

Niederlande Das niederländische Gesundheitssystem ist durch die obligatorische Grundsicherung geprägt. Diese sichert die Versorgung im Notfall. Unabhängig vom Einkommen zahlt jeder Niederländer ab 18 Jahren eine Pauschale in gleicher Höhe. Um die 100 € im Monat. Dazu kommt vom Arbeitgeber ein Zusatzbeitrag, der nach dem Einkommen gestaffelt ist. Bei der Inanspruchnahme von Versicherungsleistungen ist eine Selbstbeteiligung erforderlich. Einkommensschwache können beim Finanzamt einen staatlichen Zuschuss zur Krankenkasse beantragen. Der Antrag wird an das Finanzamt gestellt, weil der Zuschuss einkommensabhängig ist.

Der Staat hat ein Mindestpaket geschnürt, das von allen Versicherungen angeboten werden muss. Das Mindestpaket beinhaltet die Notfallmedizin, die stationäre Behandlung im Mehrbettzimmer, die Behandlung durch Allgemein- und Fachärzte und die Erstattung verschreibungspflichtiger Medikamente.

Das System schreibt zwingend vor, dass zuerst der Hausarzt, ein Allgemeinarzt, besucht werden muss. Der zuständige Hausarzt, bei dem man sich registrieren muss, steuert die Überweisung zum Facharzt oder in ein Krankenhaus. Der Überweisungstermin zum Facharzt kann sich allerdings hinziehen.

Zwischen privaten und gesetzlichen Versicherungen wird nicht unterschieden. Da das Grundpaket weniger Leistungen als in Deutschland beinhaltet, schließt fast jeder eine Zusatzversicherung ab. Der Krankenversicherungsbeitrag muss vom Versicherten direkt an die Krankenkasse bezahlt werden. Der Beitrag wird nicht, wie in Deutschland, vom Gehalt abgezogen.

Dänemark Das Gesundheitssystem in Dänemark ist staatlich. Wer in Dänemark lebt und Steuern bezahlt ist automatisch krankenversichert. Die gesundheitliche Versorgung wird über Steuern finanziert. Bei einem Steuer- und Abgabensatz, den die Dänen in Höhe von 70 % entrichten, ist das zu erwarten. Es gibt nur eine staatliche Krankenversicherung. Trotz der hohen Steuern sind die Dänen eines der glücklichsten Völker. Der Begriff „Hygge" beschreibt ihre Zufriedenheit. Sie gilt offensichtlich auch für das Gesundheitssystem.

Das Gesundheitsministerium ist für die Gesetzgebung, die Überwachung der Ärzteausbildung und die Vergabe von Arztzulassungen zuständig. Die 14 dänischen Bezirke organisieren die Krankenhausversorgung und regeln die Verträge und die Bezahlung der Ärzte. Dänemark hat zwei Kategorien von Krankenhäusern. Basiskliniken für einfache Behandlungen und Powerkliniken, die das gesamte medizinische Spektrum abdecken. Für die 5,7 Mio. Dänen gibt es 32 Krankenhäuser. Würden wir die Krankenhausdichte auf die Bevölkerungszahl in Deutschland projizieren, dann dürfte es hier nur 330 Krankenhäuser geben.

Der Staat übernimmt 80 % der Gesundheitskosten. Die ambulante und die stationäre Behandlung werden zu 100 % übernommen. Für die Zahnbehandlung, für Physiotherapie und für Medikamente sind Zuzahlungen erforderlich.

Die dänischen Bürger müssen sich an ihrem Wohnort bei einem Hausarzt eintragen. Der Wechsel des Hausarztes ist nicht ohne Bürokratie möglich. Zu Fachärzten ist eine Überweisung erforderlich. Da die Struktur der Krankenhäuser stringent ist, sind Wartezeiten bei geplanten Operationen teilweise lang. Wer länger als einen Monat warten muss, hat das Recht, sich in einer privaten Klinik, oder auf Staatskosten im Ausland behandeln zu lassen.

Schweiz Es besteht eine Versicherungspflicht für jeden einzelnen. Eine Familienversicherung gibt es nicht. Jede in der Schweiz lebende Person muss eine Grundsicherung abschließen. Per Gesetz sind die Leistungen in der Grundsicherung für alle Krankenversicherungen gleich. Nicht aber in der Höhe der Beiträge.

Die Beiträge für die Grundsicherung, zahlt allein der Versicherte. Es gibt keinen Arbeitgeberanteil. Mit einer Ausnahme. Arbeitnehmer, die mindestens acht Stunden pro Woche in der gleichen Firma arbeiten, sind gegen Unfälle betrieblich versichert. In diesen Fällen kann die Prämie für die Grundsicherung reduziert werden.

In der Schweiz müssen sich die Krankenversicherten mit zehn Prozent an den Behandlungskosten beteiligen. Zahnbehandlungen sind durch die Grundsicherung nicht abgedeckt. Dafür muss eine private Zusatzversicherung abgeschlossen werden.

Die Leistungen der Grundsicherung umfassen die ambulante Behandlung und die stationäre Behandlung in einem Kantonkrankenhaus. 50 % der Krankentransportkosten werden erstattet. Auch ärztlich verordnete Medikamente sind in der Grundsicherung enthalten.

Eine Besonderheit im Schweizer Krankenversicherungssystem, ist die individuell vereinbarte Selbstbeteiligung an der Krankenversicherung. Sie beträgt mindestens 300 Franken und kann wesentlich höher sein. Kinder und Jugendliche sind davon ausgenommen. Nimmt der Versicherte erstmals im Jahr Leistungen der Krankenversicherung in Anspruch, dann wird die Erstattung der Kosten um die Selbstbeteiligung gemindert. An den verbleibenden Kosten muss sich der Versicherte noch einmal mit zehn Prozent beteiligen.

Private Zusatzversicherungen für Zahnbehandlung schließen nahezu alle Schweitzer ab. Weitere Extras, wie die psychotherapeutische Behandlung, die freie Krankenhauswahl, Chefarztbehandlung oder Einzelzimmer im Krankenhaus, müssen gesondert versichert werden.

Parallelen zu unserem System Im Vergleich zum deutschen Gesundheitssystem fallen zwei entscheidende Unterschiede auf. In Italien und in Dänemark ist es die weitgehende Kostenübernahme durch den Staat. In Frankreich und in der Schweiz die relativ hohe Mitbeteiligung an den Krankheitskosten. Beides trifft für unser System nicht zu.

In Frankreich kann die Mitbeteiligung an den Krankheitskosten 20 bis 30 % betragen. Allerdings ist die Versicherungsprämie von nur 0,75 % des Bruttoverdienstes sehr niedrig. Trotzdem bleibt das Risiko der Krankheit aufseiten des Bürgers, nicht auf der des Staates. Mit 12,8 % ist der Anteil des Arbeitgebers an der Krankenversicherung beträchtlich.

In den Niederlanden sind die Kosten des Bürgers für die Grundsicherung niedrig. Aber im Krankheitsfall ist er mit einer Selbstbeteiligung dabei.

In Dänemark übernimmt der Staat fast die gesamten Kosten. Was die Dänen bei einer Steuer von 70 % auch erwarten dürfen. Trotzdem gibt es einen Eigenanteil bei Medikamenten.

In der Schweiz ist die Krankenversicherung sehr besonders. Wegen der Selbstbeteiligung, die der Versicherte und seine Krankenkasse miteinander aushandeln.

In Österreich zahlen Arbeitgeber und Versicherte gemeinsam nur 7,65 % des Bruttolohnes. Der Patient im Krankenhaus zusätzlich eine Tagespauschale von 10 €.

Jedes Land hat ein sehr eigenes Krankenversicherungssystem. Was mit Ausnahme von Italien und Dänemark alle vereint, ist die Selbstbeteiligung an den Krankheitskosten. Die ist in Deutschland sehr niedrig. Die anderen Länder Europas nutzen die Selbstbeteiligung, um bei ihren Bürgern das Kostenbewusstsein zu schärfen. Darin besteht bei uns Nachholbedarf.

Mit der Pandemie verdienen? Bestimmt hat jedes Land Europas einen eigenen Notfallplan. Wie auch wir. Trotz des Planes wurde jedes Land unvorbereitet von der Virusattacke getroffen. Mit Eintritt der Pandemie versuchten alle europäischen Staaten, ihr Gesundheitssystem mit Steuermitteln zu stärken. Dort, wo der staatliche Anteil am System hoch ist, profitiert die Bevölkerung in ganzer Breite.

In Deutschland haben wir ein Gesundheitssystem, aus dem sich der Staat vordergründig heraushält. Er überlässt es weitgehend der Selbstverwaltung. Fast unbemerkt zahlt er jedoch kräftig mit. Da ist einmal die duale Finanzierung der Krankenhäuser. Den Bau, die Modernisierung und die Ausstattung mit Großgeräten bezahlen die Bundesländer. Also der Staat. Dann der Gesundheitsfonds, der Topf der Beiträge zur gesetzlichen Krankenversicherung. Der Staat bezuschusst den Topf der Krankenkassenbeiträge jährlich mit 14 Mrd. Euro. Schließlich die Beihilfe zur Krankenversicherung. Unter Beihilfe verstehen wir ein bisschen unter die Arme greifen. Was für ein generöser Begriff. Seinen 1,9 Mio. Beamten zahlt der Staat 50 bis 70 % der Krankenversicherung. Die Krankheit ist zusätzliches Einkommen.

Jetzt, in der Pandemie legt der Staat noch einmal kräftig nach. Die Kassenärztlichen Funktionäre, die zu Beginn der Pandemie die Arztpraxen verbarrikadierten, stellten nach dem Abflauen der ersten Pandemiewelle Forderungen. Sie verlangten vom Staat Ersatz für die Erlösausfälle ihrer vernagelten Arztpraxen. Der Staat gibt klein bei. Vor Corona war den KVen jede Einmischung in ihr Geschäft zuwider. Immer mit dem Hinweis, dass sie ihren gesetzlichen Versorgungsauftrag ohne Einflussnahme von außen oder von oben erfüllen wollen. Und darauf bestehen. Als das Virus kam, zogen sie sich zurück.

Die Krankenhäuser haben sich nicht vor dem Virus weggeduckt. Sie haben sich organisiert und jeden Patienten zum Virustest, zur Beratung und zur ambulanten Behandlung zugelassen. Für die schwer erkrankten Covid-19 Patienten wurden optimale Bedingungen geschaffen. Wenig dringliche Behandlungen und Operationen wurden vorübergehend ausgesetzt. Dadurch entstanden Bettenkapazitäten für Covid-19 Patienten. Die Intensivkapazitäten wurden hochgerüstet und zusätzliche Beatmungsplätze geschaffen. Der Staat übernahm die Finanzierung. Weil die Pandemie beispiellos ist, verzichtet er auf Kontrollen. Ob tatsächlich 12 000 Intensivplätze neu eingerichtet wurden, lässt sich nicht nachprüfen. Sie wurden dem Staat jedenfalls in Rechnung gestellt. Das gleiche gilt für die Freihaltung von Krankenhausbetten. 560 € pro Tag für ein leerstehendes Krankenhausbett sind ein verlockendes Geschäft. Es gibt Kliniken in Deutschland, die mit leeren Betten mehr verdienen, als vor Corona Zeiten mit belegten.

Das sich selbst steuernde Gesundheitssystem hat bewiesen, dass es nicht in der Lage ist, eine Krise zu meistern. Die Krankenhäuser sprangen für die Praxen der Kassenärzte in die Bresche. Sie übernahmen die ambulante Behandlung. Sie richteten speziell abgeschirmte Corona Ambulanzen ein. Am Ende der ersten Welle zogen die Kassenärzte mit Schwerpunktpraxen nach. Zu spät, weil der Höhepunkt der Infektion längst überschritten war.

Die Krankenhäuser waren auf die Pandemie genauso wenig vorbereitet. Weil sie aber mit unvorhergesehenen Ereignissen umgehen können, haben sie das ambulante

Management der potenziell infizierten Patienten geleistet. Um die mögliche Flut von schwer erkrankten Patienten aufnehmen zu können, wurden ganze Stationen leergeräumt und auf Infektionsmodus umgerüstet. Das Ganze auf Kosten des Regelbetriebes. Weil die Finanzierung des Krankenhausbetriebes auf belegten Betten basiert, traten zwangsläufig Einnahmeverluste auf. In guter Absicht hat der Staat dafür die genannten 560 € je Bett und Tag bereitgestellt. Weil weder der Staat noch die Krankenhäuser vorhersehen können, wie viele Betten tatsächlich für Covid-19 Patienten benötigt werden, entstand ein Entscheidungsspielraum.

Der Spielraum erlaubt den Krankenhäusern einiges an Erlösmöglichkeiten. Gewitzte Geschäftsführer wissen das zu nutzen. Die Belegungsdiagnose muss nur angepasst werden. Mit der im Krankenhaus üblichen Terminologie ist das nicht schwer. Den Verdacht auf, oder die Abklärung von Covid-19, kann niemand bestreiten. Ob es am Ende die eindeutige Diagnose Virusinfekt wird, ist belanglos. Die Mischung muss stimmen. Einige Betten frei lassen, einige Betten zur Abklärung belegen. Optimal wäre hin und wieder ein echt Infizierter. Er muss ja nicht ernsthaft krank sein. Aber die Behauptung Covid-19 Behandler zu sein ist damit erfüllt. Dann prüft niemand die Rechnungen nach. Zumal die Prüfung per Dekret ausgesetzt wurde.

Die Akteure im deutschen Gesundheitssystem, in der Gesundheitswirtschaft, wollen vom Staat unabhängig sein. Ohne staatliche Einmischung ihr Geschäft betreiben. Wehe, es kommt eine Pandemie daher und das Geschäft gerät ins Wanken. Dann gilt wieder das Gemeinwohl. Dann wird der angestaubte Begriff der Daseinsvorsorge bemüht. Dann muss der Staat mit Unterstützung zur Stelle sein. Damit ja keine Arztpraxis in wirtschaftliche Not gerät und ja kein Krankenhaus Erlöseinbußen hinnehmen muss. Die Privatwirtschaft des deutschen Gesundheitssystems ruft und der Staat folgt. Er zahlt und zahlt.

Er kann nicht für alle zahlen. Das leuchtet uns Bürgern ein. Wir bedauern die Künstler, die Freischaffenden, die Reiseveranstalter, die Hoteliers, die Kneipiers. Die müssen durchhalten. Von ihnen werden Einbußen verlangt. Weil irgendwann der Spuk vorbei sein soll.

Wenn die Gesundheitswirtschaft um Hilfe ruft, dann sind wir nachgiebig, aber nicht gerecht. Weil es ja uns treffen könnte. Also klatschen wir und meutern nicht. Hier ein paar Milliarden und in das nächste Loch auch noch einige Milliarden hinein. Halt! So geht das nicht. Weil die Milliarden nicht in das Gemeinwohl fließen. Sie kompensieren die Erlöseinbußen der Gesundheitswirtschaft.

Im dänischen und im italienischen Gesundheitssystem würden die Milliarden an Euros für das Gemeinwohl ausgegeben. Vorausgesetzt die Euros fließen auf transparenten Wegen. In Frankreich und in den Niederlanden würden die Milliardenbeträge das System als Ganzes unterstützen und wie bisher vom Einzelnen einen Beitrag einfordern. Die Krankenversicherten Österreichs würden von den staatlichen Unterstützungsmilliarden profitieren. Ihre Beiträge zur Krankenversicherung sind niedrig. Wenn sie keine Extras beanspruchen, dann profitieren alle gleichermaßen von jedem staatlichen Euro.

Anders bei uns. Mit unseren Steuergeldern peppen wir das vom Virus bedrängte Gesundheitssystem in Deutschland auf. Muss das überhaupt sein? Wenn das Virus weg ist, dann ist auch das Geld weg. Davon können wir ausgehen. Unser Gesundheitssystem müsste sich der Pandemie entgegenstemmen. So, wie es im Moment aufgestellt ist. Wir wollen wissen, was es leisten kann, wo seine Grenzen sind. Wir wollen die Schwachstellen sehen. Die Politik hat zu früh nachgegeben. Sie hätte die KVen ermahnen müssen, ihre Pflicht zur ambulanten Betreuung der Bevölkerung wahrzunehmen. Sie hätte den KVen verbieten müssen, Patienten in die Ambulanzen der Krankenhäuser umzuleiten. Die Politik muss aus dem Gelernten Entscheidungen folgen lassen. Die ambulante Notfallbehandlung muss zukünftig alleinige Angelegenheit der Krankenhäuser werden. Dafür müssen den KVen Gelder gestrichen werden. Wer nicht liefert, der wird nicht bezahlt. Die Arztpraxen aus Angst vor dem Virus schließen, nichts tun und dafür Geld einfordern, das akzeptieren wir nicht.

Wenn die Pandemie vorüber ist, dann wollen wir aus den Erfahrungen und den in der Not getroffenen Maßnahmen unsere Schlüsse ziehen. Für die nächste Epidemie oder Pandemie stellen wir uns neu auf. Schon jetzt müssen wir uns vornehmen, dass kein einziger Euro zugunsten der Akteure des Gesundheitssystems locker gemacht wird. In das bestehende System zu investieren bedeutet Geld zu verschleudern, weil es nicht dem Gemeinwohl dient.

Warum sollen wir Arztpraxen finanziell unterstützen, wenn sie den Zugang der Patienten erschweren oder abblocken? Warum sollen wir Krankenhäuser am Leben erhalten, die schon vor Corona mit fragwürdigen medizinischen Maßnahmen ihre Existenz künstlich verlängert haben?

Wir machen es in Zukunft wie unsere europäischen Nachbarn. Wenn wir Geld in das Gesundheitssystem stecken, dann nur wenn es im System bleibt. Wir stärken die ambulante Notfallversorgung, weil wir sie neu strukturieren. Wir schließen die Versorgungslücken der KVen. Durch die Neuausrichtung der Krankenhausambulanzen. Durch die Verteilung der Ambulanzen nach Plan. Und dort, wo es Menschen, aber kein Krankenhaus gibt, errichten wir Stützpunkte für die Notfallversorgung. Wir schaffen ein Netz ohne Lücken.

In unser Netz ist die stationäre Behandlung eingebunden. Basiskrankenhäuser mit integrierten Ambulanzen für die Basisversorgung sind im Netzwerk enthalten. Daneben gibt es die Spezialkrankenhäuser, die Alleskönner. Die Alleskönner sind mit den Infektionsstationen ausgestattet.

In die Notfallambulanzen, in die Basiskrankenhäuser und in die Alleskönner stecken wir unser Geld. Dort bleibt es und arbeitet für das Gemeinwohl. Das haben wir uns von den europäischen Nachbarn abgeschaut. Unser viel gepriesenes Gesundheitssystem soll weiterhin seine Anerkennung behalten. Aber auch verdienen. Deshalb bauen wir es um.

Weil wir dazulernen, wollen wir ein Signal setzen. Wir werden es nicht schaffen, ein einheitliches europäisches Gesundheitssystem zu etablieren. Wahrscheinlich will das auch niemand. Wir wollen aber auch keine überquellenden Krankenhäuser in anderen europäischen Ländern sehen. Die gab es. Der Zustand war schrecklich. In höchster

Not wurden einige Patienten zu uns verlegt. Mit dem Hubschrauber und unter großer medialer Begleitung. Dieses Spektakel muss einmalig bleiben. Europa kann sich näherkommen, wenn es sich uneigennützig unterstützt. Die Nachbarn im Elsass, in Lothringen und anderswo konnten auf die Hilfe unserer Universitätskliniken zählen. Einige Patienten aus Bergamo in Italien wurden bis in die Mitte Deutschlands geflogen. Aus den wenigen Fällen der gegenseitigen Unterstützung muss eine stille Übereinkunft werden. Die gegenseitige Unterstützung bei gesundheitlichen Versorgungsengpässen. Über die virtuellen Grenzen Europas hinweg. Ein Gesundheitssystem, dessen Finanzierung dem Gemeinwohl dient, kann das leisten. Es kann europäische Hilfe anbieten. Wir reisen gern zu unseren Nachbarn, weil wir die Annehmlichkeiten ihrer Region schätzen. Es ist daher selbstverständlich, dass die Gesundheitssysteme nicht an den virtuellen Grenzen Europas aufgehalten werden.

Der Senat von Berlin hat zu Beginn der Pandemie Vorsorge getroffen. Weil niemand vorhersehen konnte, welches Ausmaß Covid-19 erreicht, wurde in einer der Messehallen ein Notkrankenhaus errichtet. Für 500 Covid-19 Erkrankte. Mit 50 Mio. Euro auf die Beine gestellt. Ohne je einen Patienten gesehen zu haben, steht das Krankenhaus seit Mai 2020 in Wartestellung. Das ist gut so. Zum Glück wurde es bisher nicht benötigt. Es bleibt bestehen, weil niemand den Verlauf der Pandemie vorhersehen kann. Was ist wichtiger? Das Messegeschäft oder die Behandlung der Viruserkrankung? Keine Frage. Wir denken europäisch und öffnen das Notkrankenhaus für unsere Nachbarn.

Weil wir die Corona Pandemie europäisch angehen wollen, nicht national. Die Berichterstattung nennt die Corona Zahlen der einzelnen Staaten. So lange wir auf der Kurve unten stehen, fühlen wir uns einigermaßen wohl. Das ist peinlich, weil wir unehrlich sind. Eigentlich haben wir eine Kurzreise nach Spanien oder Frankreich im Sinn. Weil wir aber feige sind, treten wir sie nicht an. Wir sitzen zu Hause rum und warten darauf, dass die Pandemie bei unseren Nachbarn abklingt. Anstatt durch die Straßen zu laufen, um die Existenz von Corona zu leugnen, sollten wir uns gegenseitig ermutigen die Abstandsregeln zu befolgen. Wir haben dazugelernt, dass ausschweifendes Feiern das Virus hin und her schleudert. Das gilt auch für kleine Gruppen, die eng zusammenkommen. Familie, Freunde und der ungebremste Drang zur Geselligkeit sind dem Sars-CoV-2 Virus höchst willkommen. Das sollten alle Europäer verinnerlichen. Die es dann doch hart trifft, die nehmen wir auf. In dem Notfallkrankenhaus für Corona Infizierte in Berlin. Weil wir uns in der ersten Pandemie Welle schäbig verhalten haben. Und weil wir in einem Gesundheitssystem, das dem Gemeinwohl dient, den Sinn und die Stärke erkennen. Ab jetzt denken wir europäisch, auch und vor allem was die Pandemie und die Gesundheit angeht.

Die Brüsseler EU Kommission hat einen großen Schritt voraus gemacht. Sie hat den Impfstoff für alle Bürger der EU bereitgestellt. Etwas spät zwar, aber für alle Staaten. Und zum gleichen Zeitpunkt für alle verfügbar. Und für alle bezahlbar. Die Impfkampagne hat begonnen. Sie sollte für alle Zeiten danach gemeinsame Sache seine. Bei jedem weiteren Virus das uns bedroht.

Raus aus der Pandemie – was dann? 23

Am Ende aller Anstrengungen kommen wir mit der Impfung aus der Pandemie heraus. Bis alle geimpft sind setzen wir unser Gelerntes, unsere Erfahrungen nutzvoll ein. Wir haben doch längst gelernt mit HIV umzugehen. Also sollte es uns mit Sars-CoV-2 auch gelingen. Noch quälen wir uns mit der Corona-Warn-App herum. Sie ist nahezu nutzlos. Weil bei der Konfigurierung der App die persönlichen Bedenken des Individuums Vorrang vor dem Gesundheitsschutz der Allgemeinheit hatten. Bei der nächsten Pandemie machen wir das anders. Wir werden eine taugliche App haben. Weil das Aufspüren der potenziell Infizierten nur digital möglich ist. Weil wir von den Gesundheitsämtern nicht schon wieder das Unmögliche verlangen wollen. Weil wir das Testen mit System und Ziel einsetzen werden. Weil wir den mRNA basierten Impfstoff schnell und effektiv herstellen können. Weil wir mit dem nächsten Virus politisch stringent umgehen werden.

Die Wunderwaffe Impfstoff gegen Covid-19 ist im Einsatz. Noch für einige Zeit. Wie gut sie wirkt wissen wir noch nicht gänzlich. Vielleicht hilft der Impfstoff nur um den Verlauf der Erkrankung abzumildern. Weil wir uns heute infizieren, heute schwer erkranken und heute daran sterben können, müssen wir auch heute handeln. Mit dem, was wir wissen. Und mit dem Einsatz aller Möglichkeiten und Mittel, auch den kleinen. Aus den zahlreichen Mosaiksteinen, die uns die Virologen, Epidemiologen und Infektiologen zusammengetragen haben, ist ein Bild von der Pandemie entstanden.

Wie das mit den Bildern so ist, sieht nicht jeder dasselbe darin. Es liegt im Ermessen des Betrachters, wo er sich selbst wiederfindet. Deshalb sind die Interpretationen unterschiedlich. Und davon abgeleitet die Einschätzung des eigenen Risikos. Der Forsche interpretiert das Bild anders als der Behutsame. Dann gibt es noch die Momente, in denen wir uns vergessen, alles Unangenehme verdrängen. Wir wollen nur froh sein, nur genießen und unbeschwert leben. Das ist das wahre Bild vom Leben.

Eigentlich haben wir die Bedrohung durch ein Virus schon einmal durchgespielt und am Ende auch bestanden. Denken wir nur an HIV. Seit Anfang der 1980er Jahre grassiert

© Der/die Autor(en), exklusiv lizenziert durch Springer-Verlag GmbH, DE, ein Teil von Springer Nature 2021
U. Hildebrandt, *Aus Corona lernen*, https://doi.org/10.1007/978-3-662-63556-8_23

HIV weltweit und hat bisher fast 40 Mio. Leben gekostet. Der Vergleich mit HIV hinkt jedoch gewaltig. Weil das HI-Virus nämlich im Alltag nicht übertragbar ist. Das ist der fundamentale Unterschied zu Sars-CoV-2. HIV wird nur beim Sex und bei Drogen-konsum mittels infizierter Utensilien übertragen.

Einige Parallelen zu HIV sind schnell ausgemacht. Vor HIV hatten wir höllische Angst. Weil wir zu wenig von dem Virus wussten. Die Forschung brachte dann eine Erkenntnis nach der nächsten. Es wurden Verhaltensregeln formuliert und Safer Sex propagiert. Die Aufklärung wurde forciert und es wurden Kampagnen gestartet. Die ganze Welt bemühte sich, einen Weg zu finden, der das Leben mit dem HI-Virus mög-lich macht. Das gelang, obwohl es bis heute niemand schaffte, einen Impfstoff gegen das Virus zu entwickeln. Heute kann man mit HIV leben, ohne geheilt zu sein. Das Virus verschwindet nicht. Es wird aber durch antivirale Medikamente massiv zurückgedrängt. Noch eine weitere Parallele zum heutigen Virus ist bemerkenswert. HIV beflügelte damals die Verschwörungstheoretiker. Das Virus unserer Zeit generiert gleichfalls abstruse Vorstellungen. Aus Angst oder aus Überzeugung?

In Anlehnung an die Erfahrungen, die wir mit HIV gemacht haben, müssen wir uns einen Umgang mit Sars-CoV-2 skizzieren. Natürlich auf der Basis des anders gearteten Virus. Ein bisschen können wir aus der Forschung von damals profitieren. Damals ent-wickelte antivirale Substanzen sind bei Covid-19 nicht wirksam. Neue Entwicklungen könnten helfen, wenn sie einmal verfügbar sind. Und ihre Wirksamkeit erwiesen ist. Damals wie heute gibt es Nachweistests des Virus. Und heute wie damals sind die bestätigten Infektionszahlen ein Alarmsignal. Allerdings mit anderen Konsequenzen. Bei HIV war es einfach, einen Ausweg zu propagieren. Keinen Sex zu praktizieren und wenn, dann mit Kondom. Am besten wäre Enthaltsamkeit zu üben. Das ging nicht immer. Auch heute siegt die Natur über den Willen.

Heute heißt es, keinen Kontakt zu haben. Nicht zu Unbekannten, nicht zu Gruppen. Vor allem gilt, keine Massenansammlungen zu besuchen. Sollen wir wie Eremiten leben? Natürlich nicht. Wer Abstand hält ist nicht gleich ein Eremit. Wer Abstand hält, mindert die Gefahr der Virusübertragung. Viel mehr können wir nicht tun. Doch, eins noch. Die Quelle der Virusausbreitung können wir abdecken. Mund und Nase mit einem Tuch, einer Maske, einem Visier bedecken. Dann kommen weniger Viren bei uns und unserem Gegenüber an. Das ist es dann auch. Und was machen wir mit denen, die die einfachen Regeln nicht einhalten? Wir erklären ihnen die Zusammenhänge.

Schade, dass wir das Virus nicht aushungern können. Es lebt von uns. Wir sind sein Wirt. Wenn jeder allein wäre, ohne Kontakt zu anderen, sagen wir zwei bis drei Wochen lang, dann würden die Viren aushungern. Einige Wenige würden zusammen mit dem Wirt zugrunde gehen. Schade um sie. Aber dann wäre das Virus weg. Ein für alle Mal.

50 Neuinfektionen pro 100 000 Einwohner innerhalb von sieben Tagen waren einmal eine Alarmzahl. Diese Zahl wurde im Herbst 2020 haushoch überschritten. Für einige Monate war das Unterschreiten der 50 der Schlüssel zur Eindämmung der Pandemie. Die Zahl 50 ist für sich gesehen nicht groß. Weil aber jeder der 50 Infizierten 10 Kontakte mit Nichtinfizierten haben kann, können daraus 500 potenziell Infizierte werden.

Bei einem Reproduktionswert von 1 steckt ein Infizierter einen weiteren an. Also müssen aus der Menge der potenziell Infizierten die 50 tatsächlich Infizierten herausgefunden werden. Rein theoretisch, müssten alle Kontaktpersonen in Quarantäne gehen um keine weiteren anzustecken. Oder einen Test absolvieren. Dazu müssten sie erst einmal wissen, dass sie Kontakt mit einem infektiösen Virusträger hatten. Wie soll das gehen?

Auch wieder theoretisch könnte die Corona-Warn-App den Anstoß dazu geben. Leider nur theoretisch, weil die 50 Infizierten nicht mit einem Smartphone herumlaufen, das sie als Virusträger ausweist. Sie müssten nämlich in Quarantäne sein und dürften sich nicht frei bewegen. So funktioniert die App nicht.

Eine Möglichkeit ist diese. Ein Infizierter trägt seinen Infektionsstatus freiwillig auf seinem Smartphone ein und begibt sich in Quarantäne. Alle anderen, die ein Smartphone besitzen und mit dem Infizierten einen längeren Kontakt hatten, erhalten ein Warnsignal. Sie lassen einen Test durchführen. Beim Nachweis des Virus begeben sie sich ihrerseits in Quarantäne. Das klingt logisch, ist es aber nicht. Es sind zu viele Wenn und Aber. Wenn der Infizierte seinen Status nicht auf der App einträgt, dann ist sie nutzlos. Und es sind zu wenige, die die App aufgeladen und aktiviert haben.

Der Idealfall sähe so aus. Jeder hat ein Smartphone, führt es immer mit sich und hat die Funktion der App aktiviert. Das Testlabor sendet das positive Testergebnis auf das Smartphone des Getesteten. Das kann der positiv Getestete nicht wegdrücken. Alle, die mit dem Corona positiv Getesteten Kontakt hatten, empfangen ein Warnsignal. Sie lassen sich umgehend testen, weil sie die Regeln befolgen. Bei einem positiven Ergebnis begeben sie sich in Quarantäne. Das zuständige Gesundheitsamt erhält davon Kenntnis und kontrolliert die Einhaltung der Quarantänepflicht.

In dem Land, das die App zur Pflicht macht, leben wir allerdings nicht. Deswegen haben wir auch keinen Nutzen von der App. Weil bei der Konfigurierung der App wieder einmal die persönlichen Bedenken des Individuums Vorrang vor dem Gesundheitsschutz der Allgemeinheit hatten. Weil wir nicht wollen, dass jemand weiß, dass wir positiv getestet sind. Weil wir nicht ertappt werden wollen. Dann müssten wir uns nämlich in Quarantäne begeben. Das wollen wir nicht, weil wir im Beruf pausieren müssten. Weil unsere Freiheit eingeschränkt wäre. Weil wir uns nicht mehr frei bewegen könnten. Weil uns das Schicksal der anderen egal ist. Weil wir so egoistisch denken.

Warum haben wir überhaupt diese Corona-Warn-App? Weil Deutschland beweisen will, dass es aus dem digitalen Ödland in die digitale Wunderwelt übergetreten ist. Und dafür geben wir 50 Mio. Euro aus? Für einen Beleg ohne Nutzen? Was wollen wir denn? Wir beanspruchen den persönlichen digitalen Rundumschutz! Dafür nehmen wir die virale Verwundbarkeit in Kauf. Mit viral sind die tatsächlichen Viren, Sars-CoV-2 gemeint. Das ist es doch, was wir uns mit der Corona-Warn-App zugelegt haben. Ein Spielzeug, das uns vor nichts schützt und keinem hilft.

Andere Länder, andere Sitten. Oder anderer Verstand. Oder anderes Verständnis für eine besondere Bedrohung. Etwas abgewandelt wird in Singapur so verfahren. Jeder hat die Corona-Warn-App auf seinem Smartphone. Wer kein Smartphone besitzt, das sind wenige, der muss einen Transponder mit sich führen. Den erhält er von der Verwaltung

Singapurs. Damit lockt er sich beim Betreten von Büros, Fabriken, Shopping Malls oder Restaurants ein. Die Behörden können alle Wege nachverfolgen. Sollte jemand Kontakt zu einem Infizierten haben, dann setzt sich die Maschinerie des Testens und der Quarantäne in Gang. Ein Hinweis auf dem Smartphone oder dem Transponder zwingt den Ertappten dazu, vorgeschriebene Maßnahmen zu befolgen. Bei Strafe!

Wir haben unsere Gesundheitsämter. Die machen das für uns. Sie befragen die 50 Infizierten. Mit wem hatten Sie Kontakt? Wir denken angestrengt nach und nennen alle, die wir kennen. In der U- und S-Bahn trafen wir zur Rush Hour mit Unbekannten zusammen. So ist das eben. In dem gut besuchten Lokal, in dem wir verabredet waren, kannten wir sonst auch niemand. Leider können wir keine weiteren Angaben machen. Bleiben nur die Familie und ein paar Freunde. Leider, weitere können wir nicht nennen. Mit den Genannten nimmt das Gesundheitsamt Kontakt auf und fordert den Test ein. Das Ergebnis dauert. In der Zwischenzeit hat der eine oder der andere schon die nächsten angesteckt. Leider!

Fragt man bei den Gesundheitsämtern nach, dann erfährt man nichts. Die Medien gehen einen anderen Weg. Sie befragen Infizierte. Die schildern ihre Geschichte. Jede Erzählung ist anders. Die angepeilte, lückenlose Nachverfolgung sämtlicher Kontaktpersonen ist demnach nicht möglich. Aus vielen Gründen. Ein Grund ist die Dunkelziffer der Symptomlosen. Wer nichts spürt, der pflegt weiterhin seine Kontakte und verbreitet das Virus. Wie viele das sein können, signalisieren die ansteigenden Zahlen der Infizierten.

Es bringt wenig, darauf zu warten, wer als nächster das Sars-CoV-2 Virus verbreitet. Um dann seine Kontaktpersonen aufzuspüren. Trotzdem wird es versucht. Die Gesundheitsämter in den Ballungsgebieten ächzen. Sie leisten die Sisyphosarbeit und hoffen, dass sie das Richtige tun.

Um sie zu entlasten, wurde das Cluster ins Spiel gebracht. Die Ansammlung von Menschen, aus deren Mitte eine Vielzahl von Infizierten hervorgeht. Tür zu und alle auf das Virus testen, wäre dann der Idealfall. So ähnlich funktioniert es. Zu einer Hochzeitsfeier oder zu einem Jubiläum werden nur die eingeladen, die man kennt. Folglich kann das Amt, im Nachhinein, jeden einzelnen kontaktieren und testen. Aber erst einmal muss dazu der Anstoß gegeben werden. Einer aus der großen Feiergruppe muss krank werden oder sich so fühlen. Dann muss er zum Arzt gehen, sich testen lassen und positiv sein. Als nächstes kommt hinzu, dass das Gesundheitsamt davon Wind bekommt. Es muss erfahren, dass die infizierte Person mit Hunderten anderer auf einer ausgelassenen Feier war. Das alles braucht seine Zeit. Die Ausbildung von Krankheitssignalen bei einem Infizierten, das Vorliegen des Testergebnisses und die Kenntnisnahme durch das Gesundheitsamt. Inzwischen verrinnt die Zeit und die Kontakte der Feiergäste laufen weiter. Das Cluster auseinanderzunehmen ist keine hundertprozentige Lösung. Aber es bestätigt den Sinn der Gesundheitsämter und ihre Arbeit. Wenigstens das.

Ab welcher Größe sprechen wir von einem Cluster? Dafür muss es keine Zahl geben. Wenn sich vier Personen treffen, die sonst nicht zusammenkommen obwohl sie sich kennen, dann kann jeder ein Virusträger sein. Weil keiner den Umgang des anderen so genau kennt. Nicht seine Verhaltensweisen, nicht seine Kontakte im beruflichen Umfeld, oder privat. Auch nicht, ob er Rücksicht übt oder gleichgültig ist.

Weil das Hinterherlaufen und Aufspüren von möglicherweise Infizierten keine Lösung ist müssen alle Anstrengungen im Vorfeld liegen. Wie können die aussehen? Keine Kontakte zu haben funktioniert nicht. Nicht im engsten Umfeld, nicht beim Einkauf, nicht bei der Arbeit. Kontakte klein halten, das ist die Lösung. Klingt einfach, erfordert aber große Anstrengungen. Kita Kinder und Schüler können den Kontakten nicht aus dem Weg gehen. Sie müssen sich entwickeln, lernen, vorankommen. Sie ausbremsen funktioniert nicht. Also müssen die Erzieher und Lehrer ihnen erklären, warum und wie sie mit dem Virus umgehen sollten. Alles im Rahmen des Machbaren. Was derzeit nicht möglich ist, aber sinnvoll erscheint, muss angestrebt werden. Auf dem Boden der Erkenntnis muss die Übertragung des Virus ausgebremst werden. So gut es geht.

Was die Kita Kinder lernen müssen, sollten die Erwachsenen längst in Fleisch und Blut haben. Wenn da nicht die eigene Sicht der Dinge wäre. Der Umstand selbst besser zu wissen, was sinnvoll und richtig ist. Wir müssen gegen unser Ego ankämpfen. Anders geht es nicht. Es kann nicht jeder sein persönliches Ding machen. Die Interessen der Gemeinschaft müssen Vorrang haben. Basta!

Wir klammern uns jetzt an unsere Hoffnung. Weil das halbe Leben aus Hoffnung besteht. Wir hoffen auf die Wirksamkeit des Impfstoffs. Wir hoffen darauf, dass der gigantische finanzielle Gewinn, der in dem Impfstoff steckt, die Pharmafirmen zu Höchstleistungen angetrieben hat. Wenn die ihr Geschäft machen können und wir geimpft sind, dann vergrößert sich wieder unser Bewegungsradius. Dann sind wir wieder frei. Dann machen wir wieder das, was uns am liebsten ist. Wir fliegen weit weg. Wenn es dann noch Fluggesellschaften gibt. Wir machen Urlaub an unseren Lieblingsstränden. Wenn es dann noch Hotels gibt. Wir gehen in unsere geliebten Restaurants. Wenn es die dann noch gibt. Wir ziehen nachts durch die Bars und Clubs. Falls welche überlebt haben. Oder wir machen nichts von dem, weil wir es nicht mehr brauchen.

Bis wir so weit sind, bis die Impfstoffkampagne Erfolg hat, nutzen wir das Verfügbare. Wir setzten unser Wissen von dem Virus intelligent ein. Wir nutzen die Testkapazitäten des Virus gezielt. Wir testen diejenigen, die beruflich mit dem Virus in Kontakt sind. Und wir testen die Schutzlosen, die Geschwächten und die Hilflosen. Wir überzeugen die Jungen, die Gesunden, dass auch sie Kontakte zu Schwachen und Hilflosen nicht vermeiden können. Selbst bei erklärter Absicht und starkem Willen. Wir überzeugen sie davon, dass große Erfolge nur mit breiter Anstrengung erreichbar sind.

Bis die Impfaktion Wirksamkeit zeigt, nutzen wir den Schnelltest auf das Virus. Schon blüht unsere Fantasie. Wir könnten uns bald wieder alles erlauben. Wir gehen hin, wohin wir wollen. Kurz vorher machen wir den Test. Vielleicht sogar zuhause. Einmal schnell auf einen Teststreifen spucken, zwei Tropfen aus dem Fläschchen drauf, drei Minuten warten und dann ablesen. Grün bedeutet negativ. Orange bedeutet ungenau, eventuell wiederholen. Rot bedeutet infiziert, positiv, Pech gehabt. Vielleicht geht es noch einfacher. Ein Test direkt am Check in. Vor dem Abflug, vor dem Betreten des Fußballstadions, des Konzertsaals, des Clubs oder des Restaurants.

Dafür ist der Schnelltest nicht gedacht. Nicht jetzt. Weil schnell nicht blitzschnell bedeutet. Weil der Schnelltest einiges kostet. Weil es keine Massenware ist. Kein Ein-eurotest. Weil der Test für die gezielte Anwendung genutzt werden soll. Er ist geeignet für Erzieher und Lehrer. Damit die Kita Kinder und die Schüler geschützt werden. Dafür, dass die Betreuung nicht unterbrochen und der Schulbetrieb nicht gestört wird. Er ist geeignet für medizinisches Personal das noch nicht geimpft ist. Für Pflegepersonal in allen Einrichtungen. Wenn dann noch Testkapazitäten vorhanden sind, dann können weitere Anwendungen und Einsatzmöglichkeiten abgewogen werden. Wenn Überfluss besteht, dann kann sich jeder einen Test kaufen. Wahrscheinlich haben wir dann längst schon einen Impfschutz und der Test wird nicht mehr gebraucht. Hoffentlich.

Wer macht Corona endlich den Garaus? Die Wissenschaft. Wissenschaftler, die neue Wege gehen. Menschen, die mit dem Erreichten unzufrieden sind, weil sie die Grenzen des Bekannten und des Machbaren überwinden wollen. Menschen, die Ideen haben, aber denen dann doch der Zufall zu Hilfe kommt. So ein Zufall tritt gelegentlich bei Versuchen im Labor ein. Zum Beispiel bei dem Versuch eine körpereigene Abwehr gegen Krebszellen auszulösen. In einem Laborversuch, der etliche Jahre zurückliegt, lösten nicht die DNA-Moleküle sondern ihre Bruchstücke, ihre Boten, die messenger RNA die viel bessere Immunantwort aus. De facto kommt es auf den Bauplan der mRNA an, was daraus wird. Wenn die RNA den Bauplan eines Antikörpers gegen Krebs enthält, dann kann sich der Körper, in den der Bauplan injiziert wurde, mit Antikörpern gegen Krebs wehren.

Als zu Beginn der neuen Pandemie das Virus entschlüsselt war, verfolgten zwei Forschungslabore in Deutschland die Idee, mit der RNA des Virus einen Antikörper zu erzeugen. Einen Impfstoff, einen Antikörper gegen Sars-CoV-2. Der Wettlauf begann. Mit Unterstützung von Politik und Geldgebern wurde bereits acht Monate später die sehnsüchtig erwartete Botschaft verkündet. Der RNA basierte Impfstoff gegen Sars-CoV-2 ist da.

Viren auszulöschen, unschädlich zu machen, funktioniert am besten mit einem Impf-stoff. Auf diese Weise wurden weltweit die Pocken ausgelöscht. Das hat gedauert und war nur möglich, weil die Weltgemeinschaft vereint dagegen antrat. Sars-CoV-2 ist ein weltweit verbreitetes Virus. Die Anstrengung es auszulöschen ist daher eine Sache der Weltgemeinschaft. Und gleichzeitig ein Anreiz Geld zu verdienen. Was nicht verkehrt ist, weil Ruhm, Anerkennung und finanzieller Gewinn bewährte Triebfedern sind. Ohne sie geht es nicht. Sei es drum.

Wenn das Virus weiterhin grassiert, dann geht die schöne Welt zugrunde. Einige Inseln, die der Tourismus mit seinen Virusverbreitern noch nicht eingenommen hat, werden davon nichts mitbekommen. Die globalisierte Welt alles. Mit voller Wucht. Dann funktioniert nichts mehr. Man könnte es darauf ankommen lassen und mit dem Rest der Menschheit einen Neustart versuchen. Vielleicht wird danach alles besser. Die Pest des Mittelalters hat die Menschheit nicht ausgerottet. Die spanische Grippe auch nicht. Und keine von beiden hat danach Seuchen, Epidemien oder Pandemien verhindert.

Also ist das Daraufankommenlassen keine gute Idee. Selbst wenn dadurch gleichzeitig die Klimaerwärmung gestoppt würde.

Die Hoffnung, dass die Impfung das Rad zurückdreht vergeudet viel Zeit. Deshalb müssen wir jetzt nach Lösungen suchen. Weil wir jetzt leben. Das Zurückdrehen mit dem Rad funktioniert sowieso nicht. Das kennt jeder aus seiner eigenen Biografie. Weil wir mit einer einzigen Lösung nicht hinkommen, müssen wir die wirkungsvollsten Lösungen herausfinden. Das geht nur mit ausprobieren, abwägen und fallen lassen.

Das Rad gegen Corona muss sich drehen. Aber nicht jedes kleine Rädchen muss sich mitdrehen. Anders als bei einem Uhrwerk. Die Uhr steht still, wenn ein kleines Rad nicht mitmacht. In unserer Gesellschaft mucken die kleinen Rädchen auf, wenn sie sich nicht mitdrehen dürfen. Weil sie nicht klein sein wollen. Weil sie ihr eigenes Verständnis haben. Weil sie um ihre Existenz fürchten. Weil Bedeutung plötzlich messbar sein soll. Und weil andere dafür die Maßstäbe in der Hand halten.

Der Staat muss weiterhin das große Rad drehen. Auch dann, wenn nicht jedes kleine Rädchen dabei ist. Wenn es bewusst ausgeschaltet wurde, damit das große Ganze noch funktionieren kann.

Nie zuvor wurde das Grundgesetz so oft herangezogen wie jetzt. Jeder, der sich in seinem Aktionsradius bedrängt fühlt, verweist auf das Grundgesetz. Man gewinnt den Eindruck, dass jeder eines zu Hause stehen hat und ständig nachschaut ob seine persönlichen Rechte respektiert werden. Früher stand die Bibel im Haus, jetzt soll es das Grundgesetz sein. Die Bibel haben viele gelesen und darin Trost gefunden. Mit dem Grundgesetz scheint das noch einfacher zu sein. Man muss es nicht einmal lesen. Man muss nur sagen, dass darin die persönliche Freiheit verbrieft ist. Dann sei alles möglich. Auf Abstand pfeifen, die Maske weglassen und in Massen protestieren.

Natürlich macht das Grundgesetz nur Sinn, wenn sich alle daran halten. Und wenn eine Institution erklärt was mit dem Grundgesetz beabsichtigt ist. Was wirklich drinsteht. Nicht was manche sich selbstgefällig herauslesen. Diese Institution, die Gerichte, versuchten das. Eine andere, die Exekutive, sorgt für die Ausführung der Inhalte. Allerdings mit gebremster Kraft, weil die aktuellen Politiker bestimmen ob die Exekutive beschleunigt oder bremst. Und weil die Politik immer ein Kompromiss ist. Und dem Selbstzweck dient.

Politische Zurückhaltung kann dem Bürger Respekt erweisen. Politische Zurückhaltung kann aber auch Verwirrung stiften. Das geschieht andauernd, weil der Bund und die Länder im Wettstreit um ihre Kompetenzen stehen. In Sachen Kultur, das Schulsystem ausgenommen, macht der Föderalismus Sinn. In Sachen Gesundheit ist der Föderalismus ein unsäglicher Unruhestifter. Die Alleingänge der Länder und der selbstherrliche Verweis auf ihre Besonderheiten verwirren die Bürger. Die unterschiedlichen Regelungen und deren hilflose Begründungen schwächen die Verteidigungslinien gegen Covid-19. Wen wundert es dann noch, dass vor und hinter den Linien die sonderbarsten Ideen wuchern. In Krisenzeiten wie diesen muss eine Hand die Zügel straff halten. Ober sticht Unter. Wie beim Schafkopf muss der Obere zeigen wo es langgeht.

Die Anstrengungen gegen Corona müssen von der Politik gebündelt werden. Damit sie wirksam sind. Weil wir mit dem Virus dazulernen, muss unsere wachsende Erkenntnis in die Abwehrstrategie einfließen. Das bedeutet Änderungen vorzunehmen. Nicht starr und stur zu verharren. Viel Zeit haben wir nicht. Nicht für lange Diskussionen und auch nicht für zeitraubende Wege durch die Institutionen. Die Alternative heißt nämlich alles laufen lassen. Einige streben das an. Wir können es aber nicht gestatten, weil unsere Welt zu kompliziert ist. Und viel zu schön.

Gibt es noch jemanden, der Corona den Garaus machen kann? Ja, der Verstand, das Verständnis. Politik allein erreicht nichts. Sie muss auch ankommen und verstanden werden. Das Verstehen ist unsere Aufgabe. Für das Ankommen muss die Politik sorgen. Weil wir heute nicht nur eine Sprache sprechen und aus vielen Kulturen stammen, müssen auch viele die Botschaft transportieren. Viele Kulturen mit vielfältiger Sprache müssen sich um die einzige vordringliche Aufgabe bemühen. Dem Virus Paroli bieten. Nicht jeder auf seine Art, sondern alle nach der gleichen Regel. Wenn es brennt dann löschen wir. Wenn das Wasser ansteigt, dann schwimmen wir. Alle. Jetzt kommt ein Virus und wir machen das, was uns die Wissenschaftler empfehlen. Auch wenn kein Feuer und kein Wasser sichtbar ist. Wir müssen das Unsichtbare akzeptieren. Egal in welcher Sprache wir es verteufeln und egal ob unsere Kultur darauf vorbereitet ist. Wer überleben will muss liefern. Nicht leugnen.

Printed in the United States
by Baker & Taylor Publisher Services